Kingdom of Silk

BAND 1

ANJA LEHMANN

Viel Freude

im

[illegible]

wünscht

Anja Lehmann

Coverdesign: Covergestaltung @Alexander Kopainski, www.kopainski.com

Lektorat: Noah Stoffers, http://www.textpfade-lektorat.de

Korrektorat: Claudia Pietschmann, Pascal Bitterhof

Satz: Claudia Pietschmann, www.ebooks-perfekt.de

ISBN: 9783985957422

Vertrieb Nova MD, Vachendorf

Printed in Poland

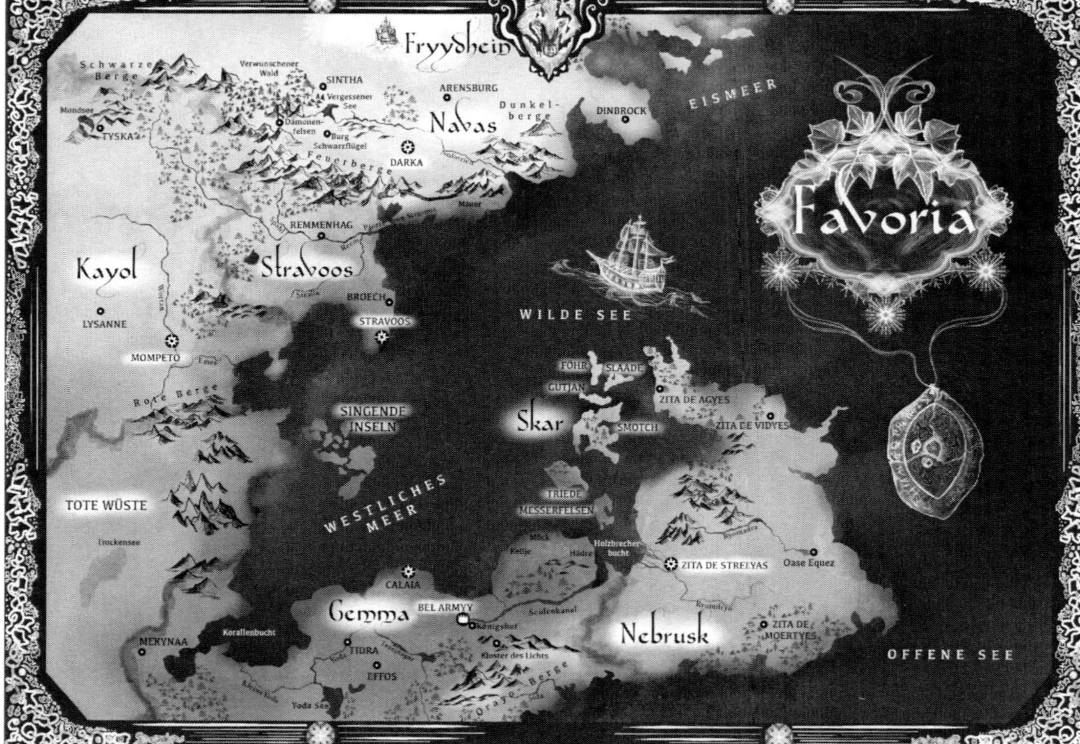

Favoria
Fryydhein
Schwarze Berge
Verwunschener Wald
SINTHA
Vergessener See
Mondsee
TYSKA
Dämonenfelsen
Burg Schwarzflügel
Feuerberge
DARKA
ARENSBURG
Navas
Dunkelberge
DINBROCK
EISMEER
Mauer
REMMENHAG
Kayol
Stravoos
BROECH
STRAVOOS
LYSANNE
MOMPETO
WILDE SEE
FÖHR
SLAADE
GUTJAN
ZITA DE AGYES
ZITA DE VIDYES
Skar
SMOTCH
Rote Berge
SINGENDE INSELN
WESTLICHES MEER
TRIEDE
MESSERFELSEN
TOTE WÜSTE
Trockensee
Möck
Kellje
Hädre
Holzbrecherbucht
ZITA DE STREIYAS
Oase Equez
CALAIA
Gemma
BEL ARMYY
Seidenkanal
Königshof
Nebrusk
ZITA DE MOERTYES
MEKYNAA
Korallenbucht
TIDRA
EFFOS
Kloster des Lichts
Orayo-Berge
Voda See
OFFENE SEE

Prolog

„Schnell, Madra! Bring den Stamm in Sicherheit!"

Caios Worte drangen wie durch eine Nebelwand zu Madra. Sie blinzelte in dem beißenden Rauch und wischte sich über die Augen, während der Qualm in ihre Nase stach. Vor ihr ragte ein Grauen auf, das direkt aus der Unterwelt heraufbeschworen sein musste. Hoch wie ein Turm, mit schwarzer geschuppter Haut und einem Gesicht, das an einen flammenden Stier erinnerte, schritt das Monstrum auf sie zu. Caios hielt seinen Speer und den großen Schild hocherhoben, seine Haut glänzte im Schein der lodernden Flammen, die um das Ungetüm tanzten.

„Lauf! Solange ich den Dämon aufhalten kann!", rief er ihr zu.

Caios stand mit dem Rücken zu ihr, blutige Striemen überzogen seinen Körper wie ein feines Astwerk. Madra riss den Blick von ihrem Mann los und rannte über das Schlachtfeld. Die Erde bebte unter ihren Füßen, brachte sie ins Stolpern. Madra schlug der Länge nach auf den verbrannten Boden, den der Dämon bereits mit seinen Klauen aufgewühlt hatte. Mit Mühe kam sie wieder auf die Beine und lief weiter, ohne noch mal zurückzusehen. Hinter ihr knallte eine Peitsche und Caios schrie heiser auf, doch sie hetzte weiter. Flammenzungen griffen nach ihr, sengend heiß im Rauch. *Schneller!* Sie musste schneller sein.

Wie sie es schaffte, den Weg über die kahle Ebene zurückzulegen, wusste Madra nicht. Sie verdrängte den Anblick der gefallenen Krieger, die hier ihre letzte Ruhestätte gefunden hatten. Freund und Feind, Seite an Seite.

Keuchend erreichte Madra eine Mauer aus aufgeschichteten Felsbrocken, hinter der die Überlebenden ihre letzte Verteidigungslinie gezogen hatten. Ihr Blick huschte über die Steine, suchte ihre Kinder, Jade und Phi, die irgendwo hier sein mussten.

„Madra, o Madra! Da bist du endlich. Was sollen wir tun?“, rief Ragna und streckte ihr eine Hand entgegen, um ihr über die Steinmauer zu helfen. Madra griff dankbar zu. „Was ist mit Caios?“, fragte Ragna blass vor Erschöpfung.

Madra schüttelte den Kopf, drängte jeden Gedanken an ihren geliebten Mann zurück. Sie musste stark bleiben, dem Stamm zuliebe. „Führe die Kinder und die Schwachen in den Wald. Benutzt die Felsengänge, um das große Wasser zu erreichen. Sie werden deine Heilkunst brauchen.“

Ragna nickte. „Was ist mit dir?“

„Ich komme nach, sobald ich kann. Erst muss ich Jade und Phi finden.“

Neben sich hörte Madra jemanden schluchzen. Shaami, eine junge Mutter mit ihrem kleinen Mädchen an der Hand und dem Säugling auf dem Arm, klammerte sich an ihren Mann und weinte. Madra trat an sie heran.

„Komm, du musst gehen! Dawod kann uns bei der Verteidigung helfen.“

Dawod nickte und nahm Shaami in die Arme. „Sei tapfer für unsere Mädchen“, hörte Madra ihn flüstern.

„Du wirst sterben, wenn du hierbleibst!“, schluchzte Shaami. „Ich will nicht ohne dich gehen. Ihr werdet diese Feuerbestie nicht aufhalten können.“

„Wir werden euch genug Zeit verschaffen, damit ihr fliehen könnt." Madra sah Tränen in Dawods Augen. „In einem neuen Leben sehen wir uns wieder, meine Liebste. Nun lauf, so schnell du kannst."

Dawod küsste seine Frau ein letztes Mal, bevor Ragna sie in den Arm nahm und zu den anderen führte, die schon auf sie warteten.

Jade und Phi. Ich muss sie fortschicken! Madra bahnte sich einen Weg durch die spärlichen Reihen der Krieger, die die Mauer verteidigen sollten. Sie erkannte ihre älteste Tochter schon von Weitem. Das lange schwarze Haar, das sie von ihrem Vater geerbt hatte, wehte sanft im Wind. Sie hielt ihren gespannten Langbogen in der Hand und spähte der rötlichen Feuersbrunst entgegen, die den Dämon umgab.

„Jade!", schrie Madra ihr zu. „Schnell, komm!"

Die junge Schützin ließ den Bogen sinken und lief mit geschmeidigen Schritten den behelfsmäßig errichteten Mauervorsprung entlang auf Madra zu. „Was ist mit Vater geschehen? Wir haben auf sein Signal gewartet."

Madra strich ihrer ältesten Tochter eine schwarze Haarsträhne aus dem Gesicht. Sie zwang den scharfkantigen Schmerz zurück und suchte Jades Blick. „Er hat das Horn zerbrochen. Es war sein Wunsch, dass der Stamm überdauert, dass seine Kinder leben. Er hat uns Zeit verschafft, damit ihr durch die Felsengänge fliehen könnt. Lass uns seinen letzten Wunsch ehren."

„Nein!", schmetterte ihr Jade wütend entgegen.

Statt ihre ältere Tochter weiter zu bedrängen, fragte Madra nach Phi.

Jade deutete hinter sich, wo Saphira auf dem Boden kauerte und eine Pyramide aus Steinbrocken baute, die sie zweifelsohne an die Kriegerinnen und Krieger verteilen wollte.

„Phi!", rief Madra erleichtert aus. Die Kleine rannte herbei und umarmte sie.

„Mama, Jade wird den Dämon mit einem ihrer Pfeile abschießen. Das hat sie mir versprochen. Und ich habe Steine für Soran und Rowen gesammelt, damit sie die dem Dämon entgegenschleudern können."

„Das hast du gut gemacht! Jetzt möchte ich, dass du mit Jade zu den anderen gehst, damit ihr euch in den Felsengängen verstecken könnt. Den Weg kennst du doch?"

Ihre ältere Tochter war gerade dabei, Pfeile bereitzulegen. Sie hielt bei Madras Worten inne und sah auf. „Ich bleibe hier und kämpfe. Genau wie Vater."

„Du musst deine Schwester begleiten! Was auch immer geschehen mag, pass auf Phi auf. Bewahre das Erbe unseres Volkes und hilf denen, die es allein nicht schaffen." Madra sah Widerstand in den grünen Augen ihrer Tochter aufblitzen.

„Ich kann kämpfen", sagte Jade trotzig.

„Diese Schlacht wird nicht mit Waffen gewonnen."

„Und was ist mit dir?", fragte Phi. Eine Träne glitzerte in ihren dunklen Augen.

Madra kniete sich zu ihr. „Wenn es geht, komme ich nach. Du musst gut auf das hier aufpassen und es in Sicherheit bringen. Das ist eine ganz wichtige Aufgabe." Madra zog eine Halskette hervor. Daran hing ein silbernes Amulett mit Runen, das seit Generationen unter den Oberhäuptern des Stammes weitergereicht worden war. Während eine Seite tiefschwarz glitzerte, war auf der anderen der ewige Kreis der Unendlichkeit zu sehen. Drei winzige bleiche Edelsteine waren in das Schmuckstück eingelassen. Phi sah sie erstaunt an.

Madra schloss die Augen für ein kurzes Gebet. Einen Moment lang war ihr, als ob die Sonne sich einen Weg durch die verrauchte Wolkendecke bahnen würde und sie mit Wärme erfüllte. In ihrem Inneren hörte sie eine sanfte Stimme wie aus weiter Ferne.

Madra. Weise Frau des Caios, Hüterin des Amuletts. Gepriesen sei dein Mut. Ich gebe dir Stärke. Du wirst sie in deinen Händen fühlen, wenn du das Erbstück eurer Ahnen brichst. Ich werde deine Tochter behüten, und eines Tages werden die Menschen einen Weg finden, das Unheil, das wir angerichtet haben, von Favoria zu vertreiben. Ich danke dir für deine Tapferkeit.

Madra blinzelte. Eine neue Entschlossenheit keimte in ihr auf. Als sie gegen das massive Silberamulett drückte, brach es tatsächlich entzwei. Das eine Stück hielt sie für einen Augenblick in ihrer Faust und presste es an ihr Herz. Dann streckte sie es Phi hin. „Die beiden Teile finden immer wieder zueinander, denk daran", versicherte Madra ihrer Tochter und drückte Phi die Hälfte des Amuletts in die kleinen Hände. Das andere Stück baumelte noch an ihrer Halskette und sie schob es zurück unter ihr Kleid. Die kurze Zeit, die sie vor ihrer Tochter kniete, versöhnte Madra mit dem Gedanken an das, was vor ihr lag. Sie hielt noch Phis zarte Finger umschlossen, als ein grollender Donnerschlag die Erde beben ließ.

„Der Dämon rückt näher", flüsterte sie.

Während Jade oben auf der Mauer stand und mit zitternden Händen einen Pfeil anlegte, umklammerte Phi sie mit all der Kraft, die ein siebenjähriges Mädchen aufbringen konnte. „Mama, Mama", schluchzte ihre kleine Tochter.

Madra sah, wie Jade einen Pfeil nachlegte und er im nächsten Moment surrend davonflog. Das Gesicht ihrer Ältesten war kreidebleich geworden. Am anderen Ende der Mauer überragte ein flammender Stierkopf die obersten Steine. Die lodernde Peitsche des Dämons wirbelte durch die Luft, traf und riss die ersten Krieger zu Boden. Schreie erfüllten die Luft. Beißender Qualm stieg zum Himmel empor.

„Denk an das Amulett", flüsterte Madra Phi zu, löste sich aus dem Griff des Mädchens und kletterte auf den Mauervorsprung neben Jade. Der Ausblick von hier oben war grauenhaft! Wie Gräben verliefen tiefe Risse in der verbrannten Erde dort, wo der Dämon mit seiner Peitsche gewütet hatte. Eingehüllt in Feuer und Rauch sah Madra zwei leuchtend gelbe Augen, die auf Jade gerichtet waren. Der Dämon knallte erneut mit der Peitsche und machte einen donnernden Schritt auf sie zu. „Lauf und beschütze deine Schwester", flüsterte Madra und strich ihrer Tochter über die Schulter. „Flieht so weit weg von hier, wie ihr könnt. Bringt unseren Stamm in Sicherheit."

Sie legte all ihre Stärke in ihre Stimme und zu ihrer grenzenlosen Erleichterung nickte Jade, sprang zu Saphira hinunter und nahm diese bei der Hand.

„Dreht euch nicht um, meine Tapferen", wies Madra die Mädchen noch an und sah ihnen nach, als sie die anderen Flüchtenden einholten und gemeinsam in Richtung des Waldes verschwanden. „Gebt mir Kraft, meine Ahnen", flüsterte Madra zu sich selbst, den verbleibenden Teil des Amulettes fest umklammert. Sie atmete einmal tief durch, dann sprang sie über die Mauer, dem Dämon entgegen, um für ihre Töchter zu sterben.

Teil Eins

Die Zeit verging. Monate wurden zu Jahren und Jahre zu Jahrzehnten und schließlich zu Jahrhunderten.
Die Legende von der tapferen Madra und dem Dämon der Unterwelt geriet in den freien Reichen in Vergessenheit. Dort, wo einst die tapferen Menschen aus Navas die letzte Stellung verteidigten, gedieh erneut Gras auf der verbrannten Erde.
Der ewige Kreislauf der Gezeiten veränderten Favoria, aber Madras Amulett schlummerte tief verborgen im Stein und wartete darauf, dass jemand eines Tages seine verborgenen Kräfte erwecken würde.

KAPITEL 1

Crystal

Die Welt war schön, dachte Crystal. Sie sog den erdigen Geruch der Wildnis tief in ihre Lungen ein und ihre Füße sanken in den weichen moosigen Waldboden. Mit jedem Schritt näherte sie sich den Hochebenen. Dort, wo die Bäume spärlicher wuchsen und die Felsen sich ihren Weg in den Himmel bahnten, lebten Bergpumas, Steinböcke und Schwarzbären, die eine herrliche Beute abgeben würden. Schwer zu erlegen, gewiss! Doch Crystal hatte lange genug mit den anderen trainiert und vertraute auf ihr Können. Deshalb wollte sie eines der kostbaren Tiere als Trophäe für das morgige Mittsommerfest erlegen.

Bis zum Nachmittag hatten die Klosterschwestern den älteren Mädchen Zeit gegeben, in der Umgebung des Klosters frische Nahrung für die wichtigste Zeremonie des Jahres zu besorgen. Crystal dachte an all jene, die bald ehrenvoll in den Dienst des Königs verabschiedet wurden, und war dankbar, dass sie noch zwei Jahre in den heiligen Mauern ihres Zuhauses bleiben durfte. Gewiss konnte man bei Hofe nicht so frei in den Wäldern herumstrolchen wie hier.

Langsam folgte sie dem kaum erkennbaren Wildpfad, den sie, ihrer langen Übung im Spurenlesen geschuldet, ausfindig gemacht hatte. Immer steiler stieg der gewundene Weg an. Die anderen Mädchen waren in die entgegengesetzte Richtung gelaufen, zum Sammeln von Beeren und Früchten. Nicht so Crystal. Sie liebte die einsame Wildnis, die auf der Nordseite des Klosters begann. Wenn sie die Möglichkeit hatte, durch das abgelegene Terrain zu streifen, vergaß sie nur allzu gern die Zeit und verlor sich im Gefühl absoluter Freiheit. Hier war sie kraftvoll und spürte sich selbst, während sie im Kloster nur eine von vielen war, die alle dazu ausgebildet wurden, dem Reich Gemma und dem König zu dienen. Aus dem Unterholz vernahm sie das Rauschen fließenden Wassers. Sie leckte sich über ihre trockenen Lippen und erlag der Versuchung, den Wildpfad zu verlassen, um von dem versteckten Strom zu trinken. Vielleicht konnte sie auch ein paar Fische für die Vorspeise fangen? Das würde eine kleine Pause rechtfertigen.

Crystal erreichte den Bach kurze Zeit später. Das kühle Nass glitzerte in der Mittagssonne in allen Farben. Gierig beugte sie sich vor und formte ihre Hände zu einer Schale. Das Wasser schmeckte köstlich. Es war eiskalt, weil es von den schneebedeckten Gipfeln direkt in die Täler getragen wurde. Crystal benetzte Gesicht und Arme. Das fühlte sich so gut an, dass sie ihre Ledersandalen abstreifte und die Zehenspitzen ebenfalls ins Wasser gleiten ließ. *Herrlich!*

Zwei Vögel saßen auf einem Ast, der sich wie eine grazile Brücke von der gegenüberliegenden Seite über den Strom neigte. Crystal beobachtete die beiden Tiere eine Weile. Sie dachte an die anderen Mädchen im Kloster, und für einen Moment fühlte sie sich einsam. Es war nicht so, dass sie sich mit niemandem verstand, im Gegenteil. Sie war beliebt und wurde von vielen für ihr Jagdgeschick bewundert, doch Crystal hatte keinen, der ihre Leidenschaft, in die Wälder zu gehen und der Natur zu lauschen, teilte.

Ein Kitzeln holte sie aus ihren Gedanken. Winzige Fische tummelten sich vor ihr im Bach und knabberten an ihren Zehenspitzen. Crystal hielt Ausschau nach den wohlschmeckenden

Silberforellen, die man besonders gut als Vorspeise servieren konnte, sah aber keine. Deshalb beschloss sie aufzustehen und weiterzugehen, als sie unter einem Stein etwas Seltsames erspähte. Ein Fisch war es nicht, der da in der Sonne funkelte. Auch keiner der Glitzersteine, die es vereinzelt in den Bergen um das Kloster gab. Crystal streckte ihre Hand aus und griff nach dem silberfarbenen Ding. Ihre Finger zuckten zurück, denn es war noch frostiger als das Bachwasser. *So kalt wie Eis.* Sie zögerte einen Moment, dann griff sie erneut danach. Wieder brannte es kalt an ihren Fingern, aber als sie ihre Hände fest um das harte Ding schloss, war es ihr trotzdem, als ob sie ein wohliger Schauer durchfuhr. Für einen Augenblick schien die Welt vor ihren Augen zu verschwimmen. Ein warmer Windhauch glitt über sie hinweg. Sie öffnete die Hand, die ihren Fund hielt, und holte tief Luft. Vor ihr glänzte ein Stück Metall, überzogen mit seltsamen Runen. Ein kleiner, bleicher Stein saß in seiner Mitte und funkelte wie ein Kristall in den sich brechenden Sonnenstrahlen. Es war eine Art Kettenanhänger. Zumindest ein Stück davon. Sie drehte es und strich andächtig über die glatte, schwarzschimmernde Rückseite. Ob es von den nördlichen Skar-Inseln kam, wo die Seekrieger lebten? Oder war es ein Bruchstück von einem billigen Schmuckanhänger aus Stravoos? *Nein, so fühlt es sich nicht an.*

Ein feines Wispern flirrte in der Luft, fast so wie das Flüstern uralter Magie, das sie nur aus Märchen und Geschichten kannte. Schon im nächsten Moment erstarb es wieder, aber es ließ Crystal mit einem seltsamen Gefühl zurück. Im Kloster hatte man ihr erzählt, dass die Magie mit der Errichtung der Schwarzen Mauer verschwunden war. Crystal blickte zur Sonne. Sie musste weiter gehen, wenn sie noch ein Tier erlegen wollte. Rasch steckte sie das Schmuckstück in ihren Lederbeutel, den sie am Gürtel trug, und füllte ihren Trinkschlauch auf. Sie war gerade dabei, ihren Bogen über die Schulter zu schlingen, als sie ein Knacken von der anderen Seite des Baches hörte und etwas Silbernes zwischen den Bäumen verschwinden sah. Crystal verharrte wie versteinert, stand still wie der Wald um sie herum, hielt den Atem an und lauschte mit allen Sinnen. In ihrer Ausbildung hatte sie gelernt, die feinsten Geräusche wahrzunehmen: das Rascheln eines einzelnen Blattes im Wind. Das Fallen einer Eichel und die winzigen Krallen eines Eichhörnchens, das einen Stamm emporklettert. Zweifelsohne war es ein größeres Tier, das da zu der Wasserstelle wollte! Wahrscheinlich hatte es sie zuerst bemerkt und war weggerannt. *Wenn ihr erfolgreich sein wollt, müsst ihr fähig sein, euch schnell zu entscheiden und eurer Intuition zu folgen. Einmal auf eurem Weg, solltet ihr diesen beibehalten und wenn überhaupt, dann nur aus guten Gründen ändern.* Crystal hörte die Stimme ihrer Ausbilderin Lodra, einer Nonne, die sie in der Stärkung ihrer geistigen Kräfte unterrichtete. Ihr Bauchgefühl zog sie über den Bachlauf, hinein in das unbekannte Terrain. Wer brauchte schon einen Bergpuma oder einen Schwarzbären, wenn es hier ein silbernes Tier gab, das noch niemand kannte? Das wäre etwas Besonderes zum Abschied ihrer Schwestern. Ohne noch mal nachzudenken, nahm Crystal Anlauf und sprang über den Bach.

Es war einfach, der Spur des Wildtiers zu folgen, nachdem sie den ersten Hufabdruck an einer aufgeweichten Stelle gefunden hatte. Dieser sah aus wie von einem Reh, nur deutlich größer. Vielleicht ein Hirsch, ein besonders stattlicher, dachte Crystal aufgeregt und lief weiter. Die Bäume um sie herum standen besonders dicht. Crystal musste sich ducken, die Zweige der stacheligen Sträucher zerkratzten ihre Beine. Sie wurde unsanft zurückgerissen. *Mist!* Ihr Bogen hatte sich in einem tief hängenden Ast verfangen. Ihre Lieblingswaffe würde ihr im Unterholz kaum helfen, weshalb sie zwei kleine Wurfmesser, die sie am Körper trug, an ihren Gürtel steckte, um sie griffbereit zu haben. Den Bogen schnallte sie noch enger um ihre Schulter, zurücklassen wollte sie ihn auf keinen Fall. Immer weiter arbeitete sie sich vor, erspähte hier einen abgeknickten Zweig, dort einen frischen Kothaufen. Sie folgte der Fährte und bemerkte erst, wie viel Zeit verstrichen war, als sie endlich auf eine Lichtung trat und zum Himmel blickte. Dort stand die Sonne deutlich tiefer über den Bäumen. Das silberne Tier war wie vom Erdboden verschluckt. Crystal musste Stunden unterwegs gewesen sein, ohne etwas zu erlegen. Wenn sie jetzt umkehrte, würde sie mit leeren Händen dastehen. Sie konnte zwar das Schmuckstück als Geschenk an das Kloster übergeben, doch schon der Gedanke daran erfüllte sie mit Unbehagen. Nein, das kam nicht infrage! Außerdem würden die Schwestern ihren Mangel an Beute gleichmütig hinnehmen, auch wenn Crystal sich dafür schämte. Ob sie auf dem Rückweg ein kleineres Tier erlegen könnte?

Unentschlossen sah sie sich um, der Wald kam ihr gänzlich verlassen vor. Crystal erinnerte sich an die Geschichten, welche die blinde Sora den Mädchen in den Unterrichtsstunden in der Bibliothek erzählt hatte. Von geisterhaften Gestalten, die in der Nacht durch die Bäume streiften, von Ungetümen, die auf der Suche nach frischem Blut waren und verlaufene Kinder in ihre Höhlen zogen. Trotz der Sonnenstrahlen fror Crystal jetzt. Sie hatte keine Ahnung, wo sie sich befand. Wusste nur, dass die Hochebene zu ihrer Linken liegen musste, dort wo das Terrain leicht anstieg. Von da oben würde sie sich erst einen Überblick verschaffen und sich dann auf den Rückweg begeben. Vielleicht würde ihr unterwegs sogar ein Luchs begegnen, den sie zu Ehren ihrer Schwestern mitbringen könnte.

Mit diesem tröstenden Gedanken lief sie weiter und gelangte zur Anhöhe. Langsam kletterte sie bergauf. Ihr Magen grummelte. Sie hatte seit dem Frühstück nichts mehr gegessen und natürlich darauf verzichtet, etwas einzupacken. Zu sicher war sie gewesen, schnell von der Jagd zurückzukehren! Nun ging es bereits auf den späten Nachmittag zu und ihr Optimismus rächte sich.

Crystal hatte die Spur des geheimnisvollen Tieres seit der Pause auf der Lichtung nicht weiterverfolgt, trotzdem erspähte sie nun etwas Silbriges an einem Dornenzweig. Sie hielt inne und befühlte das weiche Fellbüschel, das sich in den Stacheln verfangen hatte. Also war das Tier ebenfalls in Richtung der höheren Lagen unterwegs. Sie vergaß ihren Hunger und eine neue Entschlossenheit überkam sie. Sicherlich würden die Klosterschwestern ihr vergeben, wenn sie den Grund für ihre Verspätung erfuhren.

Ohne weiter darüber nachzudenken, nahm sie die Fährte wieder auf. Als sie die letzten Bäume hinter sich brachte und felsigeres Gelände erreichte, stand die Nachmittagssonne bereits tief über dem Horizont. Crystal kletterte von der Hochebene auf ein Plateau, von dem sie das weite Gelände ringsum gut überblicken konnte. Unterwegs hatte sie ein paar essbare Wurzeln gefunden, Veilchengrün, das gut gegen das Hungergefühl und gleichzeitig schmerzstillend war. Oben angekommen rauschte ihr Kopf von dem Anblick, der sich ihr bot. Unmittelbar vor ihr lag eine felsige Ebene, weiter im Tal erstreckte sich das Land unter ihr wie ein Meer aus tausend grünen Baumkronen. Über ihr ragten die mächtigen Gipfel des Orayo-Gebirges auf. Sie bildeten die höchsten Punkte Gemmas:_*Ein Reich so weit, dass der schnellste Reiter einen Mondzyklus bräuchte, um es zu durchqueren,* pflegte die blinde Sora zu erzählen. Eine Heimat, die ihren Bewohnern alles bot: die Wüste an der östlichen Grenze zu Nebrusk! Das weite Meer und einen reichen Hafen. Die Kultur der sagenumwobenen Städte Bel Armyy und Calaia. Und auch die Wildnis, in der das Kloster lag, wo Crystal, seit sie denken konnte, lebte. *Und meine Aufgabe wird es eines Tages sein, diese Heimat für den König und sein Volk zu verteidigen.* Dafür wurden die Mädchen ausgebildet, und die höchste Ehre war es, zur Libelle ernannt zu werden! Eine der berühmten weißen Kriegerinnen im Dienst des Königs.

Crystal atmete die klare Bergluft, schloss die Augen, lauschte dem sanften Rauschen des Windes um sie herum. Für einen Moment sah sie sich selbst als Libelle in einem strahlend weißen Gewand, mit einem goldenen Haarband, das kunstvoll in ihre langen braunen Haare geflochten war. In diesem Bild hielt sie eines der gesegneten Schwerter Gemmas in der Hand, die dazu geschaffen waren, das Reich in seiner Pracht zu erhalten. Denn, auch das hatte sie im Kloster gelernt, auf dem Kontinent Favoria gab es viele Gefahren, die ihre Heimat bedrohten. Das verruchte Stravoos, ein autonomes Reich, das sich der Sünde hingegeben hatte und alle umliegenden Gebiete wie ein fauler Apfel verdarb. Skar, das Nordland in der wilden See, von dem Männer und Frauen mit Langbooten lossegelten, um andere Völker zu überfallen. Und am schlimmsten war Navas, das Reich des Todes, eine schwarze Stadt hinter der Mauer, in der die Seelen von Dämonen beherrscht wurden. Crystal erschauerte bei den Gedanken an all die Bedrohungen, die ihr friedliches Gemma umgaben. Sie strich sich über die nackten Arme, die nun von einer Gänsehaut überzogen waren. Kalter Schweiß lief ihr den Rücken hinunter und sickerte in das dünne Leinengewand, das sie unter ihrem Lederwams trug. Energisch ballte sie die Faust. Sie würde es nicht dulden, dass Unheil über dieses heilige Land kam!

Crystal riss sich von dem malerischen Ausblick los und wollte gerade den Heimweg antreten, als der silberne Hirsch plötzlich vor ihr über die Hochebene preschte. Wie von selbst legte sie einen Pfeil auf die Sehne, spannte sie, zielte und wollte loslassen. Doch in diesem Moment sprang ihr etwas in den Rücken und schleuderte sie zu Boden. Crystal prallte hart auf. Sie versuchte sich über eine Seite abzurollen, doch scharfe Krallen bohrten sich in ihr Lederwams. Ein Knurren, so tief und bedrohlich wie Donnergrollen, drang an ihr Ohr.

Eine Bergkatze! Verzweifelt tastete sie nach ihren Wurfmessern und wurde noch fester auf den Felsen gedrückt. Sie spürte den warmen Raubtieratem am Hals und blinzelte Tränen fort. Nein, so durfte es nicht enden! Sie bekam endlich einen Dolch zu fassen, doch im selben Moment waren die schweren Tatzen fort. Laub raschelte, ein dunkler Schemen schnellte an ihr vorbei.

Schweratmend kam Crystal sich auf die Beine. Sie fragte sich, warum sie verschont geblieben war, und starrte den Berghang hinab. Ihr Angreifer war keine Bergkatze gewesen, sondern ein riesiger schwarzer Wolf, eine Bestie von einem Tier, das nun wie ein Wirbelsturm dem Hirsch hinterher stürmte. Jetzt kam Leben in Crystal, wütend ballte sie die Fäuste.

„So nicht! Das ist meine Beute!“, zischte sie und griff nach dem Bogen. Blitzschnell legte sie einen Pfeil auf. Der Wolf hatte sein flüchtendes Opfer fast erreicht. Der Hirsch riss den Kopf herum, und es war Crystal, als ob er sie ansah.

Sie ließ die Sehne zurückschnellen. Wie eine Sternschnuppe zog der Pfeil an dem Wolf vorbei. Einen Herzschlag später grub er sich in den Hals des Hirsches. Die Zeit schien stillzustehen. Die Luft begann zu flirren. Crystal tastete nach einem zweiten Pfeil für den Wolf, hielt jedoch inne und blinzelte. Der silberne Hirsch ging zu Boden. Über ihm breitete sich ein gleißendes Licht aus, das sie in die Augen stach. Crystal ließ ihre Waffe fallen und presste sich die Hände vors Gesicht, der Schmerz nahm ihr fast den Atem. Sie japste nach Luft, konnte nichts mehr sehen und hörte den Wolf jaulen. Darunter mischte sich ein tiefes Grollen wie von einer Lawine, kurz bevor sie in die Tiefe stürzt.

Mühsam gelang es Crystal, die Augen zu öffnen. Sie sah, dass sich der Himmel über dem Plateau verfinsterte und ein Sturm losbrach. Ein heftiger Windstoß riss sie von den Füßen und sie schlug hart auf den Felsen. Die Erde begann unter ihr zu beben. Im Boden brachen tiefe Risse auf, aus denen schwarzer Rauch quoll. Ein Schwall eisiger Kälte überzog die Ebene. Crystals Lungen brannten von der plötzlich frostig gewordenen Luft, ihre Augen tränten von dem unnatürlichen Nebel, der sie umgab. Sie meinte ein Heulen zu vernehmen, das von den Bergen her über das Land hallte, dann sackte sie in sich zusammen.

Als Crystal wieder aufwachte, funkelten über ihr die Sterne am samtenen Nachthimmel. Ihr war schwindelig, und zuerst wusste sie nicht, wo sie sich befand, doch dann drehte sie den Kopf und sah die Felswände im Mondschein aufragen, kalt und majestätisch schön. Prompt kehrte die Erinnerung an den silbernen Hirsch zurück. *Der Wolf!*, dachte sie panisch und tastete nach einer Waffe. Sie zog eines der Messer aus ihrem Ledergürtel und hielt es kampfbereit in der Hand. Lauschte in die Stille und hörte nur das ferne Rauschen des Windes. Nach einer kleinen Ewigkeit erhob sie sich langsam. Vom Wolf war keine Spur mehr zu sehen, doch die Haut an ihrem Rücken brannte noch dort, wo er sie mit seinen Pfoten zu Boden gedrückt hatte. *Was in aller Götter Namen ist hier gerade passiert?*, fragte sie sich ungläubig.

Dabei hatte der Tag so vielversprechend begonnen! Im warmen Sonnenschein hatte sie sich am Bach erfrischt und dort … Mit einem Schlag traf sie die Erinnerung an das Schmuckstück, das sie im Wasser gefunden hatte und an die wispernde Stimme. *Wo ist das Amulett?* Hektisch tastete Crystal nach dem Beutel, in den sie ihren Fund gesteckt hatte. Er war leer!

„Mist!", fluchte sie und sah sich nach ihrer übrigen Ausrüstung um. Trinkflasche, Pfeile und Bogen lagen um sie verstreut. Es blieb Crystal nichts anderes übrig, als ihre Sachen zusammenzusammeln und sich auf den Heimweg zu machen. Die Luft war wieder so klar und ruhig, dass sie sich fragte, ob sie das alles nur geträumt hatte. Ein silberner Hirsch und ein riesiger Wolf?

Vielleicht waren es wirklich nur Ausgeburten ihrer Fantasie gewesen, aber sie wollte zumindest nachsehen, ob es außer dem leichten Brennen an ihrem Rücken noch andere Spuren der beiden Tiere gab. Zumindest der Kadaver des Hirsches musste doch vorhanden sein, als Beweis, dass sie nicht völlig durchgedreht war! Crystal erkannte die Silhouette eines abgestorbenen Baumes wieder. Das war die ungefähre Richtung, in die sie den Pfeil abgeschossen hatte. Sie fand ihn auf der Erde ohne die geringste Spur ihrer Beute. Da war kein toter Hirsch, nicht einmal Blut. Lediglich an der Pfeilspitze glänzte ein silbriger Fleck. Ratlos rieb sie mit dem Daumen darüber. *Noch feucht!*

„Gibt es silbernes Blut?", sprach sie ihre Gedanken laut aus.

Sie schreckte hoch, als sie ein leises Lachen vernahm. Ein junger Mann löste sich aus der Dunkelheit. Crystal ärgerte sich, dass sie ihn nicht bemerkt hatte, und schob es auf ihren Sturz. Das prachtvoll gewellte Haar des Fremden schien fast weiß im

Mondlicht. Sofort griff Crystal nach dem Dolch, den sie zurück in ihren Gürtel gesteckt hatte.

„Halt, langsam. Ich will dir nichts tun!“ Wie um seine Aussage zu bekräftigen, hob der Mann seine Hände und blieb vor ihr stehen.

Crystals Griff entspannte sich erst, als sie auf seiner Brust ein Wappen erkannte. Beim näheren Hinsehen konnte sie die sieben blauen Edelsteine ausmachen, über denen eine Krone prangte.

„Bist du ein Soldat der Königsgarde?“, fragte sie zur Sicherheit.

„Ja. Mein Name ist Hunt, zumindest meine Freunde nennen mich so.“ Er ließ seine Arme langsam sinken und streckte ihr eine Hand entgegen, mit einem Lächeln auf den Lippen. „Du musst Crystal sein, hab ich recht? Du warst sehr lange fort und die Klosterschwestern machen sich Sorgen. Deshalb bin ich hier.“

„Ja“, gab sie zu. „Ich dachte, ich könnte etwas Besonderes erlegen. Für das Fest morgen.“ Sie sah noch mal auf den Pfeil und dann zu Boden.

Hunt folgte ihrem Blick. „Was immer das war, du hast es zumindest getroffen.“

„Ja“, gab sie zu. „Aber danach war alles so seltsam.“

Hunt musterte sie eindringlich. Dann zuckte er mit den Schultern. „Ich habe nichts Ungewöhnliches gesehen, aber die Erde hat gebebt. Bist du dabei vielleicht gestürzt? Du siehst etwas mitgenommen aus.“

„Ja. Ich dachte, es wäre ein Sturm gewesen, aber jetzt bin ich mir nicht mehr so sicher.“ Wie um sich zu vergewissern, blickte sie sich noch einmal um. Nirgendwo waren Regenpfützen oder abgerissene Blätter zu sehen. Die ganze Hochebene lag völlig unversehrt vor ihr. *Ich drehe doch durch,* dachte sie. Hunts Stimme riss sie wieder in die Gegenwart.

„Komm, ich bringe dich zurück zum Kloster. Die anderen warten bereits.“

Hunt schob sie mit einer Hand sanft am Rücken an, was für ein angenehmes Kribbeln auf Crystals Haut sorgte. Zum Glück war es dunkel und er konnte unmöglich sehen, dass ihr das Blut ins Gesicht schoss. Natürlich hatte Crystal schon Männer in der nächsten Stadt oder als Besucher des Klosters gesehen, aber noch nie jemand so beeindruckenden wie diesen Soldaten. Groß war er mit feinen Gliedern und einem muskulösen Körperbau. Sein Gesicht war das eines jungen Gottes. Hunt schien nichts von ihren verstörenden Gedanken zu bemerken, sondern schritt leichtfüßig neben ihr her, sich seines Weges offenbar sehr sicher.

„Wie kommt es, dass du dich hier so gut auskennst?", fragte sie nach einer Weile. Ihre Stimme kam ihr leiser vor als sonst, fast ein bisschen schüchtern.

„Es ist wohl meine Pflicht, mich als Oberster der Königsgarde, im Gelände zurechtzufinden, oder?", fragte er mit einem belustigten Unterton. „Manchmal geraten Mädchen in Not und da muss man doch helfen können."

Normalerweise hätte Crystal empört aufgeschrien, wenn jemand angedeutet hätte, dass sie Hilfe bräuchte, doch nun kam ihr etwas anderes wichtiger vor. „Oberster der Königsgarde?" Sie war abrupt stehen geblieben. „Du liebe Güte, ich wollte doch nicht solche Schwierigkeiten verursachen."

Hunt hielt ebenfalls inne und richtete seinen Blick auf ihr Gesicht. Er sah ihr tief in die Augen, was Crystals Herzschlag noch einmal beschleunigte. Hatte sie jemals etwas so Prachtvolles erblickt? Für einige Sekunden gaben die Wolken den Mond frei und sie konnte das strahlende Grün seiner Augen erkennen, das ihr wie zwei Smaragde entgegenleuchtete.

„Darum brauchst du dir keine Gedanken machen. Ich bringe dich jetzt zurück, damit du mit deinen Schwestern morgen das Fest feiern kannst. Und …" Er griff in einen Beutel, den er unter einem schlichten Umhang trug. „Nimm den, damit du auch etwas dazu beisteuern kannst." Er hielt ihr einen goldenen Klumpen entgegen.

Crystal sah ihn erstaunt an. „Das ist ein Goldtrüffel! So einen großen habe ich noch nie gesehen."

„Ich habe ihn ziemlich tief im Wald gefunden, in der Nähe einer Höhle. Dort habe ich als Erstes nach dir gesucht."

Crystal hatte keine Ahnung, von welcher Höhle Hunt sprach. Sie nuschelte ein vages *Danke.*

„Hier gibt es eine Abkürzung", sagte sie nach einer Weile des schweigenden Einhergehens. „Allerdings ist der Weg steiler als der normale."

„Ich kann deine Hand nehmen, falls du Angst hast zu fallen." Hunt sah sie mit einem Funkeln in den Augen an.

Eigentlich hätte sie zur Antwort gern verächtlich geschnaubt, aber irgendwie fand sie auch Gefallen an der Vorstellung, wie sich seine Hand anfühlen würde. Das jedoch würde sie niemals aussprechen!

„Ich meinte das eher als Warnung für dich", entgegnete sie deshalb und lief schnurstracks auf den steilen Pfad zu.

„Halt, warte doch! Dann gib du mir deine Hand!", rief Hunt.

Crystal musste lächeln. Gemeinsam stiegen sie in der Dunkelheit den gewundenen Weg hinab. Es ging nur langsam vorwärts und Crystal genoss jeden einzelnen Moment in Hunts Nähe.

„Ich wusste ja, dass ihr ziemlich gut ausgebildet werdet, aber so einer trittsicheren Novizin bin ich noch nie begegnet."

Crystal senkte den Blick und starrte ihre matschigen Stiefelspitzen an. „Ich bin eben gern in diesem Teil des Waldes unterwegs."

„Und dein Können zeichnet dich aus!"

Der Rest des Weges verging viel zu schnell. Hunt fragte sie nach dem Leben im Kloster und sie erzählte bereitwillig von dem harten Training und den unzähligen Unterrichtsstunden, die sie täglich absolvierten. Schließlich erspähte sie in der Ferne die brennenden Fackeln, die das Kloster nachts erleuchteten. Mit den Fingerspitzen betastete Crystal den goldenen Trüffel, den Hunt ihr geschenkt hatte. Sie war erleichtert, dass sie doch etwas von ihrer Jagd mitbringen konnte. Der Hauptmann nickte ihr zu.

„Von hier aus findest du den Weg allein. Wir sehen uns morgen beim Fest."

Ihre Blicke trafen sich und seine grünen Augen musterten sie nachdenklich, bis sie sich davon losriss.

„Danke noch mal. Bis morgen!" Mit dem Goldtrüffel in der

Hand nahm sie das letzte Stück Weg im Laufschritt, während Hunt in der Dunkelheit der Nacht verschwand.

Crystal war zu müde, um länger darüber nachzudenken, wohin er zu dieser späten Stunde noch gehen wollte. Sie war nur erleichtert, als sie durch das Guckloch in der schweren Eingangstür das Gesicht von Schwester Mora erkannte, die ihr aufschloss und Crystal in ihr Zuhause einließ.

KAPITEL 2

Crystal

Crys, Crys, steh auf. Wie kannst du nur so lange schlafen?“ Mareen, ihre Zimmergenossin und beste Freundin, rüttelte sie an der Schulter.

Crystal blinzelte müde. Die Sonne schien schon durchs Fenster, doch ihr war, als ob sie kein Auge zugemacht hätte. Ihr Blick traf den Goldtrüffel, den sie in eine Schale auf ihren Nachttisch gelegt hatte, und auf einmal war sie hellwach. „Bei den Heiligen, wie spät haben wir es?“ Heute war doch das große Fest!

„Fast Mittag, die Königsgarde ist schon da und die Vorbereitungen laufen auf Hochtouren. Hast du etwas von deinem nächtlichen Ausflug mitgebracht?“

Crystal deutete auf den Goldtrüffel. Mareen machte große Augen. „Da werden sich die Schwestern in der Küche freuen. So etwas Wertvolles findet man nicht alle Tage.“

Crystal wollte gerade mit der Erklärung ansetzen, wurde aber von einem eindringlichen Klopfen an der Zimmertür unterbrochen. Schwester Marlene steckte ihren Kopf herein. Die alte Nonne hatte ihr Haar wie üblich unter einem weißen Tuch verborgen. Ihr sonst so strenges Gesicht wirkte besorgt.

„Habt ihr Elaine gesehen?“

Crystal und Mareen schüttelten den Kopf.

„Dann helft uns, sie zu suchen!“

Als die Tür wieder geschlossen war, sahen sich die beiden Freundinnen entgeistert an. Elaine war eine der auserwählten zwölf Novizinnen, die das Kloster morgen mit dem ersten Licht in Richtung Bel Armyy verlassen sollten, um in den Dienst des Königs zu treten. Normalerweise bereiteten sich die Auserwählten den ganzen Tag auf die Zeremonie vor. Elaine hätte also in ihren Zimmern sein sollen!

Crystal streifte sich ihre Novizenkutte über, ein einfaches weißes Gewand mit einem Strick als Gürtel, und verließ ihren Schlafraum. Sie brachte den Goldtrüffel in die Küche hinunter. Nachdem die Oberköchin Crystal als Dankeschön für die Köstlichkeit zwei frische Zitronentörtchen zugesteckt hatte, scheuchte sie ihre Truppe wieder an die Arbeit und das Mädchen hinaus.

Im Laufen stopfte Crystal das erste Zitronentörtchen in sich hinein. *Köstlich!* Sie trat ins Freie, wo sie aufgeregte Rufe vom Kampfplatz vernahm. Rasch eilte sie in den großen Innenhof, in dem sich die Schülerinnen normalerweise duellierten. Die großen Zielscheiben standen an den Außenseiten und der aufgeschüttete Sandplatz, auf dem sie sich im Training so oft blaue Flecken holte, war heute angefüllt von besorgten Novizinnen. Schwester Christine versuchte gerade Ruhe in die aufgebrachten Mädchen zu bringen. Crystal sah ein paar Soldaten der Königsgarde teilnahmslos am Rand stehen und fragte sich, ob Hunt ebenfalls nach ihrer älteren Mitschülerin suchen würde. Und ob er sie, genau wie Crystal, finden und zurückbringen würde. Elaine war wirklich hübsch. Neben ihrer Kampfkunst, die sie zur perfekten Anwärterin für eine Libelle machte, hatte sie porzellanweiße Haut, schwarzes seidiges Haar und mandelförmige Augen, die stets wachsam waren.

Konnte es sein, dass ihr etwas zugestoßen war? Nein, das hielt Crystal für unmöglich. *Wahrscheinlich braucht sie einfach nur etwas Ruhe und hat sich zurückgezogen,* versuchte sie sich selbst zu beruhigen. Ein schlechtes Gefühl blieb dennoch zurück.

„Na, bist du ausgeschlafen?"

Eine männliche Stimme ließ Crystal herumfahren. Beim

Anblick von Hunt wich sie einen Schritt zurück. Jeder sinnvolle Satz entglitt ihr, deshalb nickte sie nur. Der Hauptmann der Königsgarde sah genauso umwerfend aus, wie sie ihn in Erinnerung hatte. Wenn das überhaupt möglich war, leuchteten seine grünen Augen im Sonnenlicht noch intensiver. Crystal erkannte eine kleine Narbe, die sich von seinem linken Ohr bis zum Kinn zog. Die hatte sie gestern noch nicht bemerkt.

„Bei euch geht es recht hektisch zu", fuhr Hunt fort.

„Ja. Wir suchen nach einer der Auserwählten. Sie ist spurlos verschwunden."

„Scheint ja fast gang und gäbe zu sein." Hunt legte den Kopf leicht schräg. „Das Mädchen wird schon wieder auftauchen."

War es Gleichgültigkeit, die sie seinem Schulterzucken entnahm?

„Hat man dich nicht gebeten, auch nach ihr zu suchen?", fragte sie.

„Himmel, nein. Es ist ja auch taghell. Was soll da passieren? Richtig gefährlich wird es nur in der Nacht. Das weißt du doch, oder, Crystal?"

Er hatte sich ihren Namen gemerkt. Das Blut schoss ihr ins Gesicht und sie wandte sich rasch ab. „Ich werde sie trotzdem suchen. Bis später."

Sein Blick brannte ein heißes Loch in ihren Rücken, als sie eilig davonlief. Wo sollte sie nur hin? Hilflos sah sie sich um, entdeckte Schwester Christine, die einige Schülerinnen um sich geschart hatte, und ging zu der Gruppe hinüber.

„Da bist du ja! Komm her und mach dich nützlich!" Christine winkte sie herbei. „Ich muss den anderen elf Auserwählten helfen, sich für heute Abend vorzubereiten. Du kennst dich im Wald doch hervorragend aus. Nimm zwei oder drei der Mädchen mit und durchforste zusammen mit ihnen das Gelände rund um das Kloster. Bleibt aber in der Nähe. Der Rest sucht mit Schwester Tamina den Wiesengrund am See ab."

Crystal wählte zwei der jüngeren Novizinnen, von denen sie wusste, dass sie schnell und wendig waren, und Mareen, die zwar nicht begeistert schaute, von der sich Crystal aber sicher war, dass sie ihr überall hin folgen würde. Zu viert marschierten sie los.

Crystal durchkämmte mit ihrer Gefolgschaft jeden abgelegenen Winkel, jedes Versteck und jedes noch so kleine Schlupfloch. Sie sahen an dem verborgenen Tümpel nach und stiegen in die unterirdischen Höhlengänge, die den Schülerinnen so oft einen guten Rückzugsort boten. Schließlich teilten sie sich auf und Crystal lief mit Mareen den Gebetsweg ab, an dessen Ende eine Marmorstatue der Eisgöttin Skade stand.

„Wir sollten die heilige Skade um Rat fragen", schlug Mareen vor. Sogleich senkte sie den Kopf und ging in die Knie.

Crystal tat es ihr gleich, auch wenn sie sich durch das Gebet kaum eine Antwort erhoffte. Auch die jüngeren Mädchen, die bei den Brombeersträuchern nach Elaine geschaut hatten, blieben erfolglos. Gemeinsam wagten sie sich noch ein Stück ins Unterholz vor, bis Crystal die Suche schließlich aufgab.

Resigniert kehrten sie am späten Nachmittag zum Kloster zurück. Crystals Magen grummelte und die Haare hingen ihr verschwitzt im Nacken. Schon an dem grimmigen Blick von Oberschwester Christine erkannte sie, dass wohl auch die anderen bei ihrer Suche erfolglos geblieben waren. Christine rief die Mädchen alle wieder auf den Trainingsplatz. In kleinen Grüppchen steckten die Novizinnen ihre Köpfe zusammen. Dort, wo sonst Gelächter und Rufen an der Tagesordnung waren, blieb es heute bedrückend still.

„Danke für eure Mithilfe, meine Schülerinnen. Leider ist Elaine bis jetzt nicht gefunden worden. Für die Soldaten der Königsgarde und eure auserwählten Schwestern ist es wichtig, dass das Fest trotzdem wie geplant stattfindet. Deshalb geht jetzt bitte auf eure Zimmer und zieht euch um. Ich bin mir sicher, dass sich alles bald aufklärt!"

Die angespannte Miene der Oberschwester sagte zwar etwas anderes, doch die Mädchen gehorchten ihr selbstverständlich.

Der Tag neigte sich bereits dem Abend zu, als Crystal mit

Mareen ihr Zimmer betrat. An den Feierlichkeiten in der großen Versammlungshalle durfte jeder teilnehmen, allerdings war es die Pflicht der jüngeren Schülerinnen, den Älteren bei der Frisur und dem Anlegen der Kleidung zu helfen. Deshalb wunderte es sie nicht, dass die rothaarigen Zwillinge Dasha und Daria bereits auf sie warteten. Anders als Crystal lebten sie fast seit ihrer Geburt im Kloster. Jemand hatte sie in einem Körbchen vor der Tür abgestellt und Schwester Christine hatte sich ihrer angenommen.

Die Zwillinge hatten für Crystal und Mareen einen Zuber mit heißem Wasser bereitgestellt. Kopfschüttelnd betrachtete Dasha das schmutzige Oberteil, das Crystal sich vom Leib streifte.

„Gut, dass wir euch ein Bad vorbereitet haben! Ihr seht grauenvoll aus." Mit einer Hand fischte sie einen kleinen Zweig aus Crystals Haaren.

Mareen sah sie vorwurfsvoll an. „Crys hat es bei ihrer Suche mal wieder übertrieben! Sie hat uns durchs Unterholz gescheucht!"

Daria lachte. „Genauso kennen wir sie."

Crystal nahm eine Handvoll Wasser und spritzte Daria damit nass. Dann ließ sie auch den Rest ihrer Kleidung in einem schmutzigen Bündel neben dem Zuber zurück und stieg ins warme Wasser. Ihr Körper glich durch das harte Training einer Bogensehne, allerdings einer recht lädierten. Ein leuchtend blauer Fleck machte sich an der Innenseite ihres Oberschenkels breit. Er war schon lila angelaufen. Dasha, die sich um sie kümmerte, schnalzte mit der Zunge.

„Da hat es dich wieder ganz schön erwischt."

Crystal nickte. „Mit dem Schwert kann ich einfach nicht umgehen. Dabei ist es so eine edle Kampfkunst, wenn man sie beherrscht."

„Dafür macht dir niemand mit deinem Bogen etwas vor", fiel Mareen in das Gespräch ein. „Und deine Wurfmesser treffen auch immer ins Ziel."

Ihre Freundin wartete geduldig neben dem Zuber. Crystals

Antwort ging in einem Schwall Wasser unter, den Dasha über ihr auskippte, um den Dreck aus den Haaren zu bekommen.

„So, fertig. Geh zu meiner Schwester, damit sie dir beim Anziehen helfen kann."

Während Daria Crystals langes Haar auskämmte, schweiften deren Gedanken zu dem bevorstehenden Festmahl. Würde Hunt vielleicht in ihrer Nähe sitzen?

„Autsch!", rief sie, als die Bürste sich in einem Knoten verfing.

Daria zuckte zusammen. „Tut mir leid, da war eine Klette, Schwester Crystal."

„Nichts passiert. Ich war nur in Gedanken", beschwichtigte Crystal die Jüngere. Sofort fühlte sie sich schuldig, denn es geziemte sich für eine angehende Kriegerin nicht, sich Schmerzen anmerken zu lassen. Sie hätte sich besser beherrschen müssen! Mareen saß mittlerweile ebenfalls vor einem kleinen Spiegel und ließ sich kämmen. Bevor die Zwillingsmädchen die Frisuren hochsteckten, halfen sie Mareen und ihr noch in die festlichen Gewänder. Crystal hatte zur Feier des Tages ein dunkelgrünes Samtkleid geliehen bekommen und Mareen streifte sich mit Darias Hilfe ein nachtblaues mit goldener Stickerei über. Sie bekamen zum Schluss noch Blumen in ihre Haare geflochten und waren endlich fertig.

„Du siehst umwerfend aus", meinte Mareen und Crystal konnte dieses Kompliment nur erwidern.

Daria und Dasha brachten ihnen abschließend noch eine Tasse mit anregendem Kräutertee, verneigten sich und verließen dann das Zimmer, um sich selbst umzuziehen. Crystal schloss die Augen und inhalierte den würzigen Geruch des dampfenden Getränks. Alles hätte so schön sein können, aber insgeheim machte sie sich Sorgen. Sorgen um Elaine, aber auch um das geheiligte Ritual, denn der König forderte seine zwölf Erwählten ein und das Aufgebot seiner Soldaten lagerte nicht umsonst vor dem Kloster.

Crystal hatte Geschichten gehört, in denen sich Äbtissinnen geweigert hatten, die Mädchen fortzuschicken, und obwohl das vor langer Zeit gewesen war, schauderte es Crystal, wenn sie daran dachte, wie der König damals reagiert hatte. *Feuer und Blut.* Laut den Chroniken war das heilige Kloster mindestens zweimal in Schutt und Asche gelegt worden. Heute war es undenkbar, dass die Ordensschwestern sich weigerten, die zwölf Mädchen an den Königshof zu übergeben.

Mareen hakte sich bei ihr unter und gemeinsam schritten sie in Richtung der Festhalle. Auf beiden Seiten der Gänge standen in gewissen Abständen Soldaten der Königsgarde, alle festlich herausgeputzt mit dem Wappen der sieben blauen Edelsteine auf weißem Grund. Mareen warf ihnen neugierige Blicke zu und genoss es sichtlich, wenn die Soldaten ihr nachsahen. Crystal zwickte ihre Zimmergefährtin unauffällig in die Seite.

„Lass das. Willst du Ärger mit Schwester Christine riskieren?“, zischte sie ihrer Freundin zu.

„Ach, hab dich nicht so. Einmal im Jahr dürfen wir doch wohl auch ein bisschen Spaß haben und träumen“, raunte Mareen. „Immerhin werden den Rest des Jahres weder Soldaten noch ihre Waffen im Kloster geduldet.“

Die Schwestern übertrafen sich mit der Dekoration der Festhalle zum Mittsommerfest jedes Mal selbst. Hunderte von Kerzen verbreiteten ihren goldenen Schein, jedes Gedeck war mit farbenprächtigen Blumen und Beeren verziert. Die Eichenholztische waren mit selbstbestickten Tischdecken überzogen und mit Weidenkränzen geschmückt. Dazwischen waren die winzigen blauen Blüten der Mondblume ausgestreut. Crystal hielt für einen Moment inne, um das prächtige Bild in sich aufzunehmen. Dann sah sie zum Podest am Ende der Halle, wo an einem quergestellten Tisch die Auserwählten saßen und bei ihrem Abschiedsessen noch einmal auf alle Novizinnen und Schwestern hinabblicken konnten. Durch die gesamte Länge waren weitere Holztische in senkrechter Anordnung aufgebaut, ganz vorn unter den Augen der Auserwählten tafelten die Ordensschwestern und die wichtigsten Abgesandten des Königs.

Crystal hielt unweigerlich nach der silbernen Mähne von Hunt Ausschau und fand ihn im Gespräch mit Oberschwester

Christine. Die Stimmung schien entspannt zu sein, zumindest strahlte Hunt eine gewisse Ruhe aus. Trotzdem kam Crystal nicht umhin, die auserwählten Mädchen durchzuzählen, während Mareen sie weiter hinten an den für sie vorgesehenen Platz führte. *Elf*, dachte Crystal, *nur elf*.

Gladdis, eine kleine Frau mit kurzen schwarzen Haaren, die mit der Streitaxt so hart zuschlagen konnte wie keine andere. Russow, ein überaus gewandtes Waisenmädchen aus Stravoos, die nun bereit für ihren Abschied war. Sybille, die Crystal für ihre Schwertkampfkunst bewunderte. Die beiden Namenlosen, die wie Zwillinge verschmolzen schienen, obwohl sie das genaue Gegenteil voneinander waren. Irina, Romana und Ferva, drei junge Frauen, die als Kinder von den Bergdörfern zum Zeichen der Treue hergeschickt worden waren. Lydia, Vesta und Dorothea, die direkt aus Bel Armyy stammten und für die nie etwas anderes vorhergesehen gewesen war als der Dienst am Königshof. Der Platz von Elaine war leer. Dabei war sie ebenfalls aus einem reichen Haushalt hierhergekommen, und es war ihr besonders wichtig, Gemma zu dienen.

Crystal setzte sich an den Tisch. Vor ihr lag das hübsch bemalte Tongeschirr, das nur an Feiertagen herausgeholt wurde. Nun wurden die jüngeren Schülerinnen hereingelassen. Sie besetzten die letzten freien Plätze und schauten neugierig nach vorn, wo sich Oberschwester Christine feierlich erhob. Statt ihrer sonst so schmucklosen Ordenskutte hatte sie ein perlmuttfarbenes Kleid mit passender Haube an.

„Meine lieben Schülerinnen, meine geschätzten Schwestern, verehrte Gesandte Seiner Majestät des Königs. Ich freue mich, dass ihr euch heute versammelt habt, um elf wunderbare Mädchen in den Dienst am Hof entgegenzunehmen. Zu Eurer aller Beruhigung teile ich Euch mit, dass die Novizin Elaine gefunden wurde. Allerdings hat sie eine schwere Verletzung am Arm erlitten und ist momentan nicht ansprechbar, weshalb sie sich erst auskurieren wird, bevor wir sie an den königlichen Hof senden."

Crystal atmete erleichtert aus, was im allgemeinen Gemurmel

unterging. Jeder schien sich zu freuen, nur Hunt, den sie von ihrem Platz aus gut beobachten konnte, runzelte die Stirn. Crystals Blick verweilte kurz auf seinem markanten Gesicht, er hatte einen starken Kiefer und ein kräftiges Kinn. Selbst wenn er, wie jetzt, nicht lächelte, war er schön anzusehen.

„Hey, Crys!"

Eine Fußspitze tippte sanft gegen ihr Schienbein. Crystal wandte den Blick von Hunt ab. „Hast du mir nicht eben verboten, die Soldaten anzuschauen? Scheint so, als würdest du den da vorn selbst ganz interessant finden."

Natürlich war es Mareen, die auf sie einredete. „Ach", seufzte Crystal. „Das ist etwas anderes. Der hat mich in der letzten Nacht aufgelesen. Ich hatte mich in der Wildnis verirrt. Er ist der Hauptmann der Königsgarde. Und nein, ich bin nicht an seinem hübschen Lächeln interessiert."

„Sein Lächeln ist dir also aufgefallen, ja?" Mareen sah sie grinsend an und schüttelte den Kopf. „Du bist zu hart zu dir, Crys. Ist ein hübscher Kerl, den würde ich auch im Auge behalten. Und wenn er dir dann noch das Leben gerettet hat …"

Crystal wandte sich ihrem Teller zu. „Du spinnst. Er hat mich nur heimbegleitet, von Retten war nie die Rede." Sie pikste eine Erbse auf ihre Gabel und zerdrückte sie gedankenverloren mit der Zunge. Eigentlich sollte sie richtig Hunger haben, stattdessen beobachte sie lieber das Geschehen am Ende der Halle.

Die Auserwählten aßen schweigend. Einige in sichtlicher Vorfreude auf das, was sie erwartete, andere mit einem verschlossenen Gesichtsausdruck, der nicht viel preisgab. Schwester Christine unterhielt sich mit Hunt, aber es hatte den Anschein, als ob es ein ungemütliches Gespräch war. Als die Mädchen, die Küchendienst hatten, den Festtagsbraten verteilten, verdrängte Crystal das unangenehme Gefühl, das sich beim Anblick ihrer Oberschwester in ihr breitgemacht hatte. Ein köstlicher Duft erfüllte den Raum.

„Das ist dein Goldtrüffel!", rief Mareen ihr zu und erhob ihren Becher, der zur Feier des Tages zur Hälfte mit Honigwein gefüllt war. „Auf dich und auf deinen Trüffel."

Crystal wandte den Blick von Hunt und Christine ab und stieß mit Mareen an. Der Braten roch auch wirklich zu köstlich, um ihn zu missachten.

Über Wein und Speise vergaß Crystal nun endlich die Auserwählten, scherzte mit Mareen und den anderen Mädchen ihres Alters, schwärmte von dem warmen Apfelkuchen, der als Nachspeise serviert wurde. Die Gruppe sprach davon, wie es wohl wäre, jeden Tag so ein üppiges Festmahl zu bekommen, statt der sonst so kargen Kost aus Haferbrei, Rohkost, Brot, Käse und getrockneten Fleisch- und Fischstreifen.

„Ich wette, irgendwann hätte man sich daran auch sattgegessen", sagte Finja.

Crystal wollte gerade etwas erwidern, als ein lautes *Pling* den Saal zum Schweigen brachte.

Oberschwester Christine erhob sich und wandte sich an die Festtagsgäste. „Meine lieben Schülerinnen. Ich muss euch noch eine Mitteilung machen. Wie es aussieht, besteht der König darauf, dass unverzüglich zwölf Mädchen an seinen Hof entsendet werden, weshalb ich eine andere Novizin aus dem ältesten Jahrgang nominieren werde." Sie sah bedeutungsschwer in die Runde, ihr schmales Gesicht angespannt, aber voller Entschlossenheit.

Crystal rutschte auf ihrem Stuhl nach vorn, um die Reaktion der angesprochenen Novizinnen mitzukriegen. Diese waren zwei Jahre älter als sie und sahen sich verdutzt an.

„Ich wette, sie nehmen Elli", flüsterte Mareen ihr zu. „Die hätte es schon bei der Auswahl fast geschafft."

Crystals Herz klopfte, als sich Hunt erhob und das Wort ergriff.

„Unser König erwartet nur das Beste und mir wurde befohlen, dass ich geeignete Novizinnen mitbringe. Ich verstehe, dass ihr normalerweise selbst aus euren Reihen auswählt, allerdings zählt in diesem Fall meine Stimme mehr." Er sah auf die Festtafeln hinab in ihre Richtung. „Die Schülerin Crystal soll aufstehen und sich nach vorn auf den leeren Platz begeben."

Bevor Crystal reagieren konnte, brach Chaos aus. Oberschwester Christine erhob empört Einspruch, doch Hunt schob sie unsanft auf ihren Platz zurück. Soldaten, die sich bis jetzt in den Schatten verborgen hatten, traten zwischen die Reihen der Schülerinnen, die Hände drohend am Schwertknauf. Mareen redete auf Crystal ein. Alles begann sich um sie herum zu drehen. Träumte sie? Aber nein, da waren Hunts Augen, die sie zu durchbohren schienen, sein leicht schiefgelegter Kopf und seine rechte Hand, die er ihr zu Aufforderung entgegenstreckte. Mit bleischweren Beinen wankte sie durch die Reihen. War sie froh? Ängstlich? Neugierig? Sie wusste es nicht.

Mit brennendem Gesicht lief sie auf Hunt zu. Wieso um alles in der Welt hatte er ausgerechnet sie ausgewählt? Oberschwester Christine erhob sich erneut, wollte protestieren, aber Hunt brachte sie mit einer bloßen Geste zum Schweigen.

„Gut, dass wir nicht weiter diskutieren müssen", sagte er und begleitete Crystal schweigend zu dem Platz, der für Elaine vorgesehen gewesen war. Die Blicke der anderen Auserwählten empfand Crystal im besten Fall als skeptisch und im schlimmsten als missgünstig, während sie mit Hunt an ihnen vorbeischritt. Einzig Romana und Irina lächelten ihr ermutigend zu und nickten leicht. Hunt wies auf den freien Platz am Ende der Tafel und Crystal ließ sich darauf nieder. Sie kam sich neben den älteren Mädchen klein vor. Als Hunt schnellen Schrittes an seinen Platz zurückkehrte, wurde Crystal bewusst, dass sie allein war.

Sie suchte in der Menge nach dem Gesicht von Mareen, konnte ihre Zimmergenossin aber nirgendwo finden. Das musste einfach ein schlechter Traum sein, aus dem sie jeden Moment hochschrecken würde! Crystal war doch erst in zwei Jahren mit der Entscheidung dran, ob sie an den Hof geschickt würde oder nicht. Stattdessen saß sie hier und nahm Elaine den Platz weg. Oberschwester Christine war inzwischen kreidebleich im

Gesicht. Die Haltung aufrecht und den Blick starr geradeaus gerichtet.

Nicht mal sie macht mir Mut! Was hat das alles zu bedeuten? Crystal wusste es nicht. Sie ließ den restlichen Abend über sich ergehen, sah verschwommen der Aufführung der Zehn- bis Zwölfjährigen zu, hörte die Gedichte der Dreizehn- und Vierzehnjährigen, verharrte still beim Tanz der nächsthöheren Altersgruppe und wünschte, sie könnte mit ihren Gleichaltrigen mitlachen, als Rosalie und Maddy einen Schwertkunstkampf zeigten, bei dem Maddy letztendlich unterlag und sich totstellte. Niemand hatte Crystal je etwas Genaues über den Königshof erzählt. Diese Geheimnisse waren denen vorbehalten, die sich für den Reichsdienst bereit machten. Natürlich gab es Gerüchte, und jetzt, wo sie selbst vor einem abrupten Abschied stand, kamen die Erzählungen ihr bedrohlich vor.

KAPITEL 3

Olley

Olley war auf der Jagd durch das weite Steppenland. Der Sand brannte unter seinen Füßen, doch er lief unbeirrt weiter. Sein geschärfter Blick erfasste jede Bewegung, der Geruch nach frischem Blut stieg ihm in die Nase. Ganz in der Nähe musste ein verwundetes Beutetier sein, vielleicht eine Antilope oder ein Gnu. Er leckte sich die Lippen und da sah er es auch schon. Direkt vor ihm brach es hinter einem knorrigen Baum hervor und galoppierte in wilder Panik über die Ebene. Olley sprintete hinterher, schnell wie der Wind. Seine nackten Füße wurden zu Tatzen, ein dichtes Fell stach durch seine Haut. Wie von selbst ließ er sich auf Hände und Füße fallen. In seinem Mund prangten statt einfacher Zähne tödliche Reißer, die er seiner Beute in den Hinterlauf schlug. Schon benetzte der Geschmack von frischem Blut seine Zunge, sein Körper verlangte nach mehr.

„Olley! Olley! Was ist mit dir? Wach auf, bevor Papa merkt, wie du zuckst!"

Olley schlug die Augen auf, das Gesicht seiner jüngsten Schwester tauchte verschwommen über ihm auf. Er brauchte einen Moment, um zu verstehen, wo er war. Er hatte immer noch einen schalen, Kupfergeschmack im Mund und ihm wurde fast schlecht davon.

„Ich habe geträumt“, sagte er matt und Liliana streichelte ihm mit ihrer kleinen Hand über den Arm.

„Möchtest du Linda bei dir haben?“, fragte sie und hielt ihm ihre Lieblingspuppe, ein abgerissenes Ding in einem schmuddeligen Kleid entgegen. „Ich bin schon fast zu alt dafür, aber vielleicht könntest du sie ja brauchen.“

Olley lachte und setzte sich auf. Die Bedrohlichkeit seines Traums war durch Lilianas freudiges Lächeln weggepustet. „Meine kleine Schwester“, flüsterte er, zog sie zu sich heran, rollte sich auf den Rücken zurück und hob sie mit durchgestreckten Armen hoch. Er ließ sie kreisen wie einen Vogel und ihr helles Lachen vertrieb die letzte Müdigkeit. Außer Atem setzte er sie wieder ab, die Morgensonne brach durch die Bambusblenden ihres Hauses.

„Mama ist mit Sarah schon beim Wasserholen, aber Papa liegt noch im Nebenraum. Das heilige Ritual des Rates hat ewig gedauert. Warst du dieses Mal wieder ein Tier?“

„Ein Berglöwe“, gab Olley zu. Die Augen seiner Schwester wurden zu großen, dunklen Murmeln.

„Mir haben der Adler und die Ameise besser gefallen“, sagte sie. Olley wusste, dass sie vor Löwen Angst hatte.

„Mich würde es freuen, wenn diese Träume endlich aufhören würden. Sie fühlen sich so echt an, dass es schmerzt.“

Liliana sah ihn mitleidig an und strich wie nebenbei über das Kleid ihrer Puppe. „Du solltest den Schamanen aufsuchen. Er hat immer einen Rat, wenn es jemandem schlecht geht.“

Da konnte Olley seiner Schwester nur beipflichten. Er hatte schon immer wirre Träume gehabt, aber seit dem Sternenregen hatten sie sich verändert. Waren intensiver geworden. Zuerst war es nur der Traum von einer Ameise gewesen. Er war im Körper dieses kleinen Tiers gefangen und hatte wie eine Ameise gedacht und gehandelt. Als er mitten in der Nacht aufgewacht war, hatte er sich noch nichts dabei gedacht und war wieder eingeschlafen. Dann war er in die Haut eines riesigen Raubvogels geschlüpft und über die Steppe geflogen. Jeden einzelnen Punkt, den er kannte, hatte er mit seinen

Adleraugen von oben ganz genau erkennen können. *Und jetzt also ein Berglöwe.*

Dieser Traum hatte sich anders angefühlt, echter. Olley hatte sogar das Blut seines Opfers geschmeckt! Wenn er sich konzentrierte, konnte er immer noch den fahlen Nachgeschmack auf der Zunge ausmachen. Olley verzog widerwillig das Gesicht.

Er ging in den kleinen Waschraum und war froh, dass in dem Holzeimer noch etwas Wasser zum Waschen war. Aus einer Tonschale nahm er sich zwei Rotarblätter, die er zerkaute und die in seinem Mund einen herrlich frischen Geschmack entfalteten. Anschließend griff er sich ein knielanges Hemd, das er überstreifte, bevor er zusammen mit Liliana die kleine Hütte verließ. Gemeinsam sammelten sie Reisigzweige für ein Feuer. Nach dem Ritual von gestern würde sein Vater nach einem starken Kräutertee verlangen. Das Dorf erwachte langsam. Tom, der Junge von nebenan, rannte seinen Hühnern hinterher, während seine Mutter sich mit der Nachbarin unterhielt. Von irgendwo drang Musik an sein Ohr.

„Grüß dich, Olley. Würdest du mir mal eben mit diesem schweren Balken helfen?“, fragte der alte Nachbar auf der anderen Seite und Olley kam seiner Aufforderung selbstverständlich nach. „Bist ’nen kräftiger Junge. Wird langsam Zeit, dass du dir ’ne Frau suchst und deine eigene Familie gründest, hä?“

Olley lächelte nur. Ben, sein Nachbar, meinte es gut, aber Olley hatte noch nicht die Richtige getroffen. Natürlich gab es Vorschläge und Anfragen, auch aus den Nachbardörfern, aber bis jetzt hatte er immer Ausreden gefunden: Seine Eltern brauchten ihn als einzigen Sohn mit fünf Schwestern. Für eine Schwiegertochter war der Platz im Haus zu eng. Olley würde sich nach der Vermählung eine eigene Hütte bauen müssen und dann wiederum würde er dem Vater auf dem Feld fehlen. Sein Bedürfnis nach der Eheschließung war überschaubar. Er liebte sein Dorf, seine Schwestern und die Mutter, die gerade mit Sarah vom Fluss zurückkehrte, den schweren Wasserkrug auf dem Kopf balancierend. Olley lief ihnen entgegen. Sarah schloss ihn in die Arme, als hätte sie ihn seit Tagen nicht mehr gesehen, und seine Mutter lächelte. Eilig nahm er ihr die Last ab und mit Sarah an der Hand kehrten sie zum Haus zurück, wo sein Vater missgelaunt in der Tür stand.

„Stell sofort das Ding ab. Das ist Weiberkram. Du solltest dich lieber anziehen, wir müssen die Ziegen auf eine andere Weide bringen."

Olley trug den Wasserkrug noch bis zur Feuerstelle, dann verschwand er in den abgedunkelten Räumen. Er streifte sein knielanges Hemd ab und zog sich stattdessen ein weites, rotes Wickelgewand über, das ihn vor der Nachmittagssonne schützen würde. Er fragte sich, weshalb sein Vater gar so griesgrämig dreingeschaut hatte, aber die laute Stimme, in der er sich mit seiner Mutter unterhielt, verriet es ihm.

„Das wird langsam schon eine Unverschämtheit", donnerten seine Worte durch die offene Tür herein. „Jetzt sollen wir noch mehr Steuern zahlen, weil der Hohe Rat davon ausgeht, dass ein großer Krieg bevorsteht! Pah! Dass ich nicht lache. Wenn die uns weiter so schinden, dann sollten sie lieber fürchten, dass wir alle in Mompeto aufmarschieren."

Seine Mutter antwortete so sanft, dass Olley ihre Worte kaum verstand. Eilig band er sich den Gürtel um und trat nach draußen. Sein Vater saß bereits an der Feuerstelle und Olleys Schwestern streuten Kräuter in einen Blechkessel.

„Ich glaube, wir könnten alle etwas mehr Tee gebrauchen heute", seufzte seine Mutter.

Sein Vater sah erst von den Flammen auf, als Olley nähertrat. Er hatte Gerüchte gehört, dass das ferne Reich Gemma kurz davorstand, in das Nachbarreich Stravoos einzufallen. Aber Olley konnte sich beileibe nicht vorstellen, was das mit ihrem kleinen Dorf in Kayol zu tun haben sollte. „Wer würde uns denn mit Krieg bedrohen?", fragte er seinen Vater deshalb.

„Dem Hohen Rat ist zu Ohren gekommen, dass es wohl kleine Scharmützel an der Grenze zwischen Gemma und Stravoos gibt. Die Senatoren sind beunruhigt, dass Kayol bei einem eskalierenden Krieg als Nächstes angegriffen wird. Immerhin trennt uns von Stravoos nur die Wüste."

„Was sollten sie in unserem Reich wollen? Im Vergleich zu Gemma oder Stravoos sind wir doch bettelarm", sagte Olley. Er war zwar noch nirgendwo anders außerhalb der Grenzen Kayols gewesen, aber manchmal zog ein Wandervolk durch ihr Reich und verbreitete die Neuigkeiten vom Rest Favorias. Oder eine Musiktruppe verweilte einige Tage und teilte spannende Geschichten mit den Dorfbewohnern.

„Tschaptin hat uns die Bedeutung des Sternenregens verraten", sagte sein Vater mit gesenkter Stimme.

Olleys Mutter nahm den Kessel von der Feuerstelle und übergoss die Kräuter mit heißem Wasser. Sofort machte sich ein kräftiger, pfefferminzartiger Geruch breit. Sogar Sarah und Liliana waren still geworden. Es kam nicht oft vor, dass Tschaptin, der Stammesälteste, eine Prophezeiung verkündete, geschweige denn irgendetwas erklärte. Das Rühren des Holzlöffels im Blechkessel war das einzige Geräusch. Olleys Vater schien angesichts der Ehrfurcht, die an der Feuerstelle seiner Familie herrschte, etwas milder gestimmt. Er sah seinem Sohn direkt in die Augen.

„Was sie hier wollen, fragst du? Ich sage dir eins: Früher war Kayol mächtig. Wir stammen direkt von der Linie des großen Caios ab. Viele Menschen beherrschten die Kunst der Magie. Tschaptin ist überzeugt, dass die gefallenen Sterne ein Zeichen sind, dass Magie wieder erwacht und dass der König aus Gemma uns deshalb heimsuchen wird."

Olley schluckte. Ob seine Träume etwas damit zu tun hatten? Immerhin war der Sternenregen das erste Mal vorgestern Nacht gesichtet worden und Tschaptin hatte sich direkt in die einsame Höhle zurückgezogen, um zu meditieren. Olley wusste auch, dass Magie etwas Gefährliches war. Nach der Niederlage des Feuerdämons und dem Bau der Mauer waren Soldaten des Königs von Gemma von Land zu Land gezogen und hatten jene, in denen sie magische Fähigkeiten vermuteten, gnadenlos abgeschlachtet. Die Menschen von Kayol waren auf solchen Hass nicht vorbereitet gewesen und konnten sich anders als die

Menschen aus Skar oder Stravoos schlecht verteidigen. Noch heute erzählten Kinder sich Gruselgeschichten über die Männer in Weiß mit den blauen Edelsteinen und den Masken auf dem Haupt. Olley seufzte.

„Dann kann man fast verstehen, dass der Hohe Rat uns schützen will", sagte seine Mutter versöhnlich.

„Pah!", rief sein Vater aus. „Die wollen nur ihre eigene Haut retten. Mompeto, unsere reiche Hauptstadt, jawohl, nicht aber die Dörfer und einfachen Bauern. Von mir bekommen diese Gierschlünde jedenfalls keine einzige Kupfermünze."

Damit schien das letzte Wort vorläufig gesprochen zu sein. Olley Mutter goss jedem eine Tasse Tee ein. Als ob sie den Duft des Gebräus gerochen hätten, traten auch Rikka und Manja, Olleys Zwillingsschwestern, mit einem frischen Fladenbrot an die Feuerstelle. Die beiden halfen in letzter Zeit einer kranken Mutter mit ihren vier Kindern. Rikka übergab das Brot an den Vater, damit er sich als Erster bedienen konnte, und nahm dankbar einen Becher Tee entgegen. Damit setzte sie sich neben Olley.

„Sollen wir euch mit den Ziegen helfen?", fragte sie, doch sein Vater winkte ab. Er kaute bereits auf einem Stück Brot, Krümel fielen ihm auf sein Gewand.

„Das schaffen wir schon, danke. Trinkt euren Tee und helft eurer Mutter. Tschaptin will heute ein Fest aus Dankbarkeit für die empfangene Prophezeiung veranstalten. Dort wird er dann auch zum ganzen Dorf sprechen. Ich möchte, dass meine Familie reichlich beisteuert, da sind eure Fähigkeiten gefragt." Er winkte Olley zu sich heran. „Wir zwei gehen jetzt los. Lass uns zusehen, ob wir eine fette Ziege entbehren können."

Olley seufzte. Er hasste es, wenn sie eine ihrer Ziegen schlachten mussten. Trotzdem kam es nicht infrage, seinem Vater zu widersprechen. Rasch brach er sich ein Stück von dem Brot ab und seine Mutter gab ihm etwas Kichererbsenbrei von gestern mit. Sein Vater füllte zwei Trinkschläuche auf, dann zogen sie los.

In der Früh wärmte die Sonne noch angenehm, doch schon

bald würde sie vom Himmel herunterbrennen, heiß wie eine Lavakugel. Der Weg führte sie aus dem Dorf hinaus, ein paar Meilen ins Hinterland. Dort besaß ihre Familie einen Flecken Erde, der über etwas Schatten verfügte. Insgesamt nannten sie acht Ziegen ihr Eigen, wenn sie Glück hatten, würden sie eines Tages das Dutzend erreichen.

Schon von Weitem hörte Olley das vertraute Gebimmel der kleinen Glöckchen, die sie ihren Tieren umgebunden hatten. Kurz darauf schlugen die beiden Hunde Tschad und Malek an. Olley war derjenige gewesen, der darauf bestanden hatte, ihnen Namen zu geben. Es waren zwei tiefschwarze, kniehohe Wachhunde, die mit ihren scharfen Sinnen die Schafe vor Schakalen und Hyänen beschützten. Doch gegen einen Löwen, wie Olley ihn in seinem Traum gesehen hatte, hätten die beiden Hunde keine Chance gehabt. Zum Glück verirrten sich in diese Gegend nur selten Löwen. Die meisten jagten eher in Richtung der roten Berge, wenn man den Geschichten der Älteren Glauben schenken konnte.

Olley öffnete das Gatter und die beiden Hunde rannten ihn vor Freude fast um. Sie sprangen an ihm hoch, leckten ihm über das Gesicht und wedelten mit den Schwänzen, während Olley über ihr struppiges Fell streichelte. Sein Vater grunzte verächtlich. Er zog ein Bündel aus seiner Umhängetasche und wickelte Knochenreste aus. Sofort ließen die Hunde von Olley ab und stürzten sich mit lautem Gebell auf ihr Futter. Im Dorf sammelte jeder für die Hunde, weil man wusste, wie wichtig es war, dass sie die Ziegen schützten. *Im Notfall kann Ziegenmilch sogar einem Säugling das Leben retten*, dachte Olley und zählte die Tiere durch. Er dankte der Großen Mutter für den guten Platz, der nun schon seit vielen Generationen das Überleben der Herde sicherte. Vater und er hatten das Gelände für die Tiere noch mal vergrößert. Zwischen den Felsbrocken wuchsen vereinzelte Kräuter. In der Mitte stand ein Unterschlupf aus Brettern. Dort gab es Grundwasser und so konnten sie etwas Gemüse anbauen. Im Dorf sprachen sie von einer Oase, obwohl es das wohl nicht ganz traf, wenn man den Geschichten der Wanderer lauschte.

Sein Vater und er versorgten die Tiere, trieben sie in einen anderen abgezäunten Teil, damit die Kräuter wieder nachwachsen konnten, stellten Wasser für die Hunde auf und sahen nach dem Gemüse.

„Ich denke, wir nehmen diese für heute Abend", sagte sein Vater schließlich und wies auf ein junges Zicklein mit schwarzweißem Fell.

Olley schluckte, doch sein Vater wetzte schon die Messer, die er in dem Bretterverschlag versteckt hielt. Olley tröstete sich mit dem Gedanken, dass sie das Fleisch zum Überleben brauchten. Er stellte sich vor, dass jemand anderes in seinen Körper schlüpfte, um das Tier festzuhalten, während sein Vater beherzt die Kehle durchtrennte. Zusammen hängten sie den Kadaver an den Hinterbeinen auf, um ihn ausbluten zu lassen. Eilig stellte sein Vater einen Eimer unter das geschächtete Tier. Beim steten Geräusch der Tropfen, die in das blecherne Gefäß fielen, unterdrückte Olley ein Würgen. Sein Traum kam ihm wieder in den Sinn. Der Geschmack von Blut und der tödliche Jagdinstinkt, mit dem er seine Beute verfolgt hatte.

„Du benimmst dich wie ein Weichling", schimpfte sein Vater. „Das nächste Mal nehme ich doch Rikka und Manja mit, die sind nicht so zartbesaitet wie du."

Olley betrachtete verlegen seine großen Hände. Er konnte es seinem Vater selten recht machen.

Dieser tauchte nun zwei Finger in die Schüssel und tippte sich damit an die Stirn. Zwei rote Punkte blieben zurück, Olley schickte sich an, es ihm gleichzutun.

„Danke Große Mutter, dass Du uns mit Nahrung versorgst. Danke, dass diese Ziege für uns gediehen ist, gepriesen seist Du in Deiner Herrlichkeit."

Olley murmelte die Worte mit. Dann erhob sich der Vater.

„Wir werden noch das Gelände ablaufen und die Zäume überprüfen, bis dahin sollte die Ziege ausgeblutet sein." Er pfiff nach den Hunden. „Die beiden nehmen wir lieber mit, bevor sie sich über unser Festmahl hermachen", sagte er und lachte.

Seinen Vater freudig zu sehen, war ein seltener Anblick, der

Olley umso mehr gefiel. Er kraulte die Köpfe der beiden Hunde und warf noch einen Blick auf die verbliebenen sieben Ziegen, die sich allesamt ans andere Ende der kargen Weide verdrückt hatten. Der Kreislauf des Lebens, dachte Olley matt und schickte sich an, seinem Vater zu folgen.

Am Abend kam das ganze Dorf zusammen. Jede Familie ihrer Hundertseelen-Gemeinschaft brachte Speisen mit. Zur Feier des Tages reichten die Stammesältesten Honigwein.

Auf einem Ehrenplatz thronte Tschaptin. Das Haupt leicht zurückgelehnt, mit geschlossenen Augen und geradem Rücken schien er in einer Meditation versunken, während die Flammen gespenstische Muster auf seine welke Haut warfen. Olley stand mit seiner Familie in der Nähe des großen Feuers, nur sein Vater fehlte, weil er eifrig Ziegenfleisch unter den Anwesenden verteilte – eine Ehre, die dem Familienoberhaupt zuteilwurde, nachdem sich die Frauen im Haus um die Zubereitung gekümmert hatten. Obwohl Olleys Magen grummelte, lehnte er seine Portion ab. Er hatte nie viel Fleisch gegessen, es gab ja auch nur selten welches, aber seit dem Traum war ihm der Appetit darauf endgültig vergangen. Da konnte ihn sein Vater noch so finster ansehen. Dafür langte er bei Hirsebrei und Couscoussalat ordentlich zu und war bald zu abgelenkt, um weiter an das vorwurfsvolle Gesicht seines Vaters zu denken. Aus dem Nachbardorf war ein junges Pärchen gekommen und Olley freute sich sehr, Tazzan wiederzusehen. Als Kinder waren sie beste Freunde gewesen! Nun hielt sich Tazzans Frau den kugelrunden Bauch und strahlte so hell wie der Mond über ihnen.

„Mana bekommt bestimmt Zwillinge. Die große Mutter wird uns mit vielen Kindern segnen“, scherzte Tazzan und biss herzhaft in sein gefülltes Fladenbrot. „Wann ist es bei dir so weit? Es gibt nichts Besseres als eine Frau, die sich um alle deine Belange kümmert.“

Mana boxte ihrem Mann schnaubend in die Rippen. „Gib

lieber zu, wer bei uns daheim das Sagen hat, sonst bekommt dir das Festmahl heute nicht gut", empörte sie sich.

Olley sah, wie gern sich die zwei hatten, und er freute sich für seinen alten Freund. Trotzdem würde er selbst wohl noch länger auf das Geheimnis der Liebe warten müssen. Zum Glück rettete ihn das Hüsteln von Tschaptin vor einer verlegenen Ausrede, und wie alle anderen wandte er sich dem Seher zu. Der alte Mann blickte von seinem aufwendig geschnitzten Holzstuhl auf die Versammelten herunter.

„Mein Volk", setzte er an. „Ich habe euch heute zusammenrufen lassen, um euch in die Prophezeiung einzuweihen, die die große Gottesmutter mir in ihrer unendlichen Weisheit gesandt hat."

Seine Stimme war erstaunlich kräftig. Olley war sich sicher, dass er alle Menschen auf dem großen Platz erreichen würde.

„Die gefallenen Sterne stehen für einen Wandel der Zeit. Jahrhunderte sind vergangen, seit die tapfere Madra den Feuerdämon gebannt hat. Nur noch die Schwarze Mauer zeugt vom legendären Kampf zwischen der Eisgöttin Skade und dem Großen Gottvater. Wie ihr wisst, lebt der Geist von Skade in den unwirtlichen Weiten des ewigen Winters und es gibt Gerüchte darüber, dass eine Zeit des Kampfes kommen wird, nach der Favoria entweder vernichtet oder in Frieden geeint ist."

Tschaptin machte eine bedeutungsschwere Pause, in der besorgtes Gemurmel unter den Zuhörern ausbrach. Tazzan nahm die Hand seiner Frau und drückte sie leicht, was Olley einen kleinen Stich versetzte. Immerhin war er es früher gewesen, mit dem Tazzan alles geteilt hatte. Dafür drängte sich Liliana zu ihm und schmiegte ihren Kopf an seinen Bauch. Er tätschelte ihr sanft die krausen Locken, während er Tschaptin weiter zuhörte.

„Meine Brüder und Schwestern, ein Umbruch steht uns wahrlich bevor, doch wie mir die Vision eröffnet hat, müssen wir erst zurücklaufen, wenn wir vorwärts wollen, müssen wir uns erst für den Krieg rüsten, wenn wir Frieden wollen. Und ihr, die ihr hier steht, habt die Aufgabe, jeden, der das alte Wissen in sich tragen könnte, bei mir zu melden, damit wir diese Fähigkeiten nutzen können, um ein friedliches Favoria zu schaffen."

Schweißtropfen rannen über die Stirn des Stammesoberhaupts, doch seine Stimme klang stärker denn je.

„Magie wird erwachen und dieses Mal wird es niemanden geben, der unser Volk dafür leiden lässt!"

„Was meint er damit?", fragte Mana und rieb sich besorgt den Bauch.

„So genau habe ich das auch nicht verstanden", gestand Olley, doch da packte ihn eine eiserne Pranke am Genick.

„Komm mit, mein Sohn. Vielleicht ist der Zeitpunkt gekommen, an dem du doch noch zu etwas nütze bist."

Olley sah in das harte Gesicht seines Vaters und fragte sich, was dieser mit ihm vorhatte.

KAPITEL 4
Crystal

„Wir reiten morgen beim ersten Licht“, erklärte Hunt, bevor er die Zeremonie beendete. „Du hast noch genug Zeit, deine Sachen zu packen und dich von deinen Freundinnen zu verabschieden“, sagte er an Crystal gewandt.

Crystal schlug die Augen nieder. Sie kämpfte mit den Tränen. Fast ihr ganzes Leben hatte sie in diesem Kloster verbracht, hatte gelernt, trainiert und hart an sich gearbeitet. Alles für diesen Moment, den sie sich trotzdem ganz anders vorgestellt hatte. Crystal bemerkte einen Schatten über sich, sah auf und erkannte Schwester Christine, die nun gefasster wirkte als noch beim Abendessen.

„Ihr werdet mir wohl ein letztes Wort mit meiner Novizin gewähren, Hauptmann?“, fragte die Oberschwester.

„Gewiss, gewiss. Aber lasst der Erwählten noch genügend Zeit, sich auszuruhen. Wir haben eine lange Reise vor uns.“

Er ließ seinen Blick für einen Moment auf Crystal ruhen, bevor er sich leicht verneigte und mit seinen Soldaten die Halle verließ.

„Komm“, wies Schwester Christine sie an.

Crystal folgte der obersten Ordensschwester durch die von Fackelschein erleuchteten Gänge, über eine Treppe in ihre privaten Gemächer. Das war ein Ort, den sie in den ganzen vierzehn Jahren, die sie hier verbracht hatte, noch nie zuvor betreten hatte. Unter den Mädchen kursierten Gerüchte darüber, dass Schwester Christine dort einen geheimen Altar hatte, an dem sie zu Gottheiten betete, die im Reich verboten waren. *Talamud und Gaya,* ging Crystal durch den Kopf, aber so ganz wollte sie das nicht glauben. In Gemma zählte nur der Wille des Königs, der im Namen der weißen Göttin Skade regierte. Diese hatte ihm der Legende nach einen Teil ihrer Eismagie geschenkt, bevor sie wieder in den Himmel aufgestiegen war. Für einen Augenblick vergaß Crystal ihre Traurigkeit über den bevorstehenden Abschied und ihre Neugier überwog. Was, wenn Schwester Christine tatsächlich etwas Geheimnisvolles in ihren Räumen verbarg?

Die Oberschwester zog einen eisernen Schlüssel an einer Kette unter ihrem Kleid hervor. Damit sperrte sie eine alte Holztür auf, die quietschend dem leichten Druck ihrer Hände nachgab. Der Raum vor ihnen wurde von spärlich von einer einzelnen Kerze beleuchtet, und Crystal erschrak, als sie eine hutzelige Gestalt wahrnahm, die zusammengekauert am prasselnden Feuer des Kamins saß.

„Guten Abend, Armanda. Danke, dass du das Feuer für mich gehütet hast. Ich habe heute eine Besucherin mitgebracht", sprach Schwester Christine die Alte an. An Crystal gewandt wies sie auf einen freien Stuhl vor einem Schreibtisch. „Setz dich doch, Crystal. Wir haben noch etwas zu besprechen. Armanda kocht uns bestimmt einen schönen Kräutertee."

Die alte Frau grunzte nur, stemmte sich aber umständlich aus ihrem Stuhl und schlurfte durch eine Tür in einen anderen Raum.

Crystal wollte fragen, wer diese Armanda war, aber Christine kam ihr zuvor.

„Armanda hat das Kloster viele Jahre lang geleitet. Eine der traurigen Wahrheiten ist, dass die alten Klosterdienerinnen den Trank des Vergessens schlucken müssen, damit sie sich nicht an die Geheimnisse erinnern können, die ihnen während ihrer

Amtszeit zu Ohren gekommen sind. Du weißt, was der Trank bewirkt, nehme ich an?"

„Ja, er löscht die Erinnerungen aus. Wenn man zu viel davon nimmt, ist er tödlich."

„Ganz genau. Deshalb konnten wir Schwester Armandas Tod glaubhaft vortäuschen. Niemand hat es verdient, sein ganzes Leben zu vergessen. Nun wohnt Armanda hier oben bei mir und unterstützt mich bei meinen Aufgaben."

Crystal nickte und schwieg. Was Christine ihr eben verraten hatte, kam ihr unvorstellbar vor.

„Du wirst morgen mit den anderen Erwählten in den Palast ziehen. Ich weiß nicht, was letzte Nacht im Wald passiert ist, aber die Erde hat gebebt und ein silberner Sternenregen ist über den Berggipfeln niedergegangen. Außerdem benimmt sich der Hauptmann der Königsgarde sonderbar. Etwas an dir muss ihm aufgefallen sein. Er sagte, dass er dich ohnmächtig in der Wildnis gefunden hätte. Was ist zuvor geschehen?"

Crystal biss sich auf die Lippen. Hunt hatte gar nicht erwähnt, dass er ihre Bewusstlosigkeit mitbekommen hatte. Aber sollte sie das vor Schwester Christine erwähnen? Der Hauptmann hatte nett gewirkt und außerdem schien er sie zu mögen. Deshalb beschloss Crystal, ihrer Oberschwester nicht zu widersprechen. Stattdessen erzählte sie ihr von dem silbernen Hirsch, den sie verfolgt hatte, und dem riesigen Wolf.

Christine rieb sich gedankenverloren über das Gesicht. „Es scheint zu beginnen", murmelte sie.

Crystal wollte fragen, was sie damit meinte, aber Armanda schlurfte in diesem Moment zur Tür herein. Klappernd zog sie zwei Tassen aus einem Schrank, goss umständlich den Tee ein und schimpfte leise vor sich hin, als sie das Getränk an den Schreibtisch trug.

„Danke dir", sagte Christine in ihrer gewohnt ruhigen Stimme. „Wenn du möchtest, kannst du jetzt schlafen gehen. Ich habe noch etwas mit der Novizin zu besprechen."

Armanda machte schweigend kehrt und verschwand in einem Nebenzimmer.

„Weißt du, was von den silbernen Tieren erzählt wird?“, fragte Christine, als sie wieder zu zweit waren.

Crystal schüttelte den Kopf.

„Sie sind Boten der Eisgöttin. Magische Geschöpfe, in denen eine andere Gestalt ruht. Sie kommen nur heraus, wenn ein alter Zauber sie ruft. Es heißt, dass sie Skade dienen und ihr von den Vorgängen auf Favoria berichten.“ Christines Stimme war leise geworden, fast flüsternd. „Der Hirsch hat etwas in dir erkannt. Genau wie dieser Hunt.“

Crystal erschrak. Sie dachte an den Blick des mächtigen Tiers, an den wissenden Ausdruck, mit dem es sie bedacht hatte. „Das kann nicht sein“, murmelte sie. Die Vorstellung, in solch unerklärliche Ereignisse verwickelt zu sein, machte ihr Angst.

Christine stand auf und beugte sich zu ihr vor. Sie hatte die Finger um die Tischkante gekrallt und ihr Gesicht war so nah an Crystals, dass nur noch ein Blütenblatt dazwischen gepasst hätte. „Es ist eine Schande, dass sie dich so früh an den Hof rufen. Ich sage dir das nur ungern, aber nichts ist, wie es scheint, in diesem verfluchten Königreich. Uns bleibt keine Zeit für lange Erklärungen. Du wirst mir glauben müssen oder sterben. Der Hauptmann hat dich ausgewählt, weil er weiß, dass du etwas Besonderes in dir trägst. Du musst herausfinden, was das ist, und es weise nutzen. Es sind schon viel zu viele sinnlos umgekommen.“ Christine ließ sich auf ihren Stuhl zurücksinken und sah nun eher traurig aus als wütend. „Es tut mir leid, dass ich dich nicht länger beschützen kann. Sei tapfer, und was immer auch kommt, halte die Augen offen und versuche zu verstehen.“

Crystal starrte auf die Tischplatte und hätte sich am liebsten darunter versteckt. Sie presste die Lippen aufeinander. *Was soll das alles bedeuten? Die Oberschwester verliert doch sonst kein böses Wort über den König. Will sie mir etwa Angst einjagen?* Und dann fiel ihr noch etwas ein. Crystal sah unsicher auf. „Was ist mit Elaine?“

Christine schüttelte den Kopf. „Elaine wird nie wieder so kämpfen können wie früher. Ihr Arm ist zerfetzt worden, und wir wissen nicht, ob wir ihn überhaupt retten können.“

„Zerfetzt?“, entfuhr es Crystal. „Ihr meint, jemand hat sie angegriffen?“

„Jemand oder etwas. Sie hatte am ganzen Körper Kratzer, als wir sie gefunden haben. Sie lag bewusstlos in einem der unterirdischen Gänge. Nur die Ahnen wissen, was sie da zu suchen hatte. Wir müssen warten, bis sie aufwacht und uns davon erzählt. Und für dich habe ich noch etwas.“ Christine drehte sich um und schob ein paar ihrer Bücher zur Seite. „Hier.“ Sie zog einen schwarzen, in Leder gebundenen Band hervor und reichte ihn Crystal. „Du musst es dir in der Sicherheit meiner Kammer ansehen. Nutze die Zeit. Schwester Tamina packt so lange deine Sachen. Niemand darf wissen, dass ich dieses Buch besitze, denn sonst könnte es sehr gefährlich für uns alle werden. Schau es dir in Ruhe an und versuche zu verstehen. Ich werde inzwischen nachsehen, wo der Hauptmann sich rumtreibt, und ihn etwas ablenken. Wenn du fertig bist, leg das Buch in sein Versteck zurück und ruhe dich auf den Fellen vor dem Kamin aus. Ich werde dich rechtzeitig wecken.“

Crystal betrachtete den dunklen Einband. Sie war sich sicher, dass etwas Unheilvolles davon ausging.

„Was steht da drin?“, fragte sie mit trockener Kehle. Doch Christine schüttelte nur den Kopf.

„Schau dir die Bilder an und versuche zu verstehen.“

Ohne dass Crystal noch einmal zu Wort kam, ließ die Oberschwester sie allein. Voll unheilvoller Vorahnung schlug Crystal das Buch auf.

Sie atmete tief ein, als sie die alte, schnörkelige Schrift überflog. Davon konnte sie kein einziges Wort entziffern. Sie fragte sich, was sie mit einem Buch anfangen sollte, das sie nicht lesen konnte. Dann aber erinnerte sie sich an Christines Worte und betrachtete die Bilder. Sie waren kunstvoll mit schwarzer Tinte gezeichnet. Die Gesichter der Menschen wirkten so echt, dass sie Crystal in eine andere Welt zogen. Da war eine Frau, die mit geballter Faust einem gehörnten Monster gegenüberstand. Die beiden waren von hochzüngelnden Flammen umgeben, doch die Frau wirkte entschlossen, sich dem Dämon zu stellen.

Crystal besah sich das Bild genauer, fuhr mit einem Finger die geschwungenen Linien nach. Die Kriegerin hielt etwas in der Hand. Konnte das sein? Ihr Atem setzte einen Moment aus, als sie sich tiefer über das Buch beugte. An einer Kette hing ein ähnliches Schmuckstück wie das, was Crystal im Fluss gefunden hatte! Auch der Teil, den die Frau dem Monster entgegenhielt, war unvollständig, eine Hälfte von einem ganzen Kreis. Vorsichtig blättere Crystal weiter. Als Nächstes war eine Gruppe fliehender Menschen zu sehen. Ein Mädchen trug einen Langbogen und schien die anderen anzuführen. Auf der nächsten Seite war wieder das Ungetüm abgebildet, dieses Mal schien die Frau es in eine Höhle zu locken. Um die beiden war eine zerfurchte Landschaft abgebildet, Tote und Verletzte übersäten den aufgebrochenen Boden. Crystal fragte sich, was das alles zu bedeuten hatte. Von solchen Ereignissen hatte ihr nie jemand erzählt. Warum zeigte ihr Christine ausgerechnet jetzt dieses Buch? *Sie will, dass ich verstehe,* erinnerte sich Crystal und blätterte weiter. Sie sah eine wunderschöne Frau auf einem prachtvollen Thron sitzen, in der Hand hielt sie einen weißen Stab. Das musste Skade sein, in ihrem Himmelsschloss aus Schnee und Eis. Ein paar Seiten weiter erkannte Crystal das Königsschloss von Gemma.

Sie ging noch mal ganz zum Anfang zurück und tatsächlich entdeckte sie eine Seite, die an den Rändern zugeklebt war. Vorsichtig fuhr sie mit ihrem Finger darunter. Die Blätter lösten sich voneinander. Crystal sog scharf die Luft ein. Sie warf einen schnellen Blick über ihre Schulter in Richtung Tür und studierte dann das Bild, das unverwechselbar die alten Gottheiten zeigte. Die anderen Mädchen hatten davon nur hinter vorgehaltener Hand geflüstert, aber da waren sie: Gaya mit ihrem Stock der Heilung, einem von Efeu umrankten Ast, und dem Diadem des Lebens auf dem Kopf. Talamud, der Gottvater mit dem weißen gewellten Haar und dem Licht des Universums in der Hand. Crystal schlug das Buch zu, als hätte sie sich verbrannt.

Schwester Christine hatte recht! Wenn jemand herausfinden würde, dass in dem Kloster etwas so Unheilvolles versteckt war, würde man es bis auf die Grundmauern einreißen. Eilig stellte sie das Buch an seinen Platz zurück. Keine Sekunde länger hielt sie es in diesem Raum aus. Sie brauchte Ruhe, Abstand zum Nachdenken, weit weg von den anderen und vor allem von Schwester Christine.

Hastig floh Crystal die Treppe hinunter, huschte an der nun leeren Halle vorbei, tauchte in die Schatten und verschmolz mit den Klosterwänden. Die Soldaten nächtigten draußen, denn innerhalb der Mauern war es keinem Mann gestattet, sich in tiefster Nacht noch aufzuhalten. Ob Hunt sich an solche Regeln halten würde? Sie wollte weder ihm noch einer Ordensschwester in die Arme laufen. Ihre Mitschülerinnen waren längst in ihren Zimmern. *Und ich habe kein Zimmer mehr, keinen Platz in diesem Kloster.*

Die Erkenntnis traf Crystal hart und sie presste eine Hand auf ihren Mund, um nicht laut aufzuschluchzen. Am Ende fand sie sich in einem der Gebetsstübchen wieder, in dem ein Kerzenlicht in einem Glas das Bildnis eines Eiskristalls beleuchtete. Davor stand auf einem Podest die Göttin Skade, eine Figur aus weißem Kristall. Crystal kniete sich auf die hölzerne Gebetstreppe und schloss die Augen. „Ahnen vergebt mir“, flüsterte sie inbrünstig. „Und vergebt Schwester Christine für ihre Irrungen.“

Ihr ganzes Leben hatte Crystal an Skade geglaubt, die von ihrem Himmelspalast das Land regierte, den König ernannt hatte und zum Wohle aller Bewohner Gemmas handelte. Sie wurde oft neben dem Wappen mit den sieben blauen Edelsteinen dargestellt. Crystal spürte, wie die alte Vertrautheit sie erfüllte. Ihr Herzschlag beruhigte sich und nach ein paar weiteren tiefen Atemzügen öffnete sie die Augen. Auf dem Bildnis mit dem Eiskristall war im Hintergrund das Reich Gemma zu sehen und daran wollte sich Crystal halten. Sie sah in das Gesicht von Skade, der einen wahren Göttin, die man neben dem König verehren durfte.

„Gib mir Kraft, Weiße Göttin, damit ich mich am Hofe bewähren kann und dir und Gemma eine würdige Dienerin bin.“ Ihr fiel auf, dass sie noch immer ihr Festtagsgewand trug und dass sie sich vor ihrer Reise umziehen sollte. Doch da sie nicht wusste, wohin mit sich, schloss sie einfach in dem Gebetsraum ihre Augen und nahm sich vor, nur kurz auszuruhen.

Am nächsten Morgen war es das vertraute Tap, Tap, Tap eines Gehstocks, das Crystal aus ihrem Dämmerschlaf riss. Sie brauchte einen Moment, um sich zu orientieren. Warum schlief sie auf dem Boden? Die Spitze des Stocks tippte sanft gegen ihr Schienbein.

„Ich habe mir gedacht, dass ich dich hier finde.“ Schwester Sora sprach ruhig, und wie so oft fragte Crystal sich, wie sie die Menschen in ihrer Umgebung ohne Augenlicht erkennen konnte.

„Schwester Sora, es tut mir leid. Ich wusste nicht, wo ich hinsollte gestern Nacht, also bin ich in den Gebetsraum gegangen und hier muss ich eingeschlafen sein. Schwester Christine wird bestimmt schon nach mir suchen.“

Sora streckte die Hand aus und tastete über Crystals Arm. „Du musst dich noch umziehen. Folge mir, aber bitte entzünde doch erst ein neues Licht für mich auf unserem Gebetstisch, dann sind wir schneller.“

Crystal tat, wie ihr geheißen, und folgte Sora. Diese führte sie durch die ebenerdigen Gänge zum Raum von Schwester Tamina. Sie klopfte dreimal an die Tür und Tamina rief sie herein.

„Ich bringe Crystal zum Umziehen. Kannst du dich um sie kümmern? Der Hauptmann wartet bereits.“

Tamina bejahte und die blinde Schwester griff noch einmal nach Crystals Arm.

„Sieh mit dem Herzen, mein Mädchen“, flüsterte sie ihr zu, bevor sie sich abwandte und das Klacken ihres Gehstocks auf den Gängen verhallte.

Schwester Tamina bat Crystal zu sich. Von allen Ordensschwestern war Tamina die warmherzigste. Sie schien im Laufe der Jahre, die Crystal hier verbracht hatte, kaum gealtert zu sein, hatte immer noch ihr kindliches Lächeln und eine faltenloses, von Sommersprossen überzogenes Gesicht. Der Anblick von Tamina erfüllte Crystal mit neuer Wehmut, denn diese Ordensschwester hatte sich wie eine Mutter um sie gekümmert, bis sie sieben Jahre alt war. Tamina war diejenige gewesen, die Crystals Hand gehalten hatte, wenn sie von Albträumen geplagt wurde. Sie hatte ihr heißen Tee aufgebrüht, wenn sie krank war, und ihr eine Blumenkette zur Aufheiterung geflochten.

Jetzt holte die Schwester ein Lederwams aus dem Schrank und reichte es ihr zusammen mit einem Paar Hosen.

„Danke, Schwester Tamina", sagte Crystal und zog sich das nun zerknitterte dunkelgrüne Kleid über den Kopf. Tamina reichte ihr auch frische Unterwäsche und ein leichtes Hemd.

„Du kannst dich in meinem Bad umziehen. Ich warte hier auf dich."

Das Badezimmer der Schwester hatte sogar eine eigene Wanne, wie Crystal feststellte, als sie eintrat. Auf einem bereitgelegten Handtuch lag ein kleiner Spiegel und Crystal konnte der Versuchung nicht widerstehen, ihn zu benutzen. Sie hielt ihn hoch und betrachtete sich im goldenen Morgenlicht, das durch das Fenster fiel. Sie fand, dass sie schrecklich müde aussah. Abgekämpft, zu schwächlich im Vergleich mit den anderen Auserwählten. Ihre Brüste waren klein, alles in allem war sie zu dürr und wirkte zerbrechlicher, als sie sich eigentlich fühlte. Es war ein armseliger Anblick, weshalb sie den Spiegel schnell wieder sinken ließ.

„Pack meine Bürste ein, den Waschlappen und was du sonst noch brauchst", hörte sie Taminas Stimme durch die verschlossene Tür.

Crystal wusch sich mit kaltem Wasser, kämmte sich die langen Haare aus. Mit geübten Griffen flocht sie die Strähnen zu einem dicken Zopf. Dann schlüpfte sie in die frische Unterwäsche, streifte sich das Hemd und die Reithosen über. Als sie wieder hinaustrat, half Tamina ihr dabei, das lederne Wams anzuziehen. Ihr kleines Messer steckte Crystal in eine Schlaufe am Gürtel.

„Das habe ich auch noch für dich", sagte Tamina und holte

einen Langbogen hervor. „Wir wissen doch, wie sehr du daran hängst."

„Danke." Eilig hängte Crystal den Bogen über und fühlte sich dadurch halbwegs gerüstet, als sie Tamina aus dem Zimmer folgte.

„Sie werden dir neue Kleider am Königshof geben, und eigentlich haben wir nur den Bogen für dich und das hier." Tamina zog einen kleinen Beutel hervor und übergab ihn Crystal. Darin war eine Kriegerin aus dunkelviolettem Zoisit. Ein Schmuckstück, das sie aus ihrem früheren Leben mit ins Kloster gebracht hatte.

„Danke", sagte sie und die beiden liefen weiter. Bald traten sie gemeinsam zum Eingangstor hinaus.

Der Anblick der versammelten Pferde und Soldaten, die schon ungeduldig auf den Aufbruch warteten, verschlug Crystal die Sprache. Sie füllten den ganzen Hof aus. *Waren es gestern im Schloss auch so viele?* Die Morgensonne glitzerte auf den polierten Helmen. Ein Rappe kam auf sie zu gesprungen, hielt vor ihr an und Hunt sah grinsend auf sie herab.

„Da bist du ja endlich. Ihr Mädchen müsst nicht reiten, sondern könnt in den Kutschen Platz nehmen. Such dir eine der beiden vorderen aus, die hintere ist für unser Gepäck reserviert. Wir sehen uns im Schloss!" Damit trieb er sein Pferd wieder an.

Crystal sah ihm hinterher. Sie wäre viel lieber geritten, als sich mit den anderen in einen Wagen zu zwängen und hinter verschlossenen Vorhängen durch die Landschaft zu fahren. Hilflos wandte sie sich an Schwester Tamina.

„Das wird schon", sagte die Ordensschwester mit einem warmen Lächeln. „Ich begleite dich noch zur Kutsche und helfe dir, einen Platz zu finden." Der Weg zu den wartenden Wagen kam Crystal so lang wie ein ganzer Tagesmarsch vor. Mit wackeligen Beinen lief sie der Ordensschwester hinterher. Vor dem Treppchen, das ins Wageninnere führte, hielt sie nochmals inne und blickte zurück.

Crystal sah die anderen Novizinnen auf den Klostermauern versammelt, erkannte Mareen und hob die Hand. Mareen warf ihr Handküsschen zu und Crystal war, als ob ihre langjährige Zimmergenossin ihr Kraft schenken wollte. Sora stand auf ihren Stock gelehnt neben der alten Schwester Marlene. Sogar die Küchenhelferinnen waren gekommen. Der Ruf eines Horns durchschnitt die klare Morgenluft.

„Beeil dich. Die Soldaten wollen los." Tamina umarmte Crystal und schob sie dann die letzten Stufen hinauf.

Vom Inneren des Wagens blickten ihr fünf Augenpaare entgegen. Crystal ließ sich auf den leeren Platz fallen. Dieser war am weitesten vom Fenster weg, sodass sie außer den Köpfen der anderen nichts mehr sah. Als der Wagen los rumpelte, schloss sie für einen Moment die Augen. Sie drückte ihre Steinfigur durch den Beutel ganz fest, und das half ihr dabei, die Tränen zurückzuhalten.

KAPITEL 5
Crystal

Gegen Mittag hielt der Zug an und die Mädchen wurden hinausgebeten, um sich zu erfrischen und zu stärken. Crystal merkte, dass die Soldaten sie genau im Auge behielten. Sie durften sich nur einzeln ins Gebüsch schlagen, um sich zu erleichtern. Ob sie Angst hatten, dass sie davonrannten? Zumindest ein Teil der Erwählten sah so aus, als ob sie sich auf den Hof freuten. Die Soldaten verteilten harte Würstchen, die Crystal nicht kannte, die ihr aber gut schmeckten. Sie freute sich, nach der langen Fahrt etwas von der Landschaft zu sehen. Die großen Berge des Orayo-Gebirges waren kleinen Hügeln gewichen. Sie befanden sich nicht länger in den immergrünen Tälern rund um das Kloster, sondern auf hartem, rotem Boden, der die Landschaft wie eingebrannt überzog. Rechts und links von der einsamen Straße klammerten sich einige trockene Büsche mit ihren Wurzeln in die Erde. Es musste ein Landstrich sein, in dem wenig Regen fiel. Also hatten die Soldaten einen anderen Weg als die berühmte Königsstraße eingeschlagen. Diese erstreckte sich vom nördlichen Ende Gemmas bis zur südlichen Spitze und noch ein Stück weiter in Richtung von Stravoos. Die breite Reichsstraße hatte Crystal schon ein paar Mal bereist, auf den seltenen Tagesausflügen der Novizinnen nach Bel Armyy, die Prunkstadt Gemmas.

Als sie wieder in die Kutschen stiegen, ließ Romana Crystal den Platz am Fenster, und so spähte sie hinaus und versuchte, sich ein Bild ihrer Umgebung zu machen. Sie durchquerten ein kleines Kiefernwäldchen und erreichten dann erneut eine brache Ebene. Schließlich wurde der Boden wieder fruchtbarer, grüne Weiden und Felder zogen vorbei und sie folgten einem Wasserlauf. Auf einmal sah Crystal, dass sich im Tal unter ihnen Bel Armyy erstreckte.

Ganz gleich, wie sehr sie sich nach Christines Worten vor dem Hof fürchtete, die strahlende Schönheit der Stadt blieb überwältigend. Unzählige Häuser erhoben sich mit ihren Spitzdächern in den Himmel, Brücken spannten sich über glitzernd blaues Wasser. Die Dachgärten der Häuser waren mit prachtvollen Blumen geschmückt, die Crystal aus der Ferne entgegenleuchteten. Die Kutsche hielt an und Hunt winkte die Mädchen heraus. Zu zwölft standen sie in einer Reihe und bestaunten Bel Armyy von dem Aussichtspunkt.

„Das“, sagte Hunt und holte tief Luft, „ist die prächtigste Stadt in ganz Favoria. Ihr kennt sie von einigen Besuchen, aber von hier oben sieht sie besonders schön aus. Ich möchte, dass ihr euch das, was ihr jetzt seht, in euren Herzen bewahrt, für Zeiten, in denen ihr Mut und einen Grund braucht, euer Leben zu riskieren. Der Dienst am Königshof ist eine Herausforderung, weshalb nur die Besten dazu auserwählt werden.“ Hunt streifte Crystals Blick, ehe er weiterredete: „Es gibt viele Möglichkeiten, sich am Hof verdient zu machen, die Ehrenhafteste ist allerdings in den Stand einer Libelle erhoben zu werden. Dafür müsst ihr Prüfungen bestehen und gewillt sein, die Aufträge des Königs ohne Zögern auszuführen. Jugendliche aus allen freien Reichen Favorias kommen zu uns. Viele der Jungen werden zu Soldaten ausgebildet, wohingegen ihr als Frauen die Chance auf den Platz einer Libelle habt. Also bewahrt in euch einen Grund, dieses Ziel zu erreichen. Ihr Novizinnen aus dem Kloster des Lichts seid dafür vorherbestimmt.“

Er schritt die Reihe der Auserwählten ab und sah jeder Einzelnen in die Augen. Crystals Körper spannte sich unmerklich an, als sie Hunts Blick erwiderte. *Eine Libelle!* Konnte sie das tatsächlich sein? Die weißen Kriegerinnen waren nur dem König unterstellt und wurden auf die wagemutigsten Einsätze ausgesandt. Sie stellten ihre eigenen Interessen hinter die des Volkes. Vollbrachten Dinge, die nicht einmal den besten Soldaten gelangen, und waren deshalb von allen geachtet und gefürchtet. Crystal sah auf die Stadt zu ihren Füßen hinab. Frauen, Männer und Kinder liefen durch die bunten Straßen. Das Abendläuten setzte ein und unzählige Glocken trugen ihren lang gezogenen Klang von den geweihten Tempeln zu der Anhöhe herauf. Crystal lauschte andächtig, nie hatte sich das Leben besser angehört. Wenn sie von Skade hierfür bestimmt war, dann würde sie bereitwillig ihr Leben für dieses Reich riskieren.

Diese Erkenntnis hielt sich allerdings nur so lange, bis die Kutsche durch einen Rundbogen in den Vorhof des Schlosses rollte und ein Soldat mit kohlschwarz untermalten Augen die Tür aufriss.

„Aussteigen! Die Zeit der Bequemlichkeiten ist vorbei!“

Die Mädchen stolperten hintereinander die Treppe hinunter und stellten sich in einer Reihe auf.

„Das könnt ihr euch bis morgen sparen“, raunte der unfreundliche Mann. „Man wird euch eure Räume zeigen und etwas zu essen bringen. Ruht euch noch einmal aus, bevor es ernst wird.“

Crystal suchte den silbernen Haarschopf von Hunt zwischen den Soldaten, konnte ihn allerdings nirgendwo entdecken. Anders als die farbenprächtige Stadt wirkte der Innenhof des Schlosses zwar gepflegt, aber gleichzeitig kühl. Ihr lief ein leichter Schauer über den Rücken, als sie erkannte, dass die postierten Wächter allesamt groteske Masken trugen. Manche waren weiß mit blutroten Streifen und Hörnern auf dem Kopf, andere blau und golden. Allesamt sahen sie furchterregend aus, und Crystal war froh, dass die Soldaten, die sie bis jetzt getroffen hatte, ihr Gesicht unbedeckt hielten.

Das Tor, durch das die Kutschen gefahren waren, war in eine schneeweiße Mauer eingelassen, die den Innenhof des Schlosses abgrenzte. Darin waren blaue Steinchen, in denen sich das Sonnenlicht brach wie in den Juwelen des Wappens. Crystal ahnte, dass das Palastgelände außerhalb der Innenmauer sehr weitläufig sein musste, denn hier waren lediglich Wachposten zu sehen, die an jeder Ecke strammstanden. Dabei hatte Hunt von vielen Menschen geredet, die an den Hof des Königs gebracht wurden, und aus der Ferne vernahm Crystal auch Stimmen und sogar Musik.

Der grimmige Soldat, der sie in Empfang genommen hatte, stand immer noch vor ihnen. Einige der Erwählten warfen sich unruhige Blicke zu. Da kam Hunt noch mal zurück. Crystal atmete auf.

„Kein Grund, die neuen Erwählten so finster anzusehen!", rief er dem Soldaten zu, der sich daraufhin etwas straffte. „Ihr seid sicher schon auf eure Unterkunft gespannt. Ich bringe euch mit einem Teil meiner Garde dorthin, damit ihr euch erst mal von der langen Reise erholen könnt."

Auf ihrem Weg überquerten sie einen Bach, der sich unter einer geschwungenen Brücke hindurchschlängelte. Der schöne Anblick ließ Crystal etwas Hoffnung schöpfen. Aus der Ferne hörte sie Waffenklirren und ausgerufene Kommandos. Sie wollte sich die aufkeimende Angst vor diesem fremden neuen Leben nicht anmerken lassen, also straffte sie sich und reckte das Kinn vor. Grüne Wiesen erstreckten sich zu allen Seiten, und gerade als sich Crystal fragte, wie weit sie noch gehen mussten, wies Hunt sie an, nach rechts abzubiegen. Zwischen niedrigen Steinmauern führte der Weg zu einem Gebäude, das dem Palast ähnlich war, nur eben kleiner. Schneeweiße Mauern reckten sich in den blauen Himmel empor, schlanke Türmchen säumten die Seiten des Hauptgebäudes und spitz zulaufende Kuppeln bildeten die Dächer. Vor der Eingangstür wehte die weiße Fahne Gemmas mit den sieben blauen Diamanten darauf.

„Das ist der Palastis Nummer drei, er wird in den nächsten Monaten euer neues Zuhause sein“, erklärte Hunt.

Crystal staunte. Hatte sie je etwas Prächtigeres gesehen?

„Es ist eine große Ehre, als Raupe an den Königshof zu kommen. Deshalb wird es euch an nichts fehlen. Allerdings ist das Training hart! Nur die Besten schaffen es, eine Libelle zu werden. Ihr werdet schwitzen, bluten, fluchen und weit über eure Grenzen hinausgehen. Aber ihr werdet auch eine schöne Unterkunft und gutes Essen genießen und jemanden an der Seite haben, der eure Wunden pflegt.“ Damit klatschte er in die Hände.

Zwölf junge Frauen traten aus dem Gebäude. Ihre Blicke waren seltsam leer, aber jede trat auf eine andere Auserwählte zu. Neben Crystal blieb eine hochgewachsene Frau mit schwarzgekräuseltem Haar stehen, die sie um zwei Köpfe überragte.

„Das sind eure stummen Dienerinnen. Sie wissen, was zu tun ist.“

Niemand stellte eine Frage. Wahrscheinlich ging es den anderen Erwählten ähnlich wie Crystal, und Hunts Autorität gebot es, alles schweigend hinzunehmen.

Crystals Dienerin gab ihr ein Zeichen, ihr zu folgen. Mit einem unangenehmen Gefühl in der Magengegend lief sie hinter dem hochgewachsenen Mädchen her, während vor ihr ein Pärchen nach dem anderen abbog und in den lichtdurchfluteten Gängen verschwand. Crystals Dienerin machte erst ziemlich spät eine Kehre nach links und blieb dann abrupt vor einer mit Goldbeschlag verzierten Tür stehen. Sie drehte einen goldenen Schlüssel im Schloss herum und wies Crystal mit einer Handbewegung an einzutreten.

Crystal blieb direkt hinter der Schwelle wieder stehen und sah sich ehrfürchtig um. Der Raum war großzügig, hatte ein breites Himmelbett, das auf dem dunklen Holzboden stand. Hohe Fenster ließen das Sonnenlicht ein und für die Abendstunden steckten unzählige Kerzen auf einem Kronleuchter. Hinter einem seidenen Vorhang entdeckte Crystal eine Balkontür, vor dem Bett lag ein weißer Teppich mit blauem Muster. Das Himmelblau zog sich auch durch die Kissen, Decken und Sessel.

„Soll ich hier wohnen?", fragte Crystal erstaunt.

Wieder nickte das Mädchen nur, zeigte auf Crystals Schuhe und hob Baumwollschlappen hoch, die Crystal bis dahin nicht aufgefallen waren.

„Ich soll mir Hausschuhe anziehen?"

Ein stummes Nicken.

Das irritierte Crystal dermaßen, dass sie sich nicht beherrschen konnte. „Ist es euch verboten, mit uns zu sprechen?"

Statt einer Antwort drückte ihr das Mädchen einen Brief in die Hand und wandte sich ab. Die Tür schnappte ins Schloss und Crystal hörte einen Schlüssel absperren.

„Halt, warte!", rief sie noch. Aber weder kehrte das Mädchen um noch gab es eine Antwort. Eingeschlossen und allein sackte Crystal mit dem Brief auf das bequeme Bett und kämpfte mit den Tränen. Um sich von der Verlorenheit, die sie plötzlich überkam, abzulenken, brach sie das blaue Siegel mit der weißen Hand und zog ein Pergament hervor. Natürlich hatte sie im Kloster Lesen und Scheiben gelernt, und auch wenn ihr die altertümliche Schrift fremd erschien, konnte sie die Nachricht rasch entziffern.

Junge Kriegerin,

du bist nun auserwählt, als Raupe in den Dienst des Königs zu treten. Du hast die Chance, unter den edelsten Kämpferinnen dem Reich zu dienen. Doch zunächst sollst du lernen und dich beweisen. Erfüllst du die drei Aufgaben, die dir im Laufe deiner Ausbildung gestellt werden, mit Bravour, wirst du zur Libelle gekürt und alle Ehren genießen, die ein Mensch sich wünschen kann. Solltest du scheitern, wirst du, falls du die Ausbildung überlebst, deinen

Fähigkeiten entsprechend in anderer Weise eingesetzt werden.

In diesem Sinne überlege dir, was du erreichen willst, und komme morgen zum Übungsplatz. Deine stumme Dienerin, genauer gesagt, dein Schatten, wird dir alles zeigen.

Der Bote des Königs

P. S. Halte nach mir Ausschau. Ich werde dir insgesamt drei Aufträge überbringen, die du alle erfüllen musst, um eine Libelle zu werden.

Crystal fröstelte es trotz des warmen Sommerabends. Von ihrer jahrelangen Kampfausbildung im Kloster wusste sie einiges über die Voraussetzungen und das Leben einer Libelle, aber sich jetzt damit konfrontiert zu sehen, war doch etwas anderes. Sie erinnerte sich an unzählige Stunden in der Wildnis, in denen sie davon geträumt hatte, eine berühmte Kriegerin zu sein. In der Schwärze der Nacht hatte sie oft mit Mareen in ihrem Zimmer gelegen und sich ausgemalt, gemeinsam an den Königshof zu ziehen.

Die Libellen lebten in einem eigens für sie errichteten Palast. Die Kriegerinnen durften zwar nicht heiraten, solange sie dem König unterstanden, wurden aber auf Wunsch nach einigen Jahren als reiche Frauen aus dem Dienst entlassen, bekamen ein Haus in Bel Armyy gestellt und lebten bis an das Ende ihrer Tage in höchster Ehre. Diese Aussichten hatten Crystal angetrieben, härter zu trainieren als die meisten anderen Mädchen, schneller zu laufen, höher zu klettern, besser zu zielen. *Das und das Wissen, dass ein Waisenmädchen wie ich dem Reich etwas zurückgeben muss.*

Im Kloster gab es bis auf das Mittsommerfest nur zähen Gerstenbrei als Kost und das, was die Mädchen sonst aus dem Gemüsegarten und den umliegenden Wäldern brachten. Die Winter waren oft hart und kalt in unbeheizten Zimmern, nur in der

Halle brannte ein Feuer, an dem man sich so lange wärmen und dabei arbeiten durfte, bis die Schwestern einen ins Bett schickten. Crystal hatte süße Träume vom Königshof geträumt, und ihre Unterkunft versprach all ihre Hoffnungen zu verwirklichen. Etwas Heimweh hatte sie schon, vor allem, wenn sie an Mareen dachte, mit der sie gemeinsam von einem Leben am Königshof fantasiert hatte, und doch war sie aufgeregt. Das hier war ihre große Chance, sich zu beweisen.

Sie erhob sich von ihrem prachtvollen Daunenbett, ging zum Balkon und öffnete die Tür, um die warme Sommerluft einzulassen. Sie trat hinaus und stützte sich auf die Brüstung, sah über das weitläufige Gelände. In der Ferne meinte sie, die schneebedeckten Berge zu sehen. Unter ihnen musste sich der Wald erstrecken, dort, wo das Kloster lag. Sie dachte an den schwarzen Wolf zurück. Etwas war geschehen an diesem Abend, etwas, das sie betraf. Wenn es ihr Schicksal war, dass sie hier sein sollte, würde sie es dankend annehmen. Sie beschloss, ihr Bestes zu geben und alles dafür zu tun, in den Stand einer Libelle erhoben zu werden.

Ein Klopfen ließ sie herumfahren, und für einen kurzen Moment hoffte sie, dass es Hunt sein würde, der sie besuchen kam. Doch es war die stumme Lange, die ihr ein Tablett auf den Tisch stellte und ihr bedeutete, sich zu setzen. Crystal tat, wie ihr geheißen, und merkte bei dem köstlichen Duft, wie hungrig sie war. Das Essen war in Schalen verborgen, die mit Tellern abgedeckt waren. Der Geruch jedoch war so intensiv, dass Crystal das Wasser im Mund zusammenlief. Crystals Schatten deckte nacheinander die Schüsseln auf. Darin befand sich saftig geschmortes Fleisch in einer braunen Soße, gedünstetes Gemüse und eingelegtes Obst. Dazu goss sie Crystal einen Kräutertee ein.

„Ist das alles für mich?“, fragte Crystal überrascht.

Die Stumme nickte, ihre Augen blieben ausdruckslos.

Ich muss diesen abgestumpften Blick ignorieren, wenn ich hier überleben will, dachte Crystal und beschloss, dass sie das Essen genießen würde.

Die andere Frau blieb die ganze Zeit über im Zimmer stehen.

Fast schien es, als wollte sie sichergehen, dass Crystal auch aufaß. Nach dem Mahl allerdings ging sie in das Nebenzimmer, das Crystal für einen Abtritt hielt, bis das Geräusch von strömendem Wasser erklang. Crystal trat neugierig näher und schob die angelehnte Tür auf. Fast war sie versucht, sich eine Hand auf den Mund zu legen, um nicht vor Entzückung aufzuschreien. In ihrem Badezimmer war im Boden ein Becken eingelassen, in dem die Stumme ein Bad mit dampfendem Rosenwasser vorbereitete.

„Ist das für mich?", fragte Crystal mit erstickter Stimme. Ein ganzes Becken mit heißem Wasser hatte es im Kloster nicht gegeben. Nur zwei Mal im Jahr, zur Sommersonnenwende und am Namenstag, den alle Waisenkinder zu Beginn des Frühlings feierten, wurde ein großer Zuber mit heißem Wasser befüllt. Ansonsten badeten die Mädchen im See oder reinigten sich abends mit einem Waschlappen und einem Eimer kalten Wassers. Die Haarwäsche wurde in der Küche erledigt, mit einem Zuber für mehrere Novizinnen. Außerdem gab es ein Reinigungsritual, wenn man ein großes Tier erlegt hatte oder wenn jemand gestorben war. Ein Badebecken, noch dazu ein eigenes, kam Crystal wie die höchste Form des Wohlstands vor.

Wortlos nickte ihr Schatten und trat auf Crystal zu. Zum ersten Mal fasste sich Crystal ein Herz und sah das ihr zugeteilte Mädchen genauer an. Eigentlich war es kein Mädchen mehr, sondern eine junge Frau, etwas älter als sie selbst. Ihre Hautfarbe war ein wenig dunkler als Crystals. Ihre Augen waren fast schwarz, wirkten aber trotz des hübschen Gesichts leblos. Schlank und muskulös war sie, sodass sie fast wie eine Kriegerin aussah. Offensichtlich hatte sie ebenfalls jahrelang ihren Körper trainiert.

„Hast du einen Namen?", fragte Crystal. Natürlich erhielt sie wieder keine Antwort. „Warum musst du das machen, hier bei mir sein, ohne mit mir zu reden?"

Es war zum Verzweifeln. Crystal hatte Stunden des Gelassenheitstrainings unter der blinden Schwester Sora hinter sich, aber das hier war eine ganz neue Herausforderung.

„Bitte, sprich doch mit mir", bat Crystal leise. Vielleicht war es die Resignation, die die andere dazu verleitete, eine kurze Gefühlsregung zu zeigen. Für einen Augenblick huschte ein trauriger Ausdruck über das Gesicht der Stummen und mit einem Mal wirkte sie nicht mehr so hart und unverletzlich. Wortlos öffnete sie den Mund. Crystal sah sie erst verständnislos an, begriff dann und erschrak.

„Du hast keine Zunge mehr!", rief sie aus.

Die andere legte den Zeigefinger auf ihren Mund und sah sie schmerzerfüllt an. *Was haben sie mit ihr gemacht?* Crystal stellte die Frage nicht, sondern nickte ihrerseits zum Zeichen, dass sie verstanden hatte. Dann zeigte die Stumme auf das mittlerweile vollgelaufene Becken und zupfte an Crystals Hemd. Doch Crystal konnte an nichts anderes denken als an die herausgetrennte Zunge, und so bekam sie nur am Rande mit, dass ihre Gefährtin ihr aus den Kleidern half. Crystal stieg folgsam in das heiße Wasser und hielt still, während sie mit einem Schwamm den Rücken gewaschen bekam. Das Badebecken hatte seinen Reiz verloren, auch wenn die Wärme sie wenigstens davon abhielt zu zittern. *Ob es allen zwölf Mädchen so ergangen ist? Sind es Sklavinnen, die dazu verdammt wurden, so zu leben?*

Aber nein, das glaubte Crystal nicht, denn von ihrer Statur her waren alle zwölf den Raupen ähnlich gewesen. Kraftvoll und kampferprobt. *Sieht so das Leben aus, wenn man auf dem Weg zur Libelle scheitert?* Crystal hätte zu gern mehr von der stummen Frau erfahren, wobei das vermutlich nicht gewünscht war. Also ließ sie das Bad über sich ergehen und zog dann die Kleidung an, die man ihr hingelegt hatte.

Nie zuvor hatte sie ein Schlafgewand besessen, das sich so weich, so anschmiegsam auf der Haut anfühlte. Passend zu dem Schlafgewand aus seidigem blauem Stoff reichte man ihr vorgewärmte Schuhe, die wie angegossen an ihrem Fuß saßen. Als Crystal zurück ins Zimmer trat, staunte sie erneut. Während sie im Wasser gesessen war, hatte jemand im Kamin ein Feuer entzündet und ihr Bett aufgedeckt. Strahlend weiße Laken und aufgeschüttelte Kissen lagen einladend bereit. Auf ihrem Nachttisch brannte eine einzelne Kerze.

„Schlafenszeit?“, fragte Crystal und ihr Schatten nickte.

Crystal ließ sich im goldenen Schein der Kerze unter die weiche Decke gleiten. Sie sah zu ihrer stummen Dienerin hinüber, die Crystal nachdenklich musterte und den Blick abwandte, sobald diese ihr in die Augen sah. Auf leisen Sohlen verließ sie das Zimmer und Crystal war allein.

Nie zuvor hatte sie ein so schönes Zimmer gehabt, nie zuvor war sie so aufmerksam bedient worden. Trotzdem war sie schrecklich nervös, wenn sie an den nächsten Tag dachte. Das Bild der herausgetrennten Zunge stand ihr deutlich vor Augen und schob sich wie eine dunkle Wolke über ihre Vorfreude. Das Leben hier schien gefährlich zu sein, aber Crystal war fest entschlossen, ihm mutig entgegenzutreten.

KAPITEL 6

Raynold

Etwas hat sich verändert. Wir müssen nachsehen."

Raynold schritt rastlos in der großen Halle der Burg Schwarzflügel auf und ab. Philippa warf ihm einen herausfordernden Blick zu.

„Die Befehle deines Vaters waren eindeutig. Willst du den König vor den Kopf stoßen?" Ihre Mundwinkel zuckten amüsiert nach oben.

Auch Ramires, sein jüngerer Bruder, war näher getreten. „Was schlägst du vor?", fragte er Raynold leise.

„Wir reiten in Richtung Feuerberge. Ob es Vater nun passt oder nicht", sagte Raynold mit gesenkter Stimme, denn in der großen Halle trug der Schall ein laut gesprochenes Wort besonders weit.

„Fein. So mag ich dich", entgegnete Philippa und drückte ihm einen Kuss auf die Wange.

Raynold lächelte. Es kam selten genug vor, dass ihre Cousine, die zugleich seine Verlobte war, ein nettes Wort für ihn übrig hatte. Im Gegenteil. Allzu oft beschwerte sie sich darüber, dass er zu langweilig, zu starrsinnig, zu bedacht handelte. Die Aussicht auf ein Abenteuer schien ihr dagegen zu gefallen.

„Wir sagen, dass wir meine Eltern besuchen. Wir waren lange nicht auf ihrem Sommersitz. Euer Vater wird uns das sicherlich glauben“, schlug sie vor. „Und statt nach Arensburg nehmen wir dann einfach die Abzweigung nach Sintha.“

Raynold schüttelte den Kopf. „Ich kenne ihn. Wenn wir zu dritt reiten wollen, wird er uns eine Wache mitgeben, und das wäre das Letzte, was wir brauchen.“

„Das macht nichts, dann nehmen wir Pete mit“, schlug Ramires vor.

Raynold sah Philippa an, die genervt mit den Augen rollte. Pete war einer von Ramires Trinkkumpanen, ein unzuverlässiger Kerl. Doch der König setzte großes Vertrauen in ihn, weil Petes Vater einer seiner treuesten Leibwächter gewesen war.

Philippa schien dasselbe zu denken, zuckte dann aber mit den Schultern. „Was soll's. Hauptsache, wir entkommen diesem langweiligen Gemäuer für eine Weile.“

Raynold seufzte leise. Wieder einmal fragte er sich, ob Philippa ihre abenteuerliche Seite eines Tages ablegen würde. Schließlich wurde von einer Königin mehr Pflichtgefühl erwartet, und natürlich lag es als Thronfolger auch an ihm, seinen Vater über ihren vermeintlichen Ausflug zu informieren.

„Wir treffen uns am Stall. Sattelt die Pferde und seht zu, dass Pete zur Stelle ist“, sagte er zu den anderen, als sich ihre Wege am Ende der Halle trennten.

Ernesto Schwarzflügel saß wie so oft am Grab seiner verstorbenen Frau. Zwei seiner Leibwächter standen im Schatten eines Walnussbaumes. Melissa Schwarzflügel, die Mutter von Raynold und Ramires war vor Jahren im Kindsbett gestorben, kurz nachdem sie eine Tochter geboren hatte. Auch das kleine Mädchen hatte nicht lange überlebt und neben der Mutter die letzte Ruhestätte gefunden. König Ernesto hatte den Verlust seiner Frau nur schwer verkraftet. Der einst stattliche Mann war heute nur noch ein Schatten seiner selbst. Und es war in den letzten Wochen allmählich schlimmer geworden, je näher Melissas Todestag kam.

Raynold hielt in einem respektvollen Abstand inne und

wartete, bis sein Vater sich ihm zuwandte. Der König hatte sich trotz der Sommerwärme in eine dünne Decke gewickelt, sein kummervoller Blick hellte sich auch nicht auf, als er in das Gesicht seines ältesten Sohnes blickte.

„Du möchtest mich sprechen?"

„Philippa bittet darum, ihre Eltern auf deren Sommersitz besuchen zu dürfen. Ramires will uns gern begleiten. Morgen Abend wären wir wieder da."

Die Miene seines Vaters verfinsterte sich. Er hob sich mühsam aus dem Stuhl, der eigens für ihn hier aufgestellt worden war. Die beiden Leibwächter verließen ihren Platz und traten näher, um ihrem König zu helfen. Doch der winkte ab, obwohl seine Schritte zittrig waren wie die eines alten Mannes.

„Ist alles in Ordnung mit dir?", fragte Raynold.

Der König sah seinen Sohn eindringlich an. „Ich mag dir zwar alt und tattrig vorkommen, aber mein Geist ist noch klar. Dein Bruder würde niemals freiwillig den Sommersitz von Philippas Eltern besuchen."

„Ich dachte, es wäre eine gute Idee, ihn mitzunehmen", beharrte Raynold. „Vielleicht kommt er auf andere Gedanken."

„Pah", schnaubte der König. Er straffte sich mühsam und reckte das Kinn vor. Auch wenn Raynold seinen Vater inzwischen um einen halben Kopf überragte, gab die aufrechte Haltung Ernesto etwas von seiner alten Würde zurück. „Ramires ist ein Hitzkopf. Das weißt du selbst. Du aber bist ein Mann, der immer bedacht handelt, und sag mir, mein Sohn, wann hast du die Tugend verlernt, ehrlich mit deinem Vater zu sein?"

Raynold spürte, wie ihm das Blut ins Gesicht schoss. Beschämt betrachtete er die Spitzen seiner Reitstiefel.

„Ich habe in den letzten Jahren zu oft in der Vergangenheit verweilt, da habt ihr recht. Doch ich habe auch mit jedem Atemzug darüber nachgedacht, was für unser Reich das Beste ist. Die Antwort ist mir nun geschickt worden. Genau wie du habe ich den Sternenregen gesehen und eine Wandlung gefühlt, die das Schicksal von Favoria bestimmen wird."

Raynold war zu verblüfft, um zu antworten, und so fuhr sein Vater nach einer kurzen Pause fort.

„Ist es nicht so, dass ihr zum Dämonenfelsen reiten wollt, um mit eigenen Augen zu sehen, was dort vor sich geht?"

Raynold erstarrte. Er wusste, dass weitere Lügen sinnlos waren, und so nickte er nur.

„Ja, Vater. Es tut mir leid, dass ich geschwindelt habe. Ich wollte dich nicht beunruhigen."

Zu seinem Erstaunen winkte der König ab. „Dann gibst du zu, dass du dorthin reiten willst, wo der Sternenregen niedergegangen ist?"

„Ja", murmelte Raynold.

„Gut", sagte sein Vater. „Dann komme ich mit."

Der neuerwachte Tatendrang schien seinem Vater frische Kräfte zu verleihen. Seine beiden Leibwachen sahen sich erstaunt an, als der König zielstrebig in Richtung Burg schritt, um sich für die Reise zu rüsten. Raynold selbst kehrte zu den Stallungen zurück, wo die anderen bereits auf ihn warteten. Ramires sah ihn fragend an.

„Was hat Vater zu unserem Ausflug gesagt?"

„Dass wir uns die Lügenmärchen sparen können", entgegnete Raynold. „Außerdem will er mitkommen. Wie es scheint, ist neuer Lebensmut in ihm erwacht."

„Was?", stieß Philippa aus. „Aber das ist ja wunderbar. Vielleicht hast du tatsächlich recht und die Zeiten wandeln sich endlich." Sie fasste Raynold am Arm. Für einen kurzen Moment lichtete sich ihr sonst so finsterer Gesichtsausdruck auf und sie schien echte Hoffnung zu schöpfen.

Raynold erwiderte den leichten Druck ihrer Hand mit einem flüchtigen Kuss auf ihr Haar. Philippa so freudig zu sehen, machte ihn glücklich, und so verbiss er sich die Bemerkung, dass der Sternenregen womöglich nur neues Unglück über sie alle bringen würde. Er löste sich von ihr und ging zu seinem Pferd. Zur Begrüßung tätschelte er seinem braunen Hengst Andrex den Hals und stieg auf. Dem Stallburschen gab er die Anweisung, den schwarzen Rappen des Königs zu satteln und auch zwei

Pferde für seine Leibwachen. Außerdem befahl er Pete, eine kleine Eskorte leichtbewaffneter Reiter zusammenzurufen und einen Tross aus sechs Männern, die einen Karren mit dem Notwendigsten für ihre Reise begleiten sollten. Auf diese Weise dauerte etwas länger als geplant, bis sie losreiten konnten, aber die Aussicht, seinen Vater aus der Burg zu locken, tröstete den Thronerben darüber hinweg.

Raynold hatte noch das Jubeln der wenigen Burgbewohner in den Ohren, die sich gefreut hatten, ihren König ausreiten zu sehen, als er über die weite Ebene galoppierte. Navas war flächenmäßig nach Nebrusk und Kayol eines der größten Reiche Favorias. Es erstreckte sich von den Ausläufern des ewigen Eislands bis hin zu der verfluchten schwarzen Mauer, die es vom Rest der Welt abschnitt. Dass sie in die entgegengesetzte Richtung dieser unheilvollen Grenze ritten, erleichterte Raynold. Es war, als ob sie sich den dunklen Schatten bedrohlicher Schwingen entziehen würden, und mit jeder zurückgelegten Meile ging ihm das Herz ein bisschen weiter auf. Seine Ahnen hatten Burg Schwarzflügel errichtet, um den Menschen von Navas zu zeigen, dass ihre Könige über das Land herrschten – und nicht der Rest Farovias! Allerdings war die einst prächtige Feste heute nur noch ein schwacher Abglanz aus besseren Tagen. Und mit einem hatte Phillipa recht: Es war eine Erleichterung, diesen Ort hinter sich zurückzulassen.

Ihr Weg führte durch eine weite Ebene in Richtung Nordwesten. Die Hufe ihrer Pferde flogen über den harten Boden. Es war unwirtliches Land, karg und wie leergefegt. Um die Burg gab es einige kleinere Ansiedlungen, in denen die Menschen im Schutze der Berge ihre Gärten pflegten und magere Felder bestellten. Einige hielten auch Ziegen, Schafe und Hühner. Doch hier draußen war es geisterhaft verlassen.

Raynold war froh, als sie die Ausläufer des Flusses Nolotrien erreichten. Hier gab es wieder Felder und echte Landwirtschaft, Siedlungen, welche die Vorläufe der Hauptstadt Darka bildeten.

Bis hierher hatten sie nur kurze Pausen eingelegt und Raynold sah seinem Vater an, wie erschöpft er war.

„Wir werden Darka bald erreichen. Ich schicke die berittene Eskorte vor, um dein Kommen zu verkünden und dafür zu sorgen, dass du einen würdigen Empfang erhältst", sagte Raynold.

Sein Vater nickte. Er wusste wohl genauso gut wie Raynold, dass sie kaum mit einem weichen Federbett und Tellern voller Köstlichkeiten rechnen konnten. Viel wahrscheinlicher war es, dass sie Schattenkohlsuppe und hartes Brot zu essen bekommen würden, denn mehr hatten die einfachen Bewohner von Navas meist nicht zu bieten. Schon die Vorstellung von Schattenkohl rief einen Würgereiz in Raynold hervor. Er hasste das für Navas typische Gericht, obwohl es das Hauptlebensmittel seines geliebten Landes war.

Darka war, obwohl die Hauptstadt des Reiches, eine armselige Stadt, in der sich windschiefe Holzhäuser aneinanderreihten und die Straßen aus festgetretenen Lehmwegen bestanden. Es gab keine Stadtmauer, denn in einem Punkte waren sich die Bewohner des Reiches einig: Hohe Mauern waren ein Fluch! Und außerdem, fragte sich Raynold bei dem Einritt auf den Marktplatz, was in aller Götter Namen hätte man in diesem Land stehlen sollen? Trotz der späten Stunde waren zahlreiche Menschen zusammengekommen, um ihren König und die beiden Prinzen zu begrüßen.

„Heil König Ernesto, Heil Prinz Raynold und Ramires, Prinzessin Philippa", schallte es aus Hunderten von Mündern.

Philippa warf kleinere Silbermünzen in die Menge, auf die sich die Darkaner stürzten. Der Bürgermeister wartete auf einem Feldross sitzend vor dem Brunnen. Als sie sich näherten, sprang er ab und sank auf die Knie. König Ernesto gebot ihm aufzustehen und der Bürgermeister verbeugte sich tief.

„Verehrter König, welch hohe Ehre, dass Ihr uns einen Besuch abstattet! Wir haben für Euch und Euer Gefolge mein

Haus geräumt. Meine Frau und unsere Köchin sind dabei, Euch ein Mahl zuzubereiten. Meine Familie wird sich in das Gasthaus zur „Goldenen Pfanne“ zurückziehen, solange Ihr uns die Ehre erweist, in Darka zu verweilen.“

Der König nickte müde. „Habt Dank für Eure Gastfreundschaft, die wir gern annehmen. Es wäre mir ein Vergnügen, morgen mit Euch zu frühstücken.“

Daraufhin verbeugte sich der Mann noch tiefer.

Das Haus des Bürgermeisters lag mitten in der Stadt. Es war etwas größer als die anderen Wohnstätten und sauber, soweit Raynold das auf den ersten Blick beurteilen konnte. In einem Hinterhof lagen die Stallungen, in die der Sohn des Bürgermeisters ihre Pferde führte. Ihr Gefolge schlug die Zelte gleich daneben auf. Eine füllige Frau, die sich als die Köchin vorstellte, trat mit einem dampfenden Topf in den Händen auf sie zu. Raynold wurde schon vom Geruch übel. Ramires warf ihm ein Grinsen zu und Philippa knuffte ihn in die Seite.

„Dein Lieblingsessen, wie zu erwarten war“, flüsterte sie belustigt.

„Entschuldigt mich bitte bei Tisch“, flüsterte er Ramires und Philippa zu. „Nach diesem Ritt bringe ich keinen Löffel der grauenhaften Suppe über die Lippen. Lasst uns nachher noch in die Stadt gehen.“

„Du meinst unser altes Spiel?“, fragte Philippa.

Raynold nickte. „Ich habe abgetragene Kutten dabei und bereite alles vor, aber erst werde ich noch zusehen, dass Vater gut versorgt ist.“

Als Raynold das Haus betrat, stieß er fast mit einer jungen Frau zusammen, die sich erschrocken entschuldigte. Raynold winkte ab.

„Das war mein Fehler. Könntest du mir die Schlafkammer des Königs zeigen?“

Die junge Frau errötete, und für einen Moment blieb Raynolds Blick an ihrem Gesicht hängen. Unwillkürlich verglich er ihre sanften Züge mit dem oft harten Ausdruck seiner Verlobten. Doch er schämte sich sogleich dafür und richtete die Augen wieder auf die Treppe, die vor ihnen lag.

Die junge Frau nickte und schritt voran. Für König Ernesto war das große Schlafzimmer des Bürgermeisters und seiner Frau bestimmt. Raynold stellte mit Erleichterung fest, dass der Raum warm und freundlich war. Eine Waschschüssel stand bereit und Elara, wie sich das Fräulein soeben vorgestellt hatte, versprach, warmes Wasser zu bringen, sobald Seine Majestät sich zum Schlafen bereitmachen wollte.

„Danke, Elara. Nun habe ich nur noch eine Bitte. Habt Ihr etwas, das meinem Vater das Einschlafen erleichtert? Er hat bestimmt Schmerzen von dem langen Ritt und morgen werden wir weiterziehen. Da muss er ausgeruht sein."

Elara richtete ihre dunklen Augen auf Raynold. „Wenn bei uns jemand Schmerzen hat, verabreichen wir gern Krähenfuß."

„Krähenfuß?", wiederholte Raynold. Er hatte keine Ahnung, von welcher Pflanze Elara sprach.

„Ja. Es wächst an einem See in den Feuerbergen. Martha, unsere Heilerin, hat immer einen Vorrat bei sich. Ich werde sie gleich aufsuchen, nachdem ich Euch Euer Zimmer gezeigt habe."

Sie machte einen leichten Knicks vor Raynold und bat ihn, ihr in die Nebenräume zu folgen.

Nachdem Elara gegangen war, ließ sich Raynold einen Moment auf das Bett sinken. Es war ein einfacher Schlafplatz, ein Holzgestell mit einer Strohmatratze darauf, aber es roch angenehm nach frischen Kräutern und Decke und Kissen waren mit Daunenfedern gefüllt. Darüber würde sich Philippa freuen. Sie war selbstverständlich in einem eigenen Zimmer untergebracht, aber Raynold ging davon aus, dass es genauso komfortabel ausgestattet war. Auf einem Teller war etwas Obst bereitgestellt und Raynold war fast versucht, sich einen Apfel zu holen. Er hatte nur wenig gegessen, wusste aber gleichzeitig, wie wertvoll das Obst war, und verzichtete deshalb darauf, es zu essen. Lieber wollte er sich später eine Taverne suchen, in der es etwas anderes als Schattenkohl gab.

Er musste eingenickt sein, ein Klopfen weckte ihn. Es war schon dunkel draußen, stellte er mit Schrecken fest. „Herein", murmelte er, doch die Tür war bereits geöffnet worden.

Philippa trat ein, dicht gefolgt von Ramires. „Du hast die beste Schattenkohlsuppe in ganz Navas verpasst. Die hätte sogar dir geschmeckt", sagte Philippa zur Begrüßung.

Raynold winkte ab. „Ich hatte wirklich nicht viel Hunger." Sein Magen grummelte so laut, dass alle drei lachten.

„Du bist ein mieser Lügner, also versuch es gar nicht erst", meinte Philippa und schwang drohend den Zeigefinger. „Von meinem Zimmer können wir ins Freie gelangen. Das Fenster dort ist nicht besonders hoch. Das schaffen wir mit Leichtigkeit."

„Und Vater?", fragte Raynold, der an den geschwächten König dachte.

„Schläft wie ein Lamm. Eine Heilerin hat ihm einen Trank ans Bett gebracht, mit irgendwelchen Blättern darin. Hat anscheinend gewirkt", erklärte Ramires.

„Krähenfuß", murmelte Raynold und schob dann die Decke zur Seite. „Die Umhänge liegen hier. Lasst uns schauen, dass wir loskommen, sonst gibt es für mich heute tatsächlich nichts mehr zu essen."

Die Dunkelheit hing bereits schwer über ihnen, als sie auf das Fensterbrett stiegen und mit einem geübten Satz in die Gasse darunter sprangen. Sie hatten sich die Kapuzen tief ins Gesicht gezogen, und zwischen den Häusen brannten so wenige Laternen, dass sie mühelos mit den Schatten verschmolzen. Alle drei trugen ihre hohen Reiterstiefel. Die Hosen und ihre Oberteile waren unter Kutten versteckt.

„Ich glaube, ich höre Stimmen“, sagte Philippa, die wie so oft voraus ging.

Das kann sie gut, dachte Raynold. Wo immer Abenteuer und Gefahren lockten, sprang Philippa mitten rein. Im Gegensatz zu ihm dachte sie nicht alles fünfmal durch, sondern handelte mit einer Durchschlagkraft, die Raynold immer wieder in Staunen versetzte. Er war froh über die Aussicht, eines Tages mit Philippa an seiner Seite das Reich zu regieren.

Sie liefen zwei Straßen entlang. Ein Stück unterhalb des Marktplatzes hatte sich tatsächlich eine größere Ansammlung von Menschen vor einer Taverne gebildet.

Es war die Goldene Pfanne, also das Gasthaus, in das sich der Bürgermeister mit seiner Familie zurückgezogen hatte.

„Meint ihr, es ist eine gute Idee, ausgerechnet hier einzukehren?“, fragte Raynold die anderen beiden.

„Wieso nicht?“, fragte Philippa verständnislos.

„Wir würden vielleicht nicht viel erfahren, wenn man uns erkennt“, meinte Raynold.

„Es soll noch eine andere Schenke geben, etwas weiter weg. Dort kommen die Minenarbeiter, die das Erz für die freien Reiche schürfen, zusammen“, mischte sich Ramires ein.

Philippa warf ihm einen ebenso fragenden Blick wie Raynold zu, doch Ramires zuckte nur mit den Achseln. „Hat mir Pete erklärt, der weiß, wo es günstigen Gerstensaft und Musik dazu gibt.“

„Und Schattenkohlsuppe“, fügte Raynold grummelnd hinzu, denn er ging nicht davon aus, dass eine billige Schenke viel anderes zu bieten hatte.

„Das klingt aufregend“, sagte Philippa und klatschte in die Hände. „Lasst uns gehen.“

Sie ließen die Goldene Pfanne zurück und liefen durch die engen Gassen. Ramires, der sich offenbar genau die Wegbeschreibung seines Kumpans gemerkt hatte, übernahm dieses Mal die Führung. Sie konnten den durchdringenden Ton der Flöten schon von Weitem hören, und der windige Holzschuppen, aus dem die Musik drang, bebte unter den vielen stampfenden und tanzenden Füßen.

Raynold konnte die Meute durch die geöffnete Tür gut sehen, und für einen kurzen Moment war es, als ob er in eine andere Welt eintauchen würde. Er verschmolz mit dem Klang der wild gespielten Fiedel, verstand jedes Wort des Instruments, ohne dass der Streicher etwas sagen musste. Philippa nahm ihn am Arm und zog ihn mit sich mit.

Sie suchten einen Tisch in einer der dunklen Ecken auf. Die Kapuzen hatten sie immer noch auf dem Kopf. Doch in dem ganzen Pulk aus so unterschiedlichen Menschen fielen sie sowieso nicht auf.

„Ich hole uns etwas zum Trinken", bot Ramires an und mit Blick auf Raynold fügte er hinzu: „Und eine Mahlzeit ohne Schattenkohl."

Raynold atmete auf. Mit der Musik in den Ohren hatte er seinen Hunger fast schon vergessen. Im fahlen Licht nahm er Philippas Hand und drückte sie. Philippa zog eine Augenbraue hoch und sah ihn keck an.

„Vielleicht ist doch noch nicht alles verloren", sagte er inbrünstig. „So lange es Musik gibt, so lange getanzt und gesungen und geliebt wird, so lange gibt es auch Hoffnung."

„Ich weiß nicht. Sieh dir an, wie abgemagert die Menschen sind, wie ausgezehrt ihre Gesichter. Ich habe Angst um Navas. So kann es nicht weiter gehen. Ich hoffe, der Sternenregen bringt eine Wandlung der Zeit."

Raynold wurde das Herz schwer. „Wenn du von dem Fall der Mauer sprichst", begann er und brach ab. Philippa hatte seine Hand losgelassen.

„Von nichts anderem", entgegnete sie ihm. „Wir müssen endlich aus der Unterdrückung. Das Volk leidet."

Sie werden noch mehr leiden, wenn der Krieg kommt, wenn das bisschen, das wir haben, plattgewalzt wird, dachte Raynold. Doch er schwieg. Ramires trat zu ihm und stellte drei Krüge auf dem Tisch ab.

„Hier, noch ein Eintopf. Frag mich nicht, was da für ein Fleisch drin ist, auf jeden Fall ist es kein Schattenkohl."

„Danke", entgegnete Raynold.

Während er schweigend den Eintopf löffelte, unterhielten sich Ramires und Philippa angeregt. Irgendwann wurde die Musik ruhiger. Der Spielmann mit der Fiedel hob zu sanfteren Liedern an. Darin erzählte er von den ruhmreichen Tagen der Vergangenheit, von einem Land voller Reichtum und Schönheit. Von der Liebe der Götter zu ihren Kindern. Seine Stimme wurde wehmütig, als er von der unheilvollen Schneekönigin sang, mit der all das Unglück über Navas gekommen war.

Raynold schob die leere Schale fort, lauschte wehmütig und dachte nach, was sie wohl alles am Dämonenfelsen erwarten würde.

KAPITEL 7
Raynold

Nach der rauschenden Nacht fühlte sich Raynold in der Früh wie zerschlagen, trotzdem bereute er den Ausflug nicht. Er hatte den Klang der Fiedel noch in den Ohren, als sein Vater mit dem Bürgermeister vor das Haus trat, um sich von ihm zu verabschieden. König Ernesto überreichte dem Bürgermeister als Gastgeschenk eine stattliche Börse und der Mann bedankte sich überschwänglich. Raynold fand, dass sein Vater deutlich besser aussah, und er rief Elara, die Tochter des Bürgermeisters, zu sich.

„Habt Ihr wohl noch etwas von dem Krähenfuß für uns? Es scheint meinem Vater gut geholfen zu haben."

Elara schüttelte betrübt den Kopf. „Es tut mir leid, mein Prinz. Das Kraut ist schwer zu pflücken und unsere Heilerin hat sich seit dem Sternenregen nicht mehr in die Berge getraut. Sie meint, etwas Unheilvolles braut sich dort zusammen. Das, was wir Eurem Vater gegeben haben, war der letzte Rest."

Raynolds Kehle schnürte sich zusammen. Er war also nicht der Einzige, der in dem Sternenregen ein schlechtes Omen sah. „Habt Dank. Ich werde nach Darka schicken lassen, wenn ich wieder auf Burg Schwarzflügel bin. Vielleicht findet sich dann jemand, der unserem König das Kraut zupft."

„Martha jedenfalls nicht. Aber sie hat Euch eine Karte angefertigt und eine genaue Beschreibung der Pflanze." So schüchtern, wie Elara vorher gewirkt hatte, so resolut klang sie jetzt.

Ramires trat herbei und nahm Elara die Skizze ab. „Ich fürchte mich nicht vor irgendwelchen Omen. Wenn es Vater hilft, werde ich das Kraut selbst besorgen. Doch jetzt müssen wir aufbrechen. Vater wartet bereits."

Elara machte einen Knicks. Raynold wandte sich ab und folgte seinem Bruder zu den Pferden. Wenig später saßen sie im Sattel und ritten durch die Straßen, den weiten, unbesiedelten Landstücken entgegen.

Auf seinem Ritt dachte Raynold wieder an die Musik vom Vorabend zurück. Wehmut erfüllte ihn, als er auf das trostlose Land blickte. Neben Darka gab es in Navas noch Arensburg und Sintha, die einzigen Orte, die die Bezeichnung Stadt verdienten. Ebenso wie Philippa sehnte sich Raynold nach frischem Wind, nach etwas Hoffnung für seine Untertanen, aber er wusste auch, wie schwer dieser Traum zu erfüllen war. Auf der anderen Seite der Mauer begann die freie Welt: Stravoos mit seinen legendären Städten, in denen die Nacht zum Tag gemacht wurde und die Menschen das Leben feierten. Die Inseln von Skar, die von wilden Kriegern gehalten wurden, von denen seine Kindermädchen ihm die schrecklichsten Geschichten erzählt hatten. Kayol, das Wüstenreich, in das sich ihre Vorfahren einst geflüchtet hatten, und die Nomadenstämme der Nebrusk. Über allem jedoch stand Gemma, das goldene Reich, das ebenso wie sein eigenes Land von einem König regiert wurde.

Philippa hatte ihm oft in den Ohren gelegen, dass man neue Wege finden müsse, Navas stark zu machen und ihrem Reich einen Platz in der Welt zu geben. Raynold jedoch träumte davon, diesen anderen Teil der Welt überhaupt zu sehen.

Der warme Sommerwind fuhr ihm durch die Haare. Er spürte den kräftigen Rhythmus der galoppierenden Stute. Dicht neben ihm ritt sein Bruder, und für einen Moment fühlte er sich tatsächlich frei. Drei Tage brauchten sie über die Ebene, kampierten wie ihr Gefolge in Zelten, und erst am Vormittag des vierten Tages erreichten sie die Ausläufer der Feuerberge.

Nun an kamen ihre Pferde noch langsamer vorwärts. Zwar fanden sie trittsicher ihren Weg zwischen den Felsen, aber etwas Unheilvolles hing in der Luft. Sie ritten beständig bergauf, bis zur verbrannten Ebene, die keine Menschenseele betreten durfte. Es war Raynold, als ob die Sonne hier über dem verfluchten Ort gegen die Wolken kämpfen musste, um einige ihrer Strahlen zu ihnen herunterzuschicken. Die Luft wurde heißer und stickiger, je weiter sie ritten. Oft war der Himmel über Navas wolkenverhangen, doch nichts hatte Raynold auf den Augenblick vorbereitet, in dem sie das steinerne Hochplateau erreichten und sich das Verbotene Tal vor ihren Augen erstreckte. Seine Stute schnaubte nervös und tänztelte zur Seite. Raynold korrigierte sie mit einem Schenkeldruck und redete beruhigend auf sie. Den anderen Reitern erging es nicht besser. Raynold wandte sich hektisch nach seinem Vater um und stellte erleichtert fest, dass seine Leibwächter direkt neben ihm waren. Philippa kämpfte noch darum, ihren Schimmel unter Kontrolle zu kriegen. Der beißende Gestank, der in der Luft waberte, machte die Tiere genauso nervös wie ihn selbst. Der Geruch jedoch war nicht das Schlimmste, sondern der schwarze Rauch, der aus der Talschneise zu ihnen heraufstieg. Zu Ehren der Stammesmutter Madra hatten ihr die Ahnen vor langer Zeit einen Schrein errichtet, der sich auf dem Hügel erhob. Raynold besuchte diese heilige Stätte jedes Jahr im Frühling, darum kannte er den Ausblick auf den versteinerten Berg, in dem Madra den Dämon gebannt und dadurch ihrem Volk das Überleben ermöglicht hatte.

Der Legende nach war sie über die Mauern der letzten Befestigung geklettert und hatte den Dämon mit Hilfe der Gottesmutter Gaya über die Ebene in das Verbotene Tal gelockt. Dort hatte der Dämon mit seiner Feuerpeitsche die Berge geteilt. Mit Hilfe eines Zaubers hatte Madra ihn im Felsen eingeschlossen. Diese Legende wurde oft von Barden besungen, jedoch hatte Raynold sie nie ganz geglaubt. Nun jedoch kam sie ihm nicht länger wie ein Märchen vor. Durch den Rauch konnte er Feuerflüsse erkennen, die den Berg umschlossen wie feine Äderchen und den brachen Boden aufrissen. Auch König Ernesto starrte wie versteinert in das Tal hinab. Sie hatten die Pferde wieder unter Kontrolle gebracht, auch wenn die Tiere unruhig waren.

„Du hattest recht, mein Sohn, die Welt verändert sich." Der König stieg ab, seine beiden Leibwächter taten es ihm gleich. „Dies ist kein Ort für unsere Pferde. Pete soll auf sie aufpassen und auf Philippa auch. Wir gehen zu Fuß weiter. Es ist an uns herauszufinden, was hier vor sich geht."

Raynold war so überrascht, dass es ihm die Sprache verschlug.

„Du willst zum Dämonenfelsen hinabsteigen?", fragte Ramires. „Früher hast du uns stets verboten, uns dem Ort zu nähern."

„Ich dachte, es wäre besser, wenn man die schlafenden Geister ruhen lässt, aber wie es scheint, sind sie von selbst aufgewacht. Wir müssen herausfinden, was hier passiert ist."

„Majestät, lasst mich mitkommen, bei der Liebe, die Ihr für Eure künftige Schwiegertochter empfindet."

Raynold sah zu Philippa. Ihre grauen Augen schimmerten dunkel. Ihre Lippen zitterten leicht, ein sicheres Zeichen dafür, dass sie ihren Ärger unterdrückte.

„Eben wegen dieser Liebe befehle ich, dass du bei Pete und den Pferden bleibst."

Raynold schluckte seine Proteste hinunter, auch wenn Philippa ihn noch so flehentlich ansah. Er wusste, dass sein Vater seine Meinung nicht ändern würde.

„Lass sie doch mitkommen", sagte Ramires leise, und sowohl Philippa wie auch Raynold schauten ihn überrascht an. Ramires zuckte mit den Schultern. „Ich war auch immer der Kleinere und durfte oft nicht mit. Philippa ist genauso mutig wie jeder andere von uns, vielleicht zählt am Ende jeder Mann beziehungsweise jede Frau."

Der König musterte seinen jüngsten Sohn. Schien abzuwägen. „Fein", sagte er schließlich. „Du möchtest, dass sie mitkommt?"

Ramires nickte.

„Dann wirst du auch dafür Sorge tragen, dass ihr nichts zustößt."

Philippa grinste Ramires an, und es stieß Raynold sauer auf, dass jemand anderes die Verantwortung für seine Verlobte übernehmen sollte. Doch sein Vater hob nur gebieterisch die Hand.

„Steigt von euren Pferden und gebt sie Pete. Der Marsch wird beschwerlich genug. Wir müssen alle Kräfte beisammenhalten."

„Ich passe schon auf Philippa auf, kleiner Bruder", zischte Raynold dem jüngeren Prinzen zu, als Philippa ihren Schimmel in Petes Obhut gab. Der Trinkkumpane von Ramires schien überaus glücklich darüber, zurückbleiben zu dürfen.

Ramires grinste nur. „Jetzt nimm es mir nicht krumm. Philippa hat mir leidgetan und du hast ja nichts getan, um Vater umzustimmen. Beschütze sie ruhig. Ich bin froh, wenn ich niemanden im Auge behalten muss. Das hier reicht mir schon." Er deutete nach unten, wo sich der Qualm zu verdichten schien.

Phillipa schob sich zwischen die beiden. Ihr Blick verriet Raynold, wie wütend sie auf ihn war. „Vielen Dank, die edlen Herren, aber ich kann sehr gut selbst auf mich aufpassen." Damit ließ sie die beiden Bruder stehen und folgte dem König, der flankiert von seinen Leibwächtern den Weg hinabschritt.

Die Gebrechlichkeit seines Vaters schien wie weggeblasen. Raynold beeilte sich, Philippa einzuholen. Der Weg führte über einen schmalen Abstieg hinunter ins Verbotene Tal. Raynold ging ganz hinten, Philippa zwischen ihm und seinem Bruder. Konzentriert stieg er die steinernen Stufen hinab. Ein Donnern erklang, das sich anhörte, als würde Talamud selbst vom Himmel über sie kommen. Philippa zuckte zusammen, fing sich aber im nächsten Moment wieder. Sein Vater hingegen erschrak derart, dass er seinen Halt verlor und um ein Haar gestürzt wäre, hätte Philippa nicht blitzschnell seinen Arm gepackt und ihn gestützt.

Endlich erreichten sie die letzte Stufe und Raynold war erleichtert, dass der Weg ebener wurde. Dafür umwaberte sie jetzt dichter Qualm, sodass sie kaum die Hand vor Augen sahen.

„Der Felsen ist nicht weit entfernt, macht euch bereit und haltet euch dicht bei mir", sagte sein Vater und zog das Schwert Asyla. Auch Raynold legte die Hand auf den Waffenknauf.

„Bei den Ahnen, wo kommen die Feuerflüsse auf einmal her?", fragte Philippa. Sie hatte ihre Klinge Graufels gezogen und war die Erste, die einen forschen Schritt ins Tal wagte.

„Bei den Göttern! Halt!", gebot der König und fasste sie an der Schulter. „Übermut kann dich hier schnell ins Verderben stürzen. Spürst du nicht, wie der Boden bebt?"

Sein Vater hatte recht. Es war, als ob sich unter der Erde ein Ungetüm gegen die Oberfläche warf und einen Weg hinaus suchte. Der König schloss die Augen und hielt sein Schwert Asyla fest umklammert.

„Hört ihr es, meine Söhne? Etwas in dem Berg ruft mich zu sich", sagte er leise.

Raynold lauschte und vernahm tatsächlich wie aus weiter Ferne die sanften Rufe einer Frau.

„Madra", flüsterte sein Vater. „Die Prophezeiung erfüllt sich. Wartet hier auf mich." Kurz darauf verschwand König Ernesto mit seinen Leibwächtern im Dunst.

Ramires sah ebenso verdutzt aus, wie Raynold sich fühlte. Ihr Vater hatte ihnen nie etwas von einer Prophezeiung erzählt.

Nur Philippas Mundwinkel umspielte ein belustigtes Zucken. „Magie erwacht erneut, ihr Schafsköpfe! Endlich ist es so weit und unser Volk wird frei sein. Ich jedenfalls lasse mir die Möglichkeit nicht entgehen, Geschichte zu schreiben." Mit diesen Worten lief sie dem König leichtfüßig hinterher.

Raynold sah seinen Bruder an und beide dachten wohl das Gleiche, denn Ramires rannte ebenfalls los, dicht gefolgt von Raynold. Der Weg über die Feuerströme war tückisch. Wie glühende Adern durchzogen sie den Boden. Es war unmöglich, in die Ferne zu schauen. Noch nicht mal den Berg erkannte Raynold. Er sah seinen Bruder vor sich, der wie ein flüchtendes

Kaninchen im Zickzack über die Ebene lief, wohl um nicht in eines der Feuerlöcher zu treten. *Zum Glück sind die Lavaflüsse noch so klein.* Vor ihm tauchte der weiße Haarschopf von Philippa auf, hell wie ein einzelner Stern in einer finsteren Nacht.

„Philippa, halt!", schrie er, doch sie hörte ihn nicht oder hatte beschlossen, ihn zu ignorieren.

Erneut rollte ein Donner über ihren Köpfen hinweg und der Rauch wurde so dicht, dass er Raynold wie eine Wand vorkam, die sich nur langsam zur Seite schieben ließ. Zu seiner Rechten schoss ein Feuergeysir in die Höhe und für einen Moment gab der Nebel den Dämonenfelsen frei. Raynold hielt inne. Der Boden schwankte und eine Spalte brach neben ihm auf.

„Verdammt!", schrie er. „Was für ein Albtraum! Vater? Wo bist du? Ramires? Philippa?" Er vernahm keine Antwort, nur ein rauschendes Tosen. Eine sengendheiße Böe warf ihn fast zu Boden.

Wo kommt der Wind auf einmal her? Raynold konnte sich gerade noch an einer kahlen Tanne festklammern. Der Sturm kam wie aus dem Nichts. Er pustete den Rauch fort und wirbelte Feuerfunken durch die Luft. Raynold hielt mit einem Arm den Stamm umklammert, mit der anderen schlug er nach den Funken, die seinen Umhang trafen. Nun konnte er auch die anderen erkennen. Sein Vater war mit der Leibwache am Berghang angekommen und schob sich gerade durch ein dunkles Loch hinein. Ramires und Philippa eilten dem Höhleneingang entgegen.

„Verdammt!", fluchte Raynold, kam aber keinen Schritt vorwärts, da der Sturm immer noch wütete. Doch plötzlich erstarb der Wind. Das Tal wurde in ein sanftes Licht getaucht. Vor Raynold lag nun eine Landschaft mit saftigen Wiesen und plätschernden Bächen. Er atmete tief durch. Die Luft war rein und von Vogelgezwitscher erfüllt. Doch dann hallte ein markerschütternder Schrei durch die Idylle und prompt war Raynold zurück auf der verbrannten Erde. Der Wind hatte sich gelegt und nun rannte er das letzte Stück auf den Dämonenfelsen zu. Hastig schob er sich durch den Spalt in eine Höhle, die von einem milchigweißen Licht erhellt wurde. Ramires brüllte wie ein verletztes Tier, die Augen vor Schmerzen weit aufgerissen. In seiner rechten Hand steckte ein schwarzer Stachel, der an das Horn eines Drachen erinnerte, wie Raynold sie aus alten Büchern kannte.

Philippa war bei Ramires und zog beherzt an dem Stachel, doch der ließ sich nicht bewegen. Raynold zuckte zurück, als er sah, dass sich schlanke schwarze Schlangen aus Rauch einen Weg über den Arm seines Bruders bahnten. Dann fing er sich und eilte Philippa zur Hilfe. Entschlossen griff er nach dem Stachel, ließ ihn aber im nächsten Moment mit einem erstickten Schrei los.

„Das Ding ist verdammt heiß. Ich halte Ramires fest und du ziehst!", rief er Philippa zu, die dicke Lederhandschuhe trug.

Sie nickte und zog erneut. Es stank nach verbranntem Fleisch.

„Halte durch, Bruderherz. Wir haben es gleich!", machte Raynold Ramires Mut.

Langsam, ganz langsam gelang es Philippa das dolchgroße Ding aus Ramires Handfläche zu ziehen. Der junge Prinz verdrehte die Augen und sackte gegen Raynolds Brust. Erleichtert sah er, dass Philippa den ganzen Stachel erwischt hatte.

„Wir haben es, Ramires, hörst du? Wir haben den Stachel entfernt. Alles wird gut." Philippa strich Ramires das Haar aus der schweißfeuchten Stirn und Raynold schnitt ihm den Ärmel auf, um die verbrannte Hand zu verbinden. Dabei sah er gerade noch, wie die schwarzen Rauchschlangen unter dem Hemdstoff verschwanden.

„Was bei der heiligen Madra ist das?", entfuhr es Raynold.

„Ich sehe nichts. Was meinst du?", fragte Philippa.

Raynold wollte antworten, doch da waren die schlangenartigen Gebilde schon verschwunden. „Jetzt sind sie weg. Aber da war etwas Eigenartiges."

Ramires stöhnte und Philippa wandte ihre Aufmerksamkeit wieder dem Verletzten zu.

Raynold entdeckte neben den knienden Leibwächtern zwei weitere Gestalten. Eine davon war sein Vater, der kraftlos am

Boden lag und mit den beiden Bewaffneten zu sprechen schien. Die andere war eine Frau, die wie schlafend wirkte. Ihre schwarzen Haare umrahmten ein bleiches Gesicht.

„Was ist hier passiert?", fragte Raynold Philippa hektisch.

„Dein Vater war bei ihr, als wir in die Höhle kamen. Er wollte Ramires zurückhalten, doch der ist zum König geeilt. Dann hat die Erde gebebt und Ramires ist gestürzt. Als er aufstand, steckte der Stachel in seiner Hand. Du hättest seinen Schrei hören sollen, es war schrecklich." Philippa schauderte trotz der Hitze.

Raynold erhob sich mit zitternden Knien und machte einen Schritt auf seinen Vater zu.

Der König schien benommen, doch dann hob er den Blick und sah Raynold an. „Madra. Das Amulett. Mein Sohn ..." König Ernestos Augen wanderten zu der Frau an seiner Seite. „Das Amulett, hol es dir, mein Sohn. Befreie ihren Geist."

Raynold musterte das Amulett, das an einer silbernen Kette um den Hals der Frau hing. *Madra,* dachte er voller Ehrfurcht. *Sie wirkt so lebendig. Als ob sie jeden Moment ihre Augen aufschlagen würde.* Ihre Haut war rosig und frisch wie ein Winterapfel. Das konnte unmöglich die Madra sein, die angeblich schon vor Jahrhunderten in dieser Höhle den Tod gefunden hatte.

Raynold strich ihr das schwarze Haar aus der Stirn. Ihre Haut fühlte sich warm an. Als seine Blicke weiter nach unten wanderten, entdeckte er allerdings die schreckliche Verletzung, der die Frau erlegen war. Das weiße Gewand, in das ihr Körper eingehüllt war, war auf der Höhe ihres Bauches blutgetränkt. Dunkles, altes Blut, das sich wie ein schwarzer See ausgebreitet hatte und längst getrocknet war. Aus ihrem Leib ragte ein Dreizack, an dessen Ende sich drei Spitzen befanden. Eine davon war abgebrochen. *Daran muss sich Ramires verletzt haben.*

„Das Amulett!", hörte er seinen Vater keuchen. „Beeil dich!"

Ohne weiter nachzudenken, griff Raynold nach dem Silberkettchen und zog daran. Im nächsten Augenblick hielt er das Schmuckstück in der Hand. Ein warmes Gefühl durchströmte ihn, gleichzeitig fing der Boden in der Höhle wieder zu beben an, als ob der Berg selbst gegen diese Tat protestieren wollte. Der

Körper der jungen Frau begann zu schimmern, verblasste vor seinen Augen und löste sich schließlich ganz auf. Raynold wollte nach ihrer Hand greifen, aber da war nichts mehr, was er hätte fassen können. Sogar der Dreizack war verschwunden. Der Prinz wollte das Amulett seinem Vater reichen, doch der winkte ab.

„Gib es an Ramires und dann lass uns sehen, dass wir hier rauskommen."

Während die Leibwachen seinem Vater auf die Beine halfen, tat Raynold wie ihm geheißen und legte seinem Bruder das Amulett in die Hand. Zusammen mit Philippa beobachte er, wie Ramires sich erholte. Sein Atem ging ruhiger und er kam wieder auf die Beine.

„Wir müssen weg hier. Meinst du, du schaffst es hinaus?", fragte Raynold.

Im hellen Schein der Höhle glommen Ramires Augen dunkel, fast purpurfarben. Um seinen Mund hatte sich ein harter Zug gelegt. *Bestimmt nur das Licht und die Schmerzen,* redete sich Raynold ein. Ramires schien etwas zu suchen und seine Blicke blieben an dem unheilvollen Stachel hängen, doch Philippa war schneller. Entschlossen griff sie danach. Raynold fragte sich für einen Moment, weshalb sich der Stachel nicht wie der Rest des Dreizacks aufgelöst hatte. Doch Philippa schwenkte ihn schon wie eine Trophäe hin und her.

„Du willst ihn haben?", rief sie Ramires zu. „Dann komm und hole ihn dir." Blitzartig rannte sie los, aus der Höhle hinaus, vorbei an den Leibwachen, die ihren König auf dem Rückweg stützten. Ramires torkelte Philippa hinterher, die Kette fest in der Hand. Raynold war der Letzte, der die Höhle verließ.

Als er sich nochmals umdrehte, erlosch der unnatürliche Schein und nur ein kleiner, letzter Lichtstrahl wies ihm den Weg zurück aus dem Tal. Fast so, als hätte sich die helle Lichtgestalt von Madra einen Pfad hinaus gebahnt und eine Spur hinterlassen, um die Königsfamilie durch den immer dichter werden Rauch nach Hause zu führen.

KAPITEL 8
Crystal

Mit dem ersten Morgenlicht kehrte die Schattenfrau zurück. Crystal hatte versucht, sie nach ihrem Namen zu fragen. Aus den Gesten und Lauten hatte sie so etwas wie *Betha* herausgehört, war sich aber nicht sicher. Deshalb sprach sie diesen Namen nicht aus, doch in Gedanken nutzte sie ihn. Betha brachte ihr ein Frühstück, das aus zwei Spiegeleiern, kaltem Hähnchenfleisch, Tomaten und Gurken bestand. Dazu stellte sie erneut eine Kanne Kräutertee auf dem Tisch ab. Crystal hatte so schlecht geschlafen wie selten zuvor in ihrem Leben. Nicht mal die Nacht vor ihrer Abreise war ihr in so schlechter Erinnerung wie der Schlaf, aus dem Betha sie gerissen hatte. Während sie schlückchenweise den heißen Tee trank, dachte sie an den Dämon zurück, von dem sie geträumt hatte. Ein gesichtsloser Schemen mit pechschwarzer Lederhaut und leuchtend roten Augen. Crystal stöhnte leise auf. Das ging ja gut los.

Doch mit dem zunehmenden Tageslicht hellten sich auch ihre Gedanken auf. Betha stand still in der Ecke, aber das ignorierte Crystal. Heute würde sie die anderen Erwählten treffen, und vielleicht gab es eine Gelegenheit, sich auszutauschen. Zumindest Romana, Irina und Ferva schienen ihr gewogen zu sein. Sie würde beweisen, was in ihr steckte, und vielleicht sogar damit beginnen, das Leben am Hofe zu verstehen.

Betha hatte ihr Kleidung zurechtgelegt. Ein perfekt sitzendes Oberteil und eine Ballonhose, wie Crystal sie auch im Kloster bei ihren Kampfübungen getragen hatte. Dazu reichte die Stumme ihr einen Gürtel, an dem man einen Schlagstock befestigen konnte. Zum Schluss zog Crystal sich ein Paar lederne Sandalen an. Als sie fertig war, winkte Betha sie hinaus und schloss das Zimmer ab. Crystal war froh, als sie in die sanfte Morgenbrise trat. Welche Wohltat, an der Luft zu sein und sich bewegen zu dürfen!

Sie sah, dass sie nicht die Erste war, die mit einer stummen Gefährtin an der Seite wartete, und zu ihrer Erleichterung wirkten auch die anderen Erwählten so nervös, wie sie sich fühlte. Im Schatten unter einem prachtvoll blühenden Mandelbaum warteten zwei Soldaten auf sie. Als alle zwölf Erwählten mit ihren Gefährtinnen versammelt waren, forderten die Soldaten sie auf, ihnen zu folgen. Im strammen Marschtempo ging es den Hügel abwärts auf ein Wäldchen zu und Crystal schöpfte neuen Mut, als sich das grüne Blätterdach über ihnen schloss. Hier roch es fast wie in den Wäldern des Klosters nach Moos, Pilzen und Wurzeln. Instinktiv hielt sie nach Tierspuren Ausschau, entdeckte aber nur ein paar Vögel, die ihr Morgenlied trällerten. Dass alle andere Waldbewohner sich zurückgezogen hatten, wunderte sie nicht, denn die Soldaten unterhielten sich laut über die Köpfe der Mädchen hinweg und gaben sich keine Mühe, leise zu laufen. Nach einer Weile lichteten die Bäume sich und Crystal trat misstrauisch näher. Vor ihr erstreckte sich eine Art Felsengrube, eine mit Sand aufgeschüttete Fläche in Form eines Rondells mit merkwürdigen Türen. Crystal sah, dass sich dort schon ältere Mädchen miteinander duellierten.

„Das ist das Trainingsgelände für eure Einheit", sagte einer der Soldaten. Bevor er mehr erklären konnte, schob ihn eine kräftige Hand beiseite.

„Danke, Malcom. Von nun an werde ich übernehmen. Bring die Schatten zurück, sie sollen den Wald für heute Nachmittag präparieren." Hunt baute sich vor ihnen auf, seine Mähne glänzte im Morgenlicht. Er hatte das weiße Wams der Garde gegen eine leichte Tunika getauscht und Crystal konnte zum ersten Mal die kräftige Statur seines Körpers genauer begutachten.

Auch die anderen Mädchen musterten den Hauptmann eindringlich, was auch Hunt zu spüren schien, denn er lächelte der Gruppe entgegen. Neben ihm stand eine Frau, die ihm fast ebenbürtig an Körpergröße war und die Raupen mit kühlem Blick betrachtete. Sie hatte krauses feuerrotes Haar, das sich deutlich von ihrer zartbraunen Haut abhob. Um ihre Taille trug sie einen Waffengurt mit mehreren Messern. Am imposantesten war aber das Langschwert auf ihrem Rücken.

„Wir werden gleich damit beginnen, eure Fähigkeiten zu testen", sprach Hunt weiter, „um zu sehen, ob die Klosterschwestern euch gut ausgebildet haben. Ihr werdet mit den Mädchen aus dem Süden gemischt, die unten schon trainieren. Habt keine Scheu, euer Können zu zeigen. Heute werde ich euch persönlich begleiten und Amyra hier wird in den kommenden Wochen für eure Ausbildung zuständig sein." Er deutete auf die Frau neben sich.

Crystal wurde heiß und kalt. Es war schon schwierig genug, die Nerven zu behalten, wenn sie jetzt auch noch daran dachte, dass Hunt ganz in der Nähe war ... *Nein!* Sie würde sich auch von ihm nicht ablenken lassen.

„Jede von euch bekommt einen hölzernen Kampfstock. Heute will ich nur wissen, wo ihr steht", erklärte Hunt und führte sie hinunter an den Rand der Grube, wo zwei ältere Mädchen mit einem Korb voller Stöcke warteten. Crystal vermutete, dass sie ebenfalls stumme Dienerinnen waren, da sie kein Wort sprachen und nur mit kaltem Blick die Übungswaffen verteilten.

Amyra dagegen war nicht stumm. Mit bellenden Kommandos trieb sie die Mädchen an, punktgenaue Schläge auszuteilen, sich auf ihr Kommando auf den Boden zu werfen und im Rondell unter der glühenden Tageshitze unzählige Runden zu laufen. Anders als die Klosterschwestern unterbrach Amyra das Training nicht, wenn eines der Mädchen zu hart zuschlug. Erst als Blut floss, trat sie dazwischen.

„Halt dich zurück", befahl sie der Raupe. „Wer nach der ersten Verwarnung nicht spurt, bekommt einen Schlag hiermit." Ihre Hand ruhte auf dem Griff einer Peitsche, dann ging es weiter.

Crystal vergaß, dass Hunt oberhalb der Grube seine Runden drehte. Sie ackerte und versuchte immer wieder, die aggressiven Schläge der älteren Mädchen abzuwehren. Ein Hieb traf sie so hart in den Bauch, dass sie in die Knie ging und nach Atem rang. In einer Geste der Unterwerfung streckte sie einen Arm hoch und verharrte kurz am Boden.

„Steh auf, Insekt!", brüllte Amyra und ließ ihre Peitsche in der Luft knallen. „Ihr habt noch Arbeit vor euch, bevor ihr an eine Pause denken dürft!"

Bereits gegen Mittag hätte Crystal am liebsten aufgegeben. Ihr ganzer Körper schmerzte vor Anstrengung und den Treffern. Niemand hier schien defensiv zu kämpfen, wie sie es im Kloster gelernt hatte. Die Mädchen aus dem Süden hatten einen unnachgiebigen und skrupellosen Kampfstil. Als Crystal ihr pochendes Handgelenk rieb und einen großen Schluck Wasser trank, fragte sie sich erneut, weshalb Hunt sie auserwählt hatte, an den Hof zu kommen. Die anderen Novizinnen aus dem Kloster waren dadurch, dass sie schon zwei Jahre weiter waren, zumindest nicht ganz so unterlegen wie Crystal.

„Hier, nimm das für deine Hand", sagte Romana und reichte ihr einen mit kaltem Wasser getränkten Stofffetzen.

„Danke." Crystal war zum Weinen zumute.

„Du musst stark sein, weißt du? Das hat uns Oberschwester Christine immer wieder gesagt. Es ist bestimmt schwer für dich ohne das Extratraining, das du ja nie hattest. Aber dafür schlägst du dich gut."

Crystal nickte dankbar.

„Komm, setz dich zu uns." Romana schien keine Schmerzen zu haben, auch wenn ihre Arme und Beine mit blauen Flecken übersät waren. Crystal folgte dem älteren Mädchen zu einem schattigen Platz unter einer Baumgruppe. Dort reichte eine ältere Frau ihnen Holzschüsseln mit Gerstenbrei und frischem Obst. Schon allein den Löffel zu halten, fiel Crystal schwer. Sie hatte kaum Hunger, zwang sich aber trotzdem zu essen, denn sie war sicher, dass der Nachmittag ebenso anstrengend werden würde. Es tat gut, den drei Freundinnen aus der Berggegend zuzuhören. Romana, Ferva und Irina schienen alle bester Laune zu sein, und etwas von dieser Stimmung färbte auch auf Crystal ab. Viel zu schnell war die Pause vorüber und Hunt forderte sie auf, sich in eine Reihe zu stellen. Amyra stand bei ihm und die gesamte Gruppe wurde aufgeteilt und neu zusammengewürfelt, sodass Crystal sich schließlich allein zwischen den unbekannten Gesichtern aus dem Süden befand und weder Romana noch die anderen Bergmädchen in ihrer Gruppe waren.

„Ich nehme diese Gruppe in den westlichen Wald mit, du gehst mit den anderen in den östlichen", befahl Hunt. Er lächelte Crystal zu. „Ihr dürft jetzt Bogenschießen. Ich glaube, darin bist du ganz gut."

Crystal schluckte. Sie hätte alles dafür getan, seinem durchdringenden Blick zu entgehen, und andererseits spürte sie eine angenehme Wärme in sich aufwallen, wenn er sie so direkt ansah.

Der westliche Wald war eine größere Baumgruppe, in der die Schatten, wie Hunt sie bezeichnet hatte, Ziele vorbereitet hatten. Zwischen den Blättern baumelten bunt bemalte Holzschilder und auch einfachere Trefferpunkte wie Strohpuppen waren aufgebaut.

„Jede von euch hat zehn Pfeile im ersten Durchgang", erklärte Hunt, während er den Mädchen Langbögen austeilte.

Crystal dachte an ihren eigenen Bogen, den ihr Schwester

Tamina bei der Abreise mitgegeben hatte. Das Ding, das sie jetzt in der Hand hielt, war in seiner einfachen Art kein Vergleich, aber Crystal war trotzdem zuversichtlich, dass sie zumindest am Nachmittag gut abschneiden würde.

„Konzentriert euch auf das Ziel. Die Waffe ist dabei nur zweitrangig. Wenn ihr fühlen könnt, wie ihr den Treffer landet, ist der Sieg schon fast euer“, erklärte Hunt.

Crystal atmete tief ein, wog den Bogen noch einmal in der Hand. Dann spannte sie die Sehne und legte probeweise einen Pfeil ein.

„Sachte, sachte. Es schießt niemand, bevor ich nicht das Kommando dazu gebe“, erklärte Hunt und legte ihr lächelnd seine Fingerspitzen auf den Arm.

Crystals Haut kribbelte und sie merkte, wie sie rot anlief.

„Stellt euch in einer Reihe auf. Nacheinander werdet ihr versuchen, so viele Treffer wie möglich zu landen. Du da fängst an.“ Hunt deutete auf ein zierliches Mädchen, das seinen Blick selbstbewusst erwiderte.

Die Raupe pustete sich eine Haarsträhne aus dem Gesicht, griff mit einer geschmeidigen Geste in den Köcher, in dem ihre Pfeile waren, und schoss sie nacheinander ab. Die bunten Scheiben in den Bäumen zitterten noch, als das letzte Geschoss an der Außenlinie der Markierung stecken blieb.

Hunt nickte anerkennend. „Das war gut. Du warst schnell und präzise.“

Er ließ eine nach der anderen schießen. Schließlich war Crystal an der Reihe. Schwester Lucia, ihre Lehrmeisterin für das Bogenschießen, hatte darauf bestanden, dass die Mädchen erst die Augen schlossen und sich mit ihrem Innersten verbanden, um alle Ablenkungen auszusperren. Diese Übung ging schnell, wenn man sie beherrschte, und war sehr effektiv. Deshalb griff Crystal auf sie zurück.

Sie beruhigte ihren Atem und lauschte den Geräuschen um sich herum. Alles in ihr wurde still. Auf einmal vernahm sie zu ihrer Rechten ein Zischen. Das Vibrieren einer Bogensehne ließ sie die Augen aufreißen. Ihr entfuhr ein kleiner Schrei, als sie sah, wie Hunt sich blitzschnell auf dem Boden abrollte. Er brüllte wie ein angeschossenes Tier. Ehe sie begriff, was geschehen war, sprang er wieder auf, stürzte sich auf eine der Auserwählten und rang sie nieder.

Mit der Rückseite seiner Hand versetzte er ihr einen kräftigen Schlag, doch so leicht ließ sich das Mädchen nicht unterkriegen. Sie trat nach ihm und trommelte mit den Fäusten auf ihn ein. Crystals Mund war wie ausgetrocknet, als sie die Szene beobachtete.

„Du Miststück, was soll das? Willst du mich umbringen? Sprich!“ Hunt drückte ihr seine Finger in die Kiefergelenke, bis aus den Mundwinkeln der Raupe Blut tröpfelte.

„Eines Tages erwischt dich jemand, Bastard“, presste das Mädchen hervor, ehe Hunt ihr mit einem weiteren Schlag das Bewusstsein raubte.

Crystal erkannte erst jetzt, dass Hunt verwundet war. Erschrocken blickte sie auf den Pfeilschaft, der aus seinem Oberarm ragte. *Wollte das Mädchen ihn tatsächlich umbringen? Doch weshalb?* Die anderen Raupen sahen sich ebenfalls verstört an.

Hunt reckte zwei Finger zum Himmel. Für einen Moment war es Crystal, als ob aus den Kuppen ein blauer Lichtstrahl nach oben schoss. Oder hatte sie sich getäuscht? Verdutzt sah sie sich um und erschrak. Schwarze Schemen tauchten zwischen den Bäumen auf. Sie gehörten nicht zur Königsgarde, denn statt des weißen Wappens mit den blauen Edelsteinen trugen sie schwarze Rüstungen und hatten ähnlich den Palastwachen eine Maske auf. Bei ihrem Anblick kroch eine markdurchdringende Kälte in Crystals Körper. Wie versteinert starrte sie auf die silber angemalten Fratzen, auf die mit schwarzer Farbe große Augen und ein zorniger Mund gezeichnet waren. Auf den Roben der Reiter prangte ein blauer Schädel. Wie Geistergestalten aus den Schauermärchen von Schwester Sora ritten sie zwischen den Bäumen hindurch und auf sie zu. Selbst die Pferde hatten weit aufgerissene Augen, als sie mit ihren geblähten Nüstern vor den Mädchen stehen blieben. Die Zeit schien stillzustehen. Einer der

Soldaten drehte sein Gesicht zu Crystal und sie hielt den Atem an. Sie erkannte an den aufgemalten goldenen Narben auf den Seiten der Maske, dass sie einen Todbringer vor sich hatte. Gesichtslose Männer, die sich für jede Tötung einen Querstrich über der Hauptnarbe verdienten. Crystal hatte noch nie zuvor etwas so Furchterregendes gesehen. Hunt deutete mit schmerzverzerrtem Gesicht auf das noch immer bewusstlose Mädchen.

Die schwarzen Reiter sprangen ab und bildeten einen Ring um die Attentäterin. Wie eine Puppe schleuderte einer sie auf seinen Rappen und preschte mit der Hälfte der Truppe davon. Hunt hatte sich zu einem Baumstumpf geschleppt. Ein Todbringer mit goldener Maske kauerte neben ihm. Er hatte ein Stück Leinentuch in der Hand und half Hunt, das Geschoss aus seinem Arm zu ziehen. Als das Fleisch den Pfeil freigab, begann die Wunde sofort heftig zu bluten und der Maskierte legte geschickt einen Verband an. Die anderen Todbringer umzingelten die restlichen Mädchen und sahen sie durch die leblosen Masken an. Crystal hörte leises Gemurmel von Hunt und dem Kerl mit der goldenen Maske, verstand aber kein Wort. Weil ihre Hände so sehr zitterten, hatte sie sich den Bogen wieder über den Rücken geschlungen. Schließlich zwang sie sich dazu, den Blick zu heben, und sah, dass der Todbringer mit der Goldmaske aufgestanden war.

„So etwas hätte nicht vorkommen dürfen! Wer von euch hat von den Plänen dieser Hure gewusst?“, zischte Hunt, der sich ebenfalls erhoben hatte. „Die Raupen aus dem Süden, vortreten!“

Crystal sah, wie sieben der ihr fremden Mädchen mit gesenktem Blick vortraten und vor Hunt stehen blieben.

„Schaut mich an, Verräter!“ Hunts Stimme bohrte sich wie ein Pfeil aus Eis in ihr Herz. Seine kalte Art verängstigte sie. So hatte sie den Hauptmann noch nie gehört.

Die Mädchen standen mit dem Rücken zu ihr und hoben langsam Köpfe. Hunt musterte eine nach der anderen eindringlich. Sein Gesicht entbehrte jeglicher Sanftheit, als er fortfuhr.

„Die Attentäterin war eine von euch. Sie wollte mich töten.

Ist das der Dank dafür, dass ich euch auf das Dasein als Libelle vorbereite? Ist das die Einstellung, mit der ihr eurem Königreich dienen wollt?"

Betretenes Schweigen war die einzige Antwort.

„Ihr wollt mit mir spielen? Dann spielen wir! Jede von euch erhält die Chance, den Tag zu überleben. Alles, was ihr tun müsst, ist schneller zu sein als meine Elitetruppe." Er nickte den Todbringern zu. Sofort spannten sie ihre Bögen.

Crystal erschauderte. Das konnte doch unmöglich ernst gemeint sein!

„Ich zähle bis zehn. Ihr müsste es nur bis zu dem großen Baum dahinten schaffen. Eins, zwei, drei …"

In die Mädchen aus dem Süden kam Leben. Sie sprinteten los. Manche im Zickzack, andere auf dem schnellsten Weg geradeaus. Bis zum Baum waren es nur etwa zweihundert Schritte. Crystal hielt den Atem an. Am liebsten hätte sie weggeschaut, aber im Kloster hatte sie gelernt, auch dem Schrecken ins Gesicht zu sehen.

„Zehn", erscholl Hunts Stimme und die Todbringer ließen ihre Pfeile von der Sehne schnellen.

Die meisten der Mädchen waren knapp vorm Ziel und Crystal dachte schon, dass sie es schaffen würden, da zerfetzte ein Schrei die Luft. Die Erste ging zu Boden, zwei weitere folgten. Cyrstal erkannte, dass diejenigen, die Haken schlugen, zwar den längeren Weg, aber bessere Chancen hatten. Alles ging sehr schnell. Am Ende blieben zwei der sieben völlig außer Atem hinter dem hohen Baum stehen. Sie hatten das Ziel erreicht. Eines davon war das Mädchen, das beim Zielschießen als Erstes an der Reihe gewesen war. Hunt nickte den maskierten Soldaten mit grimmiger Miene zu, die schwangen sich in ihre Sättel und preschten davon. Dann rief er die Überlebenden zu sich.

„Für heute ist Schluss. Ich hoffe, dass ihr Morgen in besserer Verfassung seid. Ich schicke euch eure Schatten mit den Spaten, dann könnt ihr die Toten verscharren."

Als Hunt ihnen den Rücken zukehrte, wäre Crystal am liebsten davongelaufen. Weit weg. Die Jahre im Kloster waren mühsam und oft entbehrungsreich gewesen, aber nichts hatte sie auf das Leben am Hof vorbereitet. Gewiss, sie hatte auch vorher schon Mädchen sterben gesehen. Manche waren krank gewesen, andere lebensmüde. Doch niemals war eine der Novizinnen vorsätzlich getötet worden. Beim Anblick der grotesk verdrehten Leiber stiegen ihr Tränen in die Augen.

Nach einer Weile kam Betha und drückte ihr eine Schaufel in die Hand. Die stummen Dienerinnen schienen zu wissen, was zu tun war. Sie suchten einen Ort aus, um dort die Erwählten eine Grube ausheben zu lassen. Crystal war froh, dass sie die Leichen nicht hineinrollen musste, sondern dass die Schatten das übernahmen. Die Mädchen schaufelten Erde auf die Toten. Dann endlich geleitete Betha sie zurück zu ihrem Zimmer, wo eine Badewanne auf sie wartete. Wieder blieb ihre stumme Gefährtin, bis Crystal sich gesäubert und gegessen hatte. Mit einem Nicken verabschiedete sich Betha schließlich.

Crystal lag im Bett, doch sobald sie die Augen schloss, holten die Ereignisse des Tages sie ein. Fast wünschte sie sich, unter den Toten zu sein, denn sie hatte keine Chance, ihr erstes Jahr als Raupe zu überleben.

KAPITEL 9

Olley

Olley lag auf dem steinernen Boden einer Erdhöhle. Durch ein schmales Loch in der Decke fiel Sonnenlicht und ließ die Staubkörner vor seinen Augen tanzen. Er wusste nicht, wie viel Zeit vergangen war, seit man ihn an jenem verhängnisvollen Abend zu Tschapin geschleift hatte. Waren es Tage? Oder schon Wochen? Tschapin hatte Olley einen stark nach Kräutern riechenden Trank verabreicht, und er meinte, sich daran zu erinnern, wie er dadurch in einen Dämmerschlaf gefallen war. Als er wieder aufgewacht war, hatte er sich hier in dieser Höhle befunden. Seitdem hatten Mond und Sonne abwechselnd durch das Loch in der Decke geschienen und Olley hatte jedes Gefühl für Zeit verloren.

„Na, mein Sohn. Bist du aufgewacht?“, holte ihn eine Stimme, knarzig wie die Äste eines alten Baumes im Wind, zurück aus seinen Gedanken. Auch wenn Olley den Anblick der runzligen Alten verabscheute, drehte er sich zu ihr um.

„Nein“, entgegnete er kühl. Es kostete ihn alle Kraft, nicht zurückzuweichen, als die Greisin sich über ihn beugte, denn ihr zahnloser Mund verströmte einen Geruch wie faule Eier in der Sommerwärme.

„Lügner“, zischte sie ihn an. „Verdammter Lügner! Du kannst die alte Lorella nicht verschaukeln und deine Sturheit bringt uns keinen Schritt weiter. Du bist hier, weil der große Tschapin in dir die alten Kräfte vermutet."

Olley schluckte trocken. Wieder einmal verfluchte er seine wirren Träume, die ihn in dieses Gefängnis gebracht hatten. Sollte er sich am Ende doch der alten Frau anvertrauen und zugeben, was ihn nachts plagte? Nur was würde dann mit ihm geschehen? Es konnte gut sein, dass das hier eine Falle war und man ihn noch härter bestrafen würde. Denn zeit seines Lebens hatte man ihm beigebracht, dass Magie etwas Schlechtes, Verwerfliches sei.

„Warum könnt ihr mich nicht einfach in Ruhe lassen? Ich habe niemandem etwas getan, will nur meinen Eltern helfen die Ziegen zu hüten und unseren Garten zu pflegen. Ich habe einmal etwas geträumt und sonst nicht", log Olley.

Die Erinnerung an den Traum von letzter Nacht drehte ihm den Magen um. Darin war er ein riesiger Bär gewesen, ein Monster unter seinesgleichen. Dabei hatte er noch nie einen echten Bären gesehen, außer auf einer Zeichnung, die einst ein Fremder aus den Nordländern mitgebracht hatte. In der Gestalt des Bären hatte er gegen fremde Menschen gekämpft. Er hoffte, dass er nicht aufgeschrien hatte in dem Moment, als er von einem Pfeil ins Bein getroffen worden war, doch das Gesicht der Alten besagte etwas anderes.

„Und deine Schreie?", fragte sie prompt, als hätte sie seinen Gedanken gelauscht.

„Ich träumte, ich wäre gefangenen in einer Höhle mit einer gruseligen Hexe", unternahm Olley einen müden Versuch, seine Wächterin in die Irre zu führen.

„Pah, pah und nochmals pah! Ich glaube dir kein Wort, mein Jungchen. Hier hast du etwas Antilopenmilch und eine Schüssel mit Hirsebrei. Wohl bekommt's, sag ich. Vielleicht bist du später in einer redseligeren Stimmung. Ich habe Zeit."

Mit schlurfenden Schritten verließ die Alte die Höhle. Am Ende des Ganges fiel eine Tür zu und Olley vernahm das vertraute Geräusch eines Riegels, der von außen vorgeschoben wurde. Seufzend sank er auf den mit Stroh ausgelegten Schlafplatz zurück, lehnte sich an die kühle Wand und schloss die Augen. So konnte es nicht mehr weitergehen. Lorella war unnachgiebig wie ein Steinpfeiler.

Wahrscheinlich würde er noch ewig in dieser Höhle hocken, wenn er sich ihr nicht anvertraute. Und trotzdem blieb die Angst. Olley hatte als Schüler Geschichten über seine Vorfahren gehört. Diejenigen, die Magie wirken konnten, waren allesamt von den Königssoldaten niedergemacht worden. Sie wurden bei lebendigem Leib verbrannt oder in Stücke gerissen, um den Dämon, der ihnen innewohnte, zu vertreiben. Die Erzählungen hatten ihm so viel Angst gemacht, dass er am Abend seine Mutter danach gefragt hatte.

Ihr sonst so freundliches, warmherziges Gesicht hatte sich verfinstert. Sie hatte ihn fest in die Arme genommen und ihm versichert, dass sich diese Legenden vor langer Zeit zugetragen hatten und sich niemals wiederholen würden. Jetzt nahm er einen Schluck von der Antilopenmilch und verzog das Gesicht. Sauer. Der Geschmack verursachte ihm ein Grausen. Olley stellte den Tonbecher zur Seite und aß ein paar Löffel von dem bereits erkalteten Hirsebrei. Das Zeug klebte am Gaumen fest und er musste Spucke sammeln, um es runterzuschlucken. Angeekelt schob er die Schale von sich und schloss die Augen. Wenn er tatsächlich ein Bär hätte sein können, dann hätte er die Tür mit seinen Pranken aus den Angeln gehoben, aber so war sein Körper schwach und ausgehungert und er würde durchdrehen, wenn er nicht bald hier herauskam.

„Das liegt an dir, mein Lieber“, zischte Lorellas Stimme über ihm.

Er war eingenickt, und als er nun wieder erwachte, erkannte er, dass es draußen dunkel war.

„Hier mein Sohn. Ich habe ein Hühnchen geschlachtet und dir das beste Stück mitgebracht.“ Olley wurde fast ohnmächtig von dem Bratenduft. „Kross gebackener Schlegel mit in Honig geschwenkten Bananenstückchen. Was sagst du dazu?“

Die Aussicht auf eine warme Mahlzeit war zu verlockend, um sie zu ignorieren. Olley nahm den Teller entgegen und machte sich gierig über das Essen her. Die Alte nickte zufrieden, als er das leere Geschirr neben sich abstellte.

„Und? Willst du jetzt reden?“, fragte sie. Olley nickte, denn die Alte schien einen Blick dafür zu haben, wenn man sie anlog. Das hatte Olley oft genug versucht.

Er schloss ergeben die Augen und lehnte den Kopf zurück, gegen die Höhlenwand. „Es begann ganz klein. In meinem ersten Traum war ich eine Ameise. Doch das war erst der Anfang.“

Dann erzählte er ihr von dem Adler, dem Löwen und letztendlich dem Bären. Lorella lauschte und gab zwischendurch schmatzende Geräusche von sich. Dabei sah sie aus wie ein Fisch, der nach Luft schnappte.

„Geht doch“, sagte sie zufrieden, als Olley seine Erzählungen beendet hatte. Unter ihrem farblosen Wickelkleid holte sie einen Strick hervor, an dem ein kleines Fläschchen hing. Sie drehte sie es auf und nahm einen Schluck. Dann hielt sie es Olley hin.

„Danke nein“, sagte er. Selbst wenn er sich nach dem Geständnis ausgelaugt fühlte, wollte er keinesfalls aus derselben Flasche wie Lorella trinken.

Lorella schein es ihm nicht krummzunehmen, sondern zuckte nur mit den Achseln. „Gestaltwandeln. Ist es das, was du kannst?“

„Nein.“ Der Ausruf folgte prompt und lauter als beabsichtigt. „Nein, bestimmt nicht. Es sind nur Träume.“

Lorella war näher an ihn herangerückt und ihr fauliger Atem umwaberte ihn. Sie streckte eine runzelige Hand aus und kniff ihn in die linke Wange. „Oh, das werden wir ja sehen. Zumindest sind wir jetzt einen Schritt weiter. Hier, nimm das“, sagte sie und reichte ihm ein eine feuerrote Bohne mit schwarzen Sprenkeln.

„Was ist das?“, fragte Olley. „Und vor allem: Was passiert jetzt mit mir? Ich habe dir von meinen Träumen erzählt. Wirst du mich freilassen und in mein Dorf zurückbringen? Werde ich meine Mutter wiedersehen? Und meine Schwestern?“

Lorella blickte ihn an und er meinte, Mitleid in ihrem Blick zu erkennen.

„Nein, mein süßer Junge, eher nicht. Iss diese Feuerbohne und ich werde dafür sorgen, dass du die Höhle verlassen kannst."

Olley starrte unschlüssig auf die kleine Bohne, die in seiner Handfläche ruhte.

„Na los, nun mach schon. Du willst doch die Höhle verlassen, oder nicht?"

Widerwillig schluckte Olley die Feuerbohne. Auf einmal stand sein ganzer Körper in Flammen. Zuerst der Hals, dann der Oberkörper, die Hüften und letztendlich die Beine. Ein brennendes Kribbeln durchfuhr ihn bis in die Zehenspitzen. Dann plötzlich war sein Körper weg und vor ihm lag ein dicker Ast. Der war mit Sicherheit so schwer, dass er Olley erschlagen könnte, wäre er jetzt nicht klein genug, um sich unter dem Holz hindurch zu winden. Was war passiert? Wo war Lorella?

Verstört sah er sich um, krabbelte vorwärts. Richtete sich auf den Hinterbeinen auf und betrachtete seine Arme. Es waren nur keine Arme mehr, sondern kleine Krabbelfüße, und wie es aussah, hatte er sechs Stück davon. *„Hilfe!"*, wollte Olley schreien, brachte jedoch keinen Ton heraus. Panisch lief er weiter, bis er an einen unüberwindbaren Berg stieß, auf dessen Spitze das weißhaarige Haupt von Lorella saß. Flehentlich richtete Olley sich auf. *„So hilf mir doch! Bitte, mach mich wieder groß!"*

Der Berg beugte sich nach vorn und streckte ihm einen Finger entgegen, der so groß wie ein ganzer Baumstamm war. Olley zögerte kurz, doch dann krabbelte er hinauf. Was blieb ihm auch anderes übrig? In Ameisengestalt die Höhle verlassen und möglicherweise nie wieder in seinen alten Körper zurückzufinden?

„Faszinierend!", donnerte die Stimme der Alten. Es hörte sich an wie ein Gewittersturm. „Ich bin stolz auf dich."

Olley konnte jetzt direkt in ihre Nasenlöcher schauen, und es war kein schöner Anblick, der sich ihm da bot. Ein Wald aus

Haaren ragte vor ihm auf und fast wäre er vor Ekel vom Finger gerutscht.

„Kannst du mich verstehen?", fragte Lorella weiter.

Olley nickte, wobei seine Fühler auf und ab wackelten.

„Du hast es geschafft, dich in eine Ameise zu verwandeln. Das Blut unserer Ahnen ist stark in dir. Versuch mal, die Höhlenwand hinaufzuklettern."

Lorella bückte sich und ließ ihn wieder auf den Boden zurückkrabbeln. Zielstrebig steuerte Olley die Felswand an und setzte einen Fuß nach oben. Schneller und geschickter, als er es je für möglich gehalten hätte, spurtete er die Senkrechte empor. Was für ein Gefühl! Oben sah er die Sterne durch das Loch funkeln und wusste, dass er einfach daraus verschwinden könnte. Trotzdem machte er kehrt. Wuselte sich durch die dichten Strohhalme seines Schlafplatzes und fand einen Krümel getrockneten Brotes, groß wie ein Haus. Mit seinen sechs Beinchen zerrte er daran rum, schlug seine Zähne in die harte Kruste, wirbelte das Teil so lange umher, bis er es schließlich aufnehmen konnte. Er wollte es gern wegschaffen, irgendwohin, doch da klopfte neben ihm ein Finger auf den Boden und ließ ihn innehalten.

„Genug jetzt! Wir wollen ja nicht, dass du dich zu sehr mit deiner neuen Haut identifizierst."

Entgeistert sah Olley Lorella an. Sie hatte recht! Fast hatte er seine alte Gestalt vergessen!

„Konzentrier dich. Deine Menschengestalt ist der Kern deiner Seele. Stell dir vor, wie du dein Ameisenkleid wieder abwirfst."

Olley ließ den Brotkrumen los, dachte an menschliche Hände und Füße. An sein Gesicht, an seine dunkle Haut, an Zähne und Ohren. Mit einem seiner Vorderbeine wischte er sich über den Ameisenkopf und auf einmal waren es seine Finger, die Haut berührten. Eine viel zu enge Hülle gab ihn frei und er schoss in die Höhe, bis er Lorella wieder um zwei Köpfe überragte.

„Gut gemacht, mein Junge!"

Olley sah sie benommen an. „War das eben auch ein Traum? Wenn ja, dann war er noch realistischer als meine anderen."

„Nein, Jungchen, kein Traum. Das war Wirklichkeit. Du hast dich in eine Ameise verwandelt. Bis wir zu den anderen Tieren übergehen, musst du dich aber ein bisschen besser im Griff haben, sonst fliegst du mir noch davon oder frisst mich am Ende auf."

Olley betrachtete die alte Frau angewidert. „Niemals", murmelte er, doch gleichzeitig fiel ihm der Eifer ein, mit dem er sich auf den Brotkrumen gestürzt hatte. „Und so eine Feuerbohne hilft mir, mich zu verwandeln?", fragte er.

„Am Anfang ja. Die Magie ist stark in dir und du wirst die Bohne nicht für immer brauchen. Vorerst benutzen wir sie noch, aber sparsam, denn Feuerbohnen sind schwer zu finden. Dein Geist ist es, den wir trainieren wollen, deine Gestalt zu verändern."

„Und dann? Wofür soll das gut sein?", fragte Olley. Er sehnte sich immer noch in sein Dorf zurück zu seiner Familie. Wieder einmal schien die Alte seine Gedanken zu erraten.

„Du wirst deine Heimat so schnell nicht wiedersehen, so leid es mir tut. Dein Platz ist nun hier bei mir. Du wirst lernen, dich zu verwandeln, und wenn du das geschafft hast, dann …"

Sie machte eine lange Pause.

„Dann wirst du ins verbotene Land gehen und helfen, eine uralte Prophezeiung zu erfüllen. Ob dir das nun gefällt oder nicht. Das ist deine Bestimmung."

Olley schluckte. Tränen stiegen ihm in die Augen. Er blinzelte sie ärgerlich weg und schwor sich, bei nächster Gelegenheit zu fliehen. Im Moment konnte er nichts ausrichten, aber wenn er erst mal seine Magie beherrschte, würde er einfach davonlaufen. *Nur wohin soll ich gehen? Vater hat zugestimmt, dass man mich wegbringt, und ich werde ihm nicht mehr unter die Augen treten können.*

„Was ist das für eine Prophezeiung, die ich helfen soll, zu erfüllen?", fragte er schließlich resigniert, nachdem er das ganze Ausmaß seiner hoffnungslosen Lage durchdacht hatte.

Lorella tätschelte seinen Handrücken. „Es heißt, in Navas sei ein Dämon gefangen, der erwachen wird. Zusammen mit der

Königin, der man ihren Thron gestohlen hat. Die Menschen, die Magie wirken können, müssen dafür sorgen, dass das Gleichgewicht in Favoria wiederhergestellt wird. Gelingt das, ist das Reich hinter der Mauer endlich frei. Scheitern sie, gibt es keine Hoffnung mehr für Favoria." Sie machte eine bedeutungsschwere Pause, in der Olley sich nicht traute, sie zu unterbrechen. „Eines Tages wirst du sie wieder sehen, deine Mutter, deine Schwestern, deinen Vater und das Dorf, und jeder Mann und jede Frau, jedes Kind und jedes Tier werden dir dankbar sein, dass du diese Bürde auf dich genommen hast. Vertraue mir."

Olley seufzte. In seinem Kopf arbeitete es. Noch nie hatte er von einer solchen Prophezeiung gehört. Doch er hatte als Kind gelernt, dass einige der Menschen aus Kayol von den Bewohnern Navas' abstammten. Sie waren vor dem Bau der schwarzen Mauer hierher geflohen. Außerdem wusste er, dass man das Wissen der Alten ehren musste und er Lorella letztendlich gehorchen sollte.

„Wie lange wird es dauern, bis ich alles gemeistert habe?", fragte er schließlich.

„Alles?" Lorella zog die Augenbrauen hoch. „Alles wirst du nie meistern, aber vielleicht genug, um den nächsten Schritt zu tun. Genug, um dem Dämon hinter der Mauer zu begegnen und diese Welt zu einer Besseren zu machen." Die Alte sah ihn eindringlich an. „Sie werden deine Kraft dort brauchen, denn wenn niemand kommt, sind sie verloren und der ewige Winter selbst wird Kayol überziehen." Lorella klopfte ihm auf den Rücken und bat ihn, ihr zu folgen. Gemeinsam verließen sie die Höhle und Olley hatte keine Ahnung, ob das nun eine Verbesserung war oder nicht.

KAPITEL 10
Crystal

Trotz Crystals schauderhaftem Einstieg in die Ausbildung zur Libelle gewöhnte sie sich mit der Zeit an das harte Training. Sie überstand die ersten Wochen mit vielen blauen Flecken, aber ohne weitere tödliche Zwischenfälle und dann kündigte Amyra endlich eine Pause an. Crystal freute sich auf die Auszeit. Seit dem schrecklichen Nachmittag im Wald plagten sie Albträume und sie sehnte sich danach, ihrem geschundenen Körper etwas Ruhe zu gönnen. Vor allem, weil die Neuankömmlinge an diesem Morgen vor dem Palast vom König begutachtet werden sollten. Crystal wollte unbedingt einen guten Eindruck machen, auch wenn sie noch nicht wusste, was auf sie zukam.

Mit Betha konnte sie nicht reden und Hunt war seit dem Attentat wie vom Erdboden verschluckt. Sie fühlte sich durch die täglichen Routinen zwar etwas sicherer, trotzdem war sie einsamer als im Kloster. Dort hatte sie sich wenigstens in die weiten Wälder flüchten können und jeden Tag mit Mareen gescherzt und geplaudert. Hier war sie entweder eingesperrt oder trat im Wettkampf gegen die anderen Mädchen an. Doch heute würde sie zumindest den König sehen, über den sie schon so viel gehört hatte. Er war der Bewahrer des Friedens und des Wohlstands für die Menschen von Gemma. In Crystals Vorstellung war er ein gerechter Herrscher und sie wollte sich ihm von ihrer besten Seite präsentieren.

Betha reichte ihr an diesem Morgen edlere Kleider als sonst.

„Damit sollen wir vor den König treten? Ich dachte, wir werden ihm zu Ehren kämpfen", fragte Crystal ungläubig und hielt eine Bluse auf weißer Seide hoch.

Betha nickte.

Wenigstens die Hosen waren aus weniger kostbarem Stoff. Als Crystal angezogen war, winkte Betha sie zu sich und wies sie auf einen Stuhl. Sie hielt eine Bürste in der Hand und hatte blaue Bänder bereitgelegt. Zu Crystals Erstaunen flocht sie ihr auch kostbare Meeresperlen ins Haar. Zufrieden deutete Betha schließlich auf einen Handspiegel und Crystal betrachtete sich darin.

Sie sah nicht länger aus wie das wilde Mädchen, das im Kloster oft Ärger bekommen hatte, weil sie mit zerzausten Haaren zu spät zurückgekehrt war. Nein, sie sah irgendwie erwachsener aus. Ihre Züge waren härter geworden, ihr Gesicht schmaler. Die Augen standen immer noch zu weit auseinander, die Lippen waren zu schmal, um dem gängigen Schönheitsideal zu entsprechen. Die Perlen allerdings funkelten in Crystals dunkelbraunem Haar wie kleine Mondsteine und brachten ihr Gesicht zum Leuchten. Betha hatte sich viel Mühe mit der kunstvoll geflochtenen Frisur gegeben. Nun drehte sie Crystals Gesicht zu sich, hob einen Finger und deutete auf mehrere kleine Dosen mit farbigem Pulver. Dann strich ihr Betha sanft über ein Lid und Crystal verstand, dass sie die Augen schließen sollte. Sie fühlte, wie die Stumme das Pulver auftrug. Als sie erneut in den Spiegel sah, schaute eine erwachsene Frau zurück. *Fast wie eine echte Libelle, eine edle Kriegerin, die Gemma verteidigt und Ruhm und Ehre im ganzen Reich genießt.* Betha machte mit einem Tippen auf Crystals Schulter wieder auf sich aufmerksam und vollendete ihr Kunstwerk mit Pinsel und schwarzer Farbe, mit der sie Crystals Augen umrundete. Dann nickte sie zufrieden und Crystal wusste, dass es Zeit war, ihrem König gegenüberzutreten.

Crystal staunte, als sie die anderen Mädchen sah. Sie waren ähnlich prächtig zurechtgemacht wie sie. Einige fühlten sich sichtlich wohl und strahlten, andere wirkten eher verlegen. Es gab Blusen in drei unterschiedlichen Farben: weiß, blau und rot. Da die meisten Raupen Weiß trugen, war sich Crystal ziemlich sicher, dass das die Farbe der Neuzugänge war.

Der Platz vor den Palasttoren, den Crystal nur einmal bei ihrer Ankunft gesehen hatte, war heute komplett mit Menschen gefüllt. Sie sah bewaffnete Soldaten in derben Lederrüstungen und prächtig gekleidete Höflinge. Es war ein buntes Treiben, bei dem Cyrstal sich wie auf einem Festtag in Bel Armyy vorkam, den sie mit den Klosterschwestern manchmal besucht hatte, um selbstgekochte Marmelade und frisches Wild auf dem Markt zu verkaufen.

Hier waren offensichtlich die Raupen die Hauptattraktion, denn für sie war ein großer Platz unterhalb des Balkons frei geblieben. In einigem Abstand stellten sich die Mädchen in Reihe und Glied auf. Das Schloss war prunkvoll geschmückt. Aus den Fenstern hingen lange weiße Banner mit den sieben blauen Steinen darauf und der Balkon war mit frischen Blumen verziert. Hinter dem Geländer standen auf einer Art Ehrenloge zwei Thronstühle aus dunklem Holz und links und rechts je eine Tribüne. Auf den Mauern erspähte Crystal die Soldaten mit ihren grotesken Masken und eine Gänsehaut huschte ihr über den Körper.

Die Sonne schien schon warm auf sie herunter, und als die Fanfaren erklangen, um die Königsfamilie anzukündigen, hielt Crystal den Atem an. Zuerst betraten vier weiß gekleidete Frauen den Balkon. In ihrem Haar hatten sie geflochtene Goldbändchen. Die Menge applaudierte. *Das sind echte Libellen!,* dachte Crystal verzückt. Sie konnte den Blick kaum von den gefürchteten Kriegerinnen wenden, da erschien der König. Er trug eine weiße Maske unter der blondgraues gewelltes Haar hervorquoll, das ihm bis über die breiten Schultern fiel. Auf seinem Haupt saß die Krone von Gemma mit den sieben blauen Diamanten. Er war ein stattlicher Mann und schien in Körpergröße und Stärke seinen besten Soldaten ebenbürtig zu sein. Hinter ihm folgte eine bildhübsche schwarzhaarige Bel Armyyerin, Königin Queste, wie Crystal wusste, und einige prächtig gekleidete Höflinge, die das Vertrauen des Königs zu genießen schienen. Crystals Entschluss, heute alles zu geben, bekam einen erneuten Schub, als sie Hunt auf den Balkon treten sah.

Er trug das weiße Wams und den nachtblauen Umhang des Hauptmanns der Königsgarde und seine Haare fielen sauber gekämmt über seinen Rücken. Von seiner Verletzung war nichts mehr zu sehen.

Crystal wusste nicht, was mit der Attentäterin geschehen war. Sie hatte nur gehört, dass man sie in die Kerker unterhalb des Schlosses gebracht hatte. Sie suchte Hunts Blick, doch der sah nur starr geradeaus. Enttäuscht wandte sie sich ab. Hatte sie sich wirklich geglaubt, dass er sich besonders um sie kümmern würde? Sie war nur eine von vielen Raupen, und womöglich hatte die seltsame Nacht, der sie ihre Reise an den Hof verdankte, gar keine Bedeutung gehabt. All das ging ihr durch den Kopf, als die Fanfaren erneut ertönten und der König seine Hand zum Gruße hob.

„Seid gegrüßt, meine Soldaten, meine Untertanen, meine stolzen Kriegerinnen. Unruhige Tage liegen vor uns. Meine Libellen kämpfen schon an unseren Grenzen und die neuen Raupen müssen härter trainieren, denn je.“ Der König ließ seinen Blick über die Menge schweifen. „Ein Unheil zieht auf, das größer nicht sein könnte, und doch habe ich Vertrauen. Denn ihr seid hier, um euer Leben in den Dienst von Gemma zu stellen. Um den Frieden zu wahren und unser herrliches Reich zu beschützen. Dafür danke ich euch. Und nun, werter Hauptmann, lasst mich sehen, was für Mädchen Ihr in diesem Jahr an den Hof geführt habt.“

Beifall erklang von überall her. Nur die Kriegerinnen hielten ihre Häupter respektvoll gesenkt.

„Raupen, nach links drehen und in Zweiergruppen aufteilen!“, erschallte Hunts Stimme. Es war der Befehlston eines Generals der Königsgarde, nicht die sanfte Männerstimme, die mit ihr in jener Nacht gesprochen hatte.

Crystal schluckte und drehte sich mit einem Schritt nach links. Dort stand sie einer Frau in roter Bluse gegenüber. Ihre sprungbereite Kampfhaltung und der entschlossene Blick ließen keinen Zweifel daran, dass auch ihre Partnerin sich beweisen wollte. Crystal nahm Aufstellung und ließ ihre Kontrahentin nicht aus den Augen.

„Auf drei“, rief Hunt. „Eins, zwei …“

Noch ehe er fertig gezählt hatte, machte die Kämpferin in Rot einen Satz nach vorn. Crystal hatte damit gerechnet und duckte sich zur Seite. Ihre Technik im Stockkampf hatte sie in den Wochen am Hof deutlich verbessert. Doch ob das reichte? Der missglückte Angriff brachte ihre Kontrahentin nicht aus der Fassung. Im Gegenteil! Sie ließ einen Hagel von Schlägen auf Crystal niedergehen, vorgetäuschte und echte Angriffe von allen Seiten.

Crystal wand sich wie eine Schlange. Duckte sich weg, wenn der Stab sie zu treffen drohte. Sprang grazil zurück und lauerte auf ihren Moment. Der kam, als ihre Gegnerin mit einem Satz in die Luft sprang und den Stock in einem kraftvollen Schlag auf sie niederfahren ließ. Crystal drehte sich im letzten Augenblick unter ihr weg. Die Frau im roten Seidenhemd strauchelte kurz. Blitzschnell wirbelte Crystal herum, holte aus, legte alle Kraft in den Hieb und traf ihre Gegnerin am Arm.

Das Seidengewand riss und ein roter Striemen zog sich über ihren Oberarm. Etwas Blut rann über die nackte Haut. Eilig setzte Crystal nach, packte die Frau an der Kehle und drückte zu, so lange, bis die andere einen Zischlaut ausstieß und schwach die Hand hob.

Ein Peitschenknall ließ Crystal zurückzucken. Sie hatte Amyra nicht kommen sehen, aber plötzlich stand ihre Ausbilderin vor ihr. Einer der schwarzen Steine, die an der Spitze der Lederpeitschen angebracht waren, traf Crystal am Fußgelenk und sie schrie erschrocken auf. Amyras Mund verzog sich zu einem gemeinen Grinsen.

„Es ist oberstes Gebot, dass heute kein Blut vor den Augen des Königs fließen darf. Man könnte es sonst als unheilvolles Omen auslegen. Hat dir das niemand gesagt?"

„Nein", stotterte Crystal. „Die andere hätte mich doch ebenfalls liebend gern durchbohrt."

„Hat sie aber nicht", entgegnete Amyra knapp. „Alles nur Schau für den König."

Crystal war sich da nicht so sicher. Betreten sah sie sich um. Anscheinend kannte jeder die besagte Regel, denn nirgendwo war Kleidung zerfetzt worden oder Blut geflossen. Hasserfüllt stemmte die Rote sich auf und murmelte etwas von Heimzahlen in einem schweren Süddialekt.

Crystal verzichtete auf eine Antwort, verspürte aber den Drang, einfach davonzurennen. Weit weg. Warum hatte sie von dieser Regel nichts gewusst? Wahrscheinlich würde sie all diese abstrusen Sitten und Vorschriften niemals lernen und jetzt hatte sie auch noch irgendein böses Omen heraufbeschworen. Schweigend sah sie den anderen Raupen beim Vollenden ihrer Schaukämpfe zu. Niemand beachtete Crystal, nicht einmal Hunt schenkte ihr einen tröstenden Blick. *Wahrscheinlich wäre er sogar erleichtert, wenn ich mich einfach in Luft auflösen würde,* dachte sie verbittert.

Endlich ließ Amyra ihre Peitsche knallen und der Kampf war vorbei. Zu Crystals Überraschung traten drei Priester neben den König und ließen über seinem Kopf ein vergoldetes Räuchergefäß hin und her schwingen. Sie sangen ein Lied in einer fremden Sprache. Crystal konnte die Worte nicht verstehen, wusste aber, dass die Priester die weiße Königin, ihr heiliges Reich und den Regenten segneten. Das sollte den Menschen volle Kornkammern und gesunde Kinder sichern und den Kriegerinnen und Kriegern die Stärke, Gemma zu erhalten. Das Lied machte Crystal noch trauriger.

Im Moment bezweifelte sie, dass sie die Stärke haben würde, eines Tages zum auserwählten Kreis der Libellen zu gehören. Und wenn sie scheiterte, was dann? Würde sie enden wie eine der stummen Dienerinnen? Würde sie zeit ihres Lebens Töpfe schrubben oder schlimmer noch, für Liebesdienste abgestellt werden? Waisenkinder wie sie wurden auf Kosten des Reiches aufgezogen, ausgebildet und mussten, wenn sie erwachsen waren, dem Reich etwas zurückgeben. Crystal hatte immer daran geglaubt, dass sie zum Kämpfen geboren worden war. Sie wäre mit Sicherheit besser gewappnet gewesen, wenn man ihre Ausbildung im Kloster vollendet hätte. Denn in den letzten zwei Jahren wurden die Erwählten gezielt auf den Hof vorbereitet. Crystal hatte diese Zeit nicht gehabt und musste jetzt umso schneller lernen. Entweder das, oder sie würde wie so viele andere vorzeitig ihr Leben lassen.

Der Nachmittag brachte etwas Abwechslung. Den Mädchen wurde zur Feier des Tages das Training erlassen und sie durften das Gelände in Begleitung ihrer Schatten erkunden. Romana winkte Crystal zu sich. Ihr Schatten war ein kleineres, rundliches Mädchen mit verkniffenem Gesicht.

„Komm, Crystal. Geh mit uns." Sie deutete auf ihre Freundinnen Irina und Ferva.

Erleichtert folgte Crystal den Bergmädchen. Ihre stillen Begleiterinnen schienen nichts dagegen zu haben, dass die Raupen zu viert liefen, und Crystal atmete das erste Mal etwas auf.

Alle drei Bergmädchen hatten das gleiche lange Haar, das wie ein schwerer schwarzer Vorhang über ihre Schultern fiel. Darin hatten sie Holzperlen eingeflochten und auch sonst waren sie von ähnlich stämmiger Statur.

Romana legte einen Arm um Crystal, während sie sich vom Schloss entfernten. „Du hast das nicht gewusst, mit dem Blutvergießen, oder?"

„Nein."

„Ich wünschte, ich könnte öfter mit dir reden, aber ich habe das Gefühl, dass die Schatten immer zuhören."

Crystal nickte. Sie empfand Betha und ihresgleichen auch als Last, aber da die Dienerinnen gerade ein paar Schritte hinter ihnen gingen, fragte sie rasch: „Wieso meinst du, hat man ihnen die Zungen rausgeschnitten?"

Romana blickte sich zu den Schatten um. „Damit sie nicht in Versuchung kommen, uns zu helfen. Es sind bei der Ausbildung Gescheiterte, die zwar überlebt haben, aber nicht gut genug waren, um als Libellen dienen zu dürfen. Schwester Christine hat immer gesagt: Egal was am Hof auf euch zukommt, bleibt im Jetzt. Lasst euch von der Zukunft keine Angst einjagen, seht zu, dass ihr stets im Moment verwurzelt seid."

Cyrstal lächelte. Das hörte sich tatsächlich nach Christine an, auch wenn ihre letzte Begegnung nicht so angenehm gewesen war. Mit Schaudern dachte sie an das Buch zurück, das Christine ihr gezeigt hatte, und an ihre Aufforderung, die Augen offen zu halten. Bis jetzt hatte Crystal nichts Besonderes an sich entdeckt und war sich ziemlich sicher, dass das so blieb. „Vermisst du manchmal das Kloster?", fragte sie Romana. Sie hatte genug von ihren eigenen trüben Gedanken.

„Nein. Aber wir haben uns auch besser verabschieden können. Ich habe meine Freundinnen um mich und das Essen hier ist köstlich. Ich bin gespannt, wann der Bote das erste Mal mit einem Auftrag auftaucht, dann werde ich es allen zeigen."

Sie kamen an einen See, dessen Wasser bedeckt von unzähligen verschiedenfarbigen Seerosen in der Sonne glitzerte. Crystal sah ihn heute das erste Mal und dachte an den Fluss im Wald zurück. An das seltsame Amulettteil, das sie daraus hinausgefischt hatte. Was für Geheimnisse wohl all die Wasser bargen? Egal ob Seen, Flüsse oder die weiten Meere, von denen Crystal die sonderbarsten Geschichten gehört hatte.

„Kennst du diesen Teil des königlichen Gartens bereits?", fragte Irina sie neugierig.

„Nein. Ich habe außer meinem Zimmer und dem Trainingsgelände noch nichts gesehen. Durftet ihr euch das alles schon anschauen?"

Ferva nickte aufgeregt. „Letzte Woche. Amyra hat uns für unser Gruppentraining und die gute Zusammenarbeit gelobt. Als Belohnung hat sie uns durch die Gärten geführt. Die sind wirklich wunderschön, all die Blüten und die Schmetterlinge! Und dahinten liegen die heiligen Quellen. Amyra hat uns erklärt, dass wir sie nach einem Auftrag benutzen dürfen, um uns zu reinigen. Das muss ein ähnliches Ritual sein wie das im Kloster."

„Dürfen wir Crystal die Quellen zeigen?", fragte Romana und drehte sich zu den vier Schatten um.

Betha nickte. Wie immer war ihre Miene unlesbar und Crystal fragte sich, was in ihr vorging. Ob Betha auch schon mal die Quellen genutzt hatte? Oder war sie gar nicht bis zu ihrem ersten Auftrag gekommen?

„Mir tun die Dienerinnen leid", flüsterte Crystal Romana zu, doch die zuckte nur mit den Achseln.

„Im Leben bekommt jeder den Platz, den er sich verdient. Ich finde, die Schatten können froh sein, noch am Hofe zu weilen und sich nützlich zu machen."

Crystal vergaß ihren Anflug von Mitgefühl, als sie hinter einer versteckten Mauer aus verschiedenen Wasserlöchern Dampf aufsteigen sah. Überall wucherten bunte Wildblumen, die glatte Wasseroberfläche glitzerte dunkel und zeitlos. Knorrige Bäume mit fast schwarz wirkenden Stämmen und lilafarbenen Blättern umringten wie stille Wächter den heiligen Ort. Crystal lachte laut auf.

„Hübsch, nicht wahr? Ich kann es kaum erwarten, die Becken zu benutzen, denn es scheint mir ein besonderer Kraftplatz zu sein", meinte Irina.

„Aber das geht erst nach einem Auftrag, oder?", fragte Crystal, denn sie wäre selbst am liebsten in das magisch wirkende Wasser abgetaucht.

„O ja. Man muss erst töten, um sich reinigen zu können." Romana senkte ihre Stimme. „Es heißt, es gab mal eine Libelle, die diesen Ort einfach so benutzte. Sie war sogar eine Liebhaberin des Königs und hat hier abends heimlich gebadet. Doch als der König das herausfand, hat er sie samt ihrem ungeborenen Kind in einem der Becken ertränken lassen. Seitdem glaubt man, dass der Ort des Nachts verflucht ist, wenn man hier ohne Licht badet."

„Psst. Du machst Crystal Angst. Sie ist doch noch jünger als wir." Ferva lachte. „Außerdem stehen hier überall Glashauben für Kerzen. Da kommt schon kein Geist."

„Ich würde auch den Mann heimsuchen, der mir das angetan hat", flüsterte Irina.

Romana gab ihrer Freundin einen Stoß, denn eine der stillen Dienerinnen war nähergetreten und machte ein Handzeichen, dass sie jetzt gehen sollten.

Cyrstal warf einen letzten Blick auf die Quellen, ehe sie ihnen den Rücken kehrte und mit den anderen tiefer in die Palastgärten spazierte.

Abends kehrte Crystal erschöpft, aber auch etwas gelöster in ihr Zimmer zurück. Sie erwartete eigentlich, dass Betha sie wie üblich begleiten würde, aber ihr Schatten verbeugte sich nur, hielt den Kopf gesenkt und schloss die Tür hinter ihr. Es roch nach Essen, doch statt eines leeren Stuhles fand sie Hunt vor, der dort mit dem Gesicht zu ihr saß und sie angrinste. Er trug immer noch sein weißes Wams und Crystal erkannte am Kragen eine Brosche mit einem silbernen Löwenkopf.

„Guten Abend", sagte er, und seine weiche, tiefe Stimme jagte ihr einen wohligen Schauer über den Rücken. „Ich hoffe, du hast deinen Ausflug genossen. Setz dich und iss, ich habe dir den Stuhl warmgehalten."

Er erhob sich zu seiner ganzen Größe und Crystal zögerte, ehe sie seiner Aufforderung folgte.

„Ich muss mich dafür entschuldigen, dass ich dich nicht früher besucht habe. Meine Verpflichtungen dem König gegenüber machen es mir manchmal schwer, mir Zeit für andere Dinge zu nehmen." Er sah sie an, während er sich auf der Tischkante niederließ und den dampfenden Teller zur ihr herüberschob. „Oh, Wildlachs auf karamellisiertem Junggemüse und ein Pfirsichsoufflee. Ich wünsche dir guten Appetit."

Normalerweise wäre Crystal hungrig gewesen, aber ihr Magen weigerte sich, Nahrung aufzunehmen. Zu unruhig machte Hunts Gesellschaft sie und so brach sie nur ein kleines Stück von dem frischgebackenen Weißbrot ab. Was er nur von ihr wollte? Würde er sie heimschicken, zurück ins Kloster, weil sie heute vor den Augen des Königs versagt hatte?

Er schien ihre Gedanken zu erraten, denn sein Lächeln wurde tiefer. „Iss. Du brauchst keine Angst vor mir zu haben. Ich will dir nur helfen." Seine grünen Augen ruhten erwartungsvoll auf ihrem Gesicht, das sie schnell senkte.

Sie zwang sich zu einer Gabel voller Gemüse, ehe sie wieder zu ihm hochsah. Sein Blick war immer noch auf sie gerichtet.

„Du wunderst dich wahrscheinlich, dass ich dich so überraschend ausgewählt habe." Er machte eine bedeutungsschwere Pause, in der Crystal sich auf das Unvermeidliche einstellte. Man würde sie voller Schmach zurückschicken. Oder schlimmer noch: ihr die Zunge herausschneiden und sie den Rest ihres Lebens anderen Raupen dienen lassen.

„Es ist keinesfalls Zufall, dass ich dich hier haben wollte, denn in jener Nacht hast du bewiesen, was für eine fähige Jägerin du bist. Den silbernen Hirsch zu erlegen, ist außergewöhnlich schwer."

Cyrstal ließ die Gabel sinken. „Ich habe ihn nicht erlegt. Etwas kam mir zuvor."

„Du bist etwas Besonderes. Keine von den Wilden, die an den Hof kommen, um dem König zu schaden."

Mit Schaudern dachte Crystal an die Attentäterin. Beschämt blickte sie auf ihren Teller und rang mit einer weiteren Gabel der bereits lauwarm gewordenen Speisen. Sie hatte so viele Fragen, aber der Hauptmann der Königsgarde schien ihr der falsche Ansprechpartner zu sein, selbst wenn er derjenige war, der unbedingt gewollt hatte, dass sie hierherkam. Sie räusperte sich und nahm all ihren Mut zusammen. „Habe ich als Raupe versagt? Muss ich meine Ausbildung nun beenden?“

Hunt zog verwundert seine Brauen nach oben. „Wie kommst du denn darauf? Nein, ich habe Großes mit dir vor. Ich will dafür sorgen, dass du die Zeit als Raupe gut überstehst, und dich zu einer Libelle machen. Wir brauchen Kriegerinnen wie dich und der silberne Hirsch hat mich zu dir geführt, da bin ich mir sicher. Oder hat dir niemand erzählt, dass es Tierwesen gibt, in denen die Seelen unserer Ahnen gefangen sind, um uns zu helfen, Favoria zu lenken?“

„Nein. So hat es mir noch niemand erklärt“, gab sie zu.

Hunt lächelte. „Nach und nach wirst du alles erfahren. Aber zuerst werde ich dir für eine Weile Einzeltraining geben. Das ist nur gerecht, immerhin bist zu zwei Jahre jünger als die meisten Anwärterinnen.“

Crystal musste vor Dankbarkeit und Erleichterung eine Träne wegblinzeln. „Das ist sehr nett von dir“, stammelte sie und kam sich ziemlich einfältig vor, weil ihr nichts Besseres dazu einfiel.

„Gut, dann ist es beschlossen. Morgen bei Sonnenaufgang fangen wir an. Ich schicke Katta. Sie wird dich zu mir bringen.“

„Katta?“ Für einen Augenblick war Crystal durcheinander.

„Ja, Katta. Dein Schatten. Sie hieß mal Katta. Aber eigentlich hast du recht. Die Gescheiterten verlieren ihren Namen und ihre Ehre, wenn sie zu den Dienerinnen gemacht werden. Egal. Jedenfalls meine ich das Mädchen, das für dich sorgt. Also bis morgen früh.“

Hunt erhob sich. Es war keine Frage, sondern ein Befehl gewesen und trotzdem fühlte Crystal eine angenehme Vorfreude in sich kribbeln. Hunt glaubte an sie. Es wurde Zeit, dass sie das ebenfalls tat.

KAPITEL 11
Esra

Es gab keinen Platz, an dem Esra sich wohler fühlte als in Fenrirs starken Armen. Ihr Partner war ihr ein und alles. Ihr bester Freund, ihr treuester Gefährte und der heißeste Liebhaber, den sie sich vorstellen konnte. Gut, offen gestanden waren es der Liebschaften nicht viele gewesen. Esra war Fenrir schon verfallen, als sie sich als Jugendliche in den Wäldern getroffen hatten und er sie in sein Dorf geführt hatte. Sie strich seine muskulösen, von Runen geschmückten Oberarme entlang und lauschte dem kräftigen Schlag seines Herzens, ihren Kopf auf seiner Brust gebettet. Über ihnen funkelten die Sterne durch die Baumwipfel. Die meisten ihres Clans zogen den Schutz ihrer Holzhäuser vor, aber Fenrir und sie liebten es, fernab vom Dorf ihr eigenes Nachtlager in den Wäldern von Skar aufzuschlagen. Der volle Mond schien durch die dunklen Wipfel der Kiefern, die so typisch für die raue Gegend waren. Die Kälte allerdings waren sie gewohnt und so machte es ihnen nichts aus, dass die Reste ihres Lagerfeuers verglüht längst waren.

„Du denkst über etwas nach", flüsterte Fenrir und hob ihr Kinn leicht an, um ihr in die Augen zu blicken.

„Kann ich wirklich nichts vor dir geheim halten, mein Mann?", fragte sie ihn.

Fenrir lächelte. Esra wusste, dass er es gern hatte, wenn sie ihn *ihren Mann* nannte, denn sie hatte trotz all seiner Bemühungen eine Vermählung stets verweigert. Ja, sie liebte ihn, und ja, er war zusammen mit ihrem Falken Jarl das Wichtigste in ihrem Leben, aber das allein reichte nicht. Wenn sie Fenrir ehelichen würde, war das ein Zeichen, dass sie Kinder und ein sicheres Heim haben wollte, und Esra konnte sich nichts Schlimmeres vorstellen.

„Mir geht diese Vision nicht aus dem Kopf", gab sie schließlich zu.

Fenrir zog seinen Arm unter ihr hervor, drehte sich vollständig zu ihr und stützte den Kopf in seiner Hand ab. „Ach, ich dachte, wir hätten das Thema hinter uns?"

Esra schnaubte und setzte sich ihrerseits nun auch auf. Sie zog das Bärenfell, das ihr von der Schulter gerutscht war, wieder zurecht. Die kühle Nachtluft ließ sie ohne die Körperwärme von Fenrir frösteln. „Ich bin mit gar nichts durch. Der Traum kommt immer wieder. Die Ahnen wollen mir etwas sagen." Fenrir streckte versöhnlich einen Arm nach ihr aus, doch Esra wischte ihn weg. „Du sagst selbst, dass mein Amulett etwas Besonderes ist. Seit ein paar Tagen fühlt es sich anders an als sonst."

„Du meinst, seitdem wir den Sternenregen gesehen haben?", fragte er nach.

„Ja, verdammt. Ich weiß einfach nicht, was ich machen soll. Aber hierzubleiben und abzuwarten fühlt sich falsch an."

„Du hast von schneebedeckten Bergen und dem goldenen Land gesprochen. Von einem eisigen Palast in Himmelsnähe. Das Reich, das du meinst, ist Gemma, aber diesen Palast, den gibt es nicht. Es sind Ammenmärchen, die man sich über Skade erzählt. Es gibt Gerüchte darüber, dass Gemma sich für einen Krieg rüstet. Der König ist ein gnadenloser Tyrann, der von seinen Untergebenen absoluten Gehorsam fordert und seine Macht auf Blut und Knochen baut. Wir haben dort nichts verloren."

„Ich habe ja nicht gesagt, dass du mich begleiten sollst", herrschte Esra Fenrir an und bereute ihren barschen Ton sofort.

Nicht, weil Fenrir ihr böse sein würde, sondern weil er es immer schaffte, gelassen mit ihr zu reden, während sie oft aufbrausend wie die stürmische See war. Zu einer Entschuldigung konnte sie sich dennoch nicht durchringen.

„Bleib hier, mein kleiner Wildfang und vertrau mir. Gib mir etwas Zeit und wir können eines der Boote nehmen und gemeinsam über das Meer nach Gemma fahren." Er fuhr ihr Kinn mit seinen Fingerspitzen nach und sie sah das Begehren in seinem Blick.

„Verdammt, schau mich nicht so an", stieß sie aus, aber es klang weicher, als die Worte es vermuten ließen.

„Komm her, Bärentöterin. Ich brauche dich an meiner Seite." Er zog sie mitsamt ihrem Fell zu sich hin, vergrub sein Gesicht in ihren Haaren und flüsterte ihr liebevolle Worte zu. Seine rauen Hände glitten unter das Bärenfell und dann sanft ihren Körper hinab. Esras Atem beschleunigte sich unter den zarten Bissen, mit denen Fenrir ihren Hals bedachte. Es war genug, um sie in seinen starken Armen dahinschmelzen zu lassen.

Als er jedoch später friedlich neben ihr schnarchte, fühlte sie wieder den Drang fortzugehen. „Geliebter, es tut mir leid." Behutsam strich sie über sein kantiges Gesicht, ließ ihre Hand einen Moment an seiner Wange verweilen. Lauschte den tiefen Atemzügen. Tastete in der Dunkelheit nach ihrem Schwert und suchte ihre Kleider zusammen. Der volle Mond spendete ihr genügend Licht, das von den unzähligen Sternen über ihr noch verstärkt wurde. Ihr Gürtel knarzte, als sie ihn umschnallte und das Schwert daran befestigte. Kurz hielt sie inne und lauschte. Fenrir atmete immer noch tief und gleichmäßig. „Für immer dein", flüsterte sie ihm zu. Dann wandte sie sich ab.

Kaum hatte sie die ersten Schritte getan, hörte sie Flügelschlagen und Jarl krallte sich auf seinem Platz auf ihrer rechten Schulter fest. Sie strich ihrem Falken über das glatte Gefieder und war dankbar, einen Freund an ihrer Seite zu haben.

KAPITEL 12

Crystal

Als Crystal am nächsten Morgen aufwachte, wusste sie zuerst nicht, weshalb es so dunkel war. Ihre stumme Gefährtin stand an ihrem Bett, eine Kerze in der Hand, und dann fiel es Crystal siedendheiß ein. Hunt wollte ihr Einzelstunden geben! Deshalb war es noch so finster draußen!

Schnell kämpfte sie sich hoch und die Dienerin stellte die Kerze ab, um ihr beim Anziehen zu helfen. *Katta,* erinnerte sich Crystal. Nicht Betha, wie sie es verstanden hatte. Die hagere Große mit den leeren Augen musterte sie, als sie ihr ein Oberteil reichte. Crystal nahm sich vor, eines Tages mehr über die Geschichte dieses Mädchens herauszufinden und auch über den Grund ihres Scheiterns. Aber zuerst wartete das Einzeltraining mit Hunt.

Katta gab ihr eine bequemende Stoffhose und dazu leichte Lederschuhe, die herrlich dafür geeignet gewesen wären, durch den Wald zu streifen. Dann deutete Katta auf ein Glas mit einem roten Getränk und Crystal verstand, dass sie trinken sollte. Das Zeug schmeckte widerlich nach Kupfer und Eisen, aber sie tat, wie ihr geheißen, denn ein Frühstück würde es wahrscheinlich erst später geben. Katta nickte, band ihr noch den Zopf zurecht und begleitete sie anschließend hinaus.

Sie mussten nicht weit gehen, denn Hunt wartete bereits am Ausgang des Palastis auf einem Mauervorsprung.

„Guten Morgen. Gut siehst du aus", grüßte er sie.

Crystal nickte nur, das Kompliment von Hunt brachte sie in Verlegenheit.

„Danke, Schatten, ab jetzt kommen wir allein zurecht. Mach der jungen Kriegerin ein Frühstück, sie wird Hunger haben, wenn wir zurückkommen." Mit diesen Worten schickte er Katta weg. „Na, bist du bereit?" Sein Tonfall wurde wieder sanfter. „Ich habe gedacht, wir fangen mit einem leichten Ausdauerlauf an, was meinst du?"

„Ja, gern", antwortete sie. Gemeinsam joggten sie los. Die Wege waren von Laternen beleuchtet, Hunt passte sich Crystals Tempo an. Schnelles Laufen war für sie das geringste Problem, in den Wäldern um das Kloster hatte sie oft Wild verfolgt und immer darauf geachtet, genug Kondition zu haben. Bald schon sahen sie nichts mehr von der inneren Palastmauer. Im einsetzenden Morgengrauen führte Hunt sie in ein kleines Waldstück. „Lass uns bis zu der Wasserstelle dort hinten sprinten. Wer schneller da ist", schlug er vor, und kaum hatte er den Satz beendet, rannte er los.

Doch so leicht ließ sich Crystal nicht überlisten. Sie legte alle verbleibende Kraft in den Sprint und schloss langsam auf. Doch Hunt erreichte zuerst das Wasserloch und erwartete sie grinsend. Völlig außer Atem blieb sie stehen.

„Du hast mich fast eingeholt", sagte er anerkennend, aber in Crystal brodelte es. Wie gern hätte sie an dieser Stelle bewiesen, dass sie wirklich gut im Laufen war.

„Lass uns hier an der Quelle etwas trinken, das Wasser kommt direkt von den klaren Bergseen", unterbrach Hunt ihre grollenden Gedanken und Crystal vergaß ihren Ärger über sich selbst.

Sie formte die Hand zu einer Schale und trank gierig. Nach einer kurzen Pause ging es weiter. Hunt holte ein Sägemesser hervor und schnitt von einer Weide zwei geeignete Äste ab. Einen davon reichte er ihr.

„Aus jeder noch so belanglosen Sache lässt sich im Ernstfall eine Waffe machen. Ich habe dich beim Trainieren mit dem Stock beobachtet. Du lässt den Gegner zu nahe an dich herankommen. Halte ihn mehr auf Abstand, und im entscheidenden Moment stichst du zu. In etwa so …"

Er brachte seinen Ast in Angriffstellung und führte ihr vor, was er meinte.

„Na los, versuche, mich zu treffen!", forderte er sie auf.

Crystal stieß immer wieder zu, doch ihre Schläge gingen allesamt ins Leere.

„Und sobald du deinen Gegner aus der Balance gebracht hast, stürzt du dich auf ihn." Hunt machte zwei Sprünge auf sie zu, sein Ast stoppte fingerbreit vor ihrem Gesicht.

Crystal keuchte auf. Sie hatte schon viele gute Kämpfer und Kämpferinnen gesehen, aber Hunt kam ihr geschickter vor als die meisten. Bewundernd sah sie zu ihm auf. „Das werde ich niemals schaffen", offenbarte sie schließlich, was in ihr vorging.

„Wie immer du es sagst, so wird es sein. Ihr habt im Kloster gelernt, eure Gedanken zu kontrollieren. Das hier ist nichts anderes. Vertrau mir. Weißt du, meine Intuition täuscht mich nie. Und bei dir hatte ich das starke Gefühl, die Richtige ausgewählt zu haben."

Crystals Wangen glühten. „Danke, aber diese Ehre gebührt mir nicht. Wenn ich meine Ausbildung im Kloster hätte beenden können, dann wäre ich bestimmt eine würdigere Schülerin."

Hunt legte einen Arm auf Crystals Schulter und sah sie eindringlich an. „Dafür übst du jetzt mit mir. Glaube mir, wir werden an deinen Fähigkeiten feilen wie an einer perfekten Waffe. Versprochen."

Bevor Crystals Knie noch weicher wurden, zwinkerte ihr Hunt zu und forderte sie erneut zu einer Runde Stockkampf heraus. Dieses Mal gelang es Crystal, einen Treffer zu landen, auch wenn sie davon überzeugt war, dass Hunt ihr den Erfolg leicht gemacht hatte.

Die Sonne war bereits vollständig aufgegangen, der Himmel aber wolkenverhangen, als sie sich erschöpft an dem kleinen Strom niederließen. Hunt spritzte ihr etwas Wasser ins Gesicht.

„Das hast du gut gemacht", sagte er anerkennend. „Wenn du noch etwas an dir arbeitest, schaffst du es, eine Libelle zu werden."

Und wenn nicht?, dachte Crystal. *Werde ich dann als eine der stummen Dienerinnen enden oder in irgendeinem Loch verscharrt werden, so wie die Mädchen aus dem Süden?* Sie biss sich auf die Lippe.

„Du findest das Training hier wahrscheinlich rau und ungerecht, oder?"

Crystal blickte starr vor sich hin. Anscheinend hatte Hunt ihre Gedanken erraten. „Nein", log sie. „Der König wird wissen, was er macht, und danach sollten wir uns alle richten."

Sie wollte aufstehen, doch Hunt griff nach ihrem Handgelenk und hielt sie fest. Er hob ihr Kinn an, wodurch Crystal ihm direkt ins Gesicht blickte. Seine grünen Augen funkelten sie an.

„Ich sehe doch, dass du dir Sorgen machst, und ich wünsche mir, dass du die Vorgänge der letzten Zeit besser verstehst. Etwas ist vorgefallen in jener Nacht, als ich dich fern ab vom Kloster gefunden habe. Die Welt ändert sich, und ich möchte, dass du mir hilfst, für die richtige Seite zu kämpfen. Gemma ist in großer Gefahr, wenn sich das Reich hinter der Mauer erhebt."

Erschrocken senkte Crystal ihren Blick. Sie hatte keine Ahnung, wovon Hunt redete. „Das Reich hinter der Mauer?", fragte sie und dachte an das Buch, das ihr Schwester Christine heimlich gezeigt hatte.

„Navas. Ja. Uns ist von Feuerströmen berichtet worden, von einem Dämon, der wieder zu Kräften kommt."

Crystal erschauderte. Hunt musterte sie eindringlich. Rasch versuchte sie, die Bilder aus Schwester Christines Buch zu verdrängen. Kein Mensch sollte je davon erfahren, auch nicht Hunt, selbst wenn er noch so nett zu ihr war. „Ich habe noch nie von so etwas Furchtbarem gehört", sagte sie mit fester Stimme und hob ihren Kopf erneut. „Und wenn so ein Ungetüm uns tatsächlich bedroht, dann werde ich zur Stelle sein."

„Sonst ist dir nichts Merkwürdiges aufgefallen, seit du hier bist?", fragte der Hauptmann der Königsgarde.

Crystal dachte an das seltsame Leben am Hof, an die stummen Dienerinnen, die maskierten Wachen und an Hunt, der sich offensichtlich um ihr Vertrauen bemühte. „Es tut mir leid. Ich würde dir gern helfen, aber ich weiß nicht, wie", gab sie nach kurzem Überlegen zu.

Für einen Augenblick schien Hunt enttäuscht zu sein, doch dann straffte er die Schultern. „Schon gut", sagte er. „Ich möchte nur, dass du weißt, dass du mit mir über alles reden kannst. Du vertraust mir doch, oder?"

Crystal nickte und Hunts Gesichtszüge entspannten sich. Sogar ein kleines Lächeln ließ seine Mundwinkel nach oben zucken. In diesem Moment hätte Crystal ihm vielleicht sogar verraten, dass sie schon einmal etwas von einem Dämon gehört hatte, doch Hunt erhob sich und half ihr auf.

„Der König braucht Kriegerinnen wie dich. Ihr dürft nicht den geringsten Zweifel an eurer Mission haben. Mit etwas Glück gehen wir alle als Helden in die Geschichte Gemmas ein." Er gab ihr einen freundschaftlichen Klaps auf den Rücken.

Crystal hätte gern mehr von den Vorgängen erfahren, die sich außerhalb des Königshofes abspielten und in denen Hunt wohl eine Gefahr sah. Ob es den Dämon mit der Feuerpeitsche aus Schwester Christines Buch tatsächlich gab? Crystal unterdrückte einen Schauer.

Hunt war bereits losgelaufen und drehte sich nach ihr um. „Worauf wartest du?", rief er ihr zu.

In ihre eigene Gedankenwelt versunken, schloss sie zu ihm auf. Sie trabten wortlos nebeneinanderher und Crystal war froh, dass ihr strikter Zeitplan es ihr kaum erlauben würde, mehr über Dämonen und das Reich hinter der Mauer nachzudenken.

Während der nächsten Tage gewöhnte sich Crystal immer mehr an das Leben als Raupe. Jeden Morgen traf sie sich noch vor

Sonnenaufgang mit Hunt, der geduldig mit ihr übte. Endlich konnte sie ihm beweisen, wie geschickt sie mit dem Bogen war, und er zeigte ihr, wie man mithilfe zweier Steine ein Feuer entfachte. Als Nächstes schnitzten sie einen Speer und warfen auf Ziele. Crystal ihrerseits knüpfte lieber Fallen für das Wild, begnügte sich aber im Training damit, ein Netz anzufertigen, unter dem sie Hunt eines Tages begrub.

„Hey, halt. Nimm das Ding von mir weg“, rief er lachend, als er unter dem Netz gefangen auf dem Boden lag.

„Besiegt“, antwortete Crystal stattdessen. „Ich schätze, der König muss heute ohne die Dienste seines obersten Hauptmanns auskommen.“

Crystal trug noch Stunden später ein leises Lächeln im Gesicht. Natürlich hatte sie Hunt befreit und der hatte es ihr mit einem Ringkampf gedankt, bei dem sie gnadenlos unterlegen war.

Ein Schlag traf sie in die Seite, kurz darauf hörte sie Amyras Peitsche knallen.

„Pass gefälligst besser auf, ansonsten kannst du dich eine Runde mit mir messen.“ Amyras Gesicht war rot vor Zorn, als sie Crystal anfunkelte.

„Tut mir leid“, murmelte Crystal schnell und nahm den Stock wieder auf, der ihr durch die Wucht des Schlags aus den Händen gefallen war. Es war Hunts Lächeln gewesen, an das sie gerade gedacht hatte, die Art, wie er den Kopf leicht schief legte und seine Haare ihm in die Stirn fielen. An die feurigen grünen Augen, die so viel in ihr zu sehen schienen. *Ob die anderen Mädchen mitbekommen haben, dass ich mit ihm trainiere? Ob sie mich deshalb meiden?* Crystal packte den Stock fester. Wartete, lauerte. Hielt die Gegnerin, eine Raupe aus Kayol, auf Abstand. Lockte sie mit einem Täuschungsmanöver aus der Reserve und stieß im richtigen Moment hart zu. Genauso, wie Hunt es ihr gezeigt hatte. Die andere ging keuchend zu Boden.

„Geht doch!“, rief Amyra ihr anerkennend zu und ordnete einen Partnerwechsel an.

Die Wochen zogen ins Land und mit der Zeit wurde Crystal im Training immer besser. Mittlerweile war sie ein äußerst unbeliebter Gegner unter den anderen Mädchen. Amyra nahm sie eines Tages zur Seite.

„Es scheint, dein Training mit dem Hauptmann macht sich langsam bemerkbar. Am Anfang habe ich mich gefragt, was er in dir sieht, aber offensichtlich weiß er genau, was er tut. Du bist gut geworden, besser als der ganze unwürdige Rest. Deshalb werde ich dich in eine andere Gruppe stecken, wo du andere Sachen lernst."

Crystal wollte protestieren, aber Amyra hob die Hand.

„Widerspruch dulde ich nicht. Setz dich dahinten zu den Felsen und warte auf deinen Schatten. Sie wird dich zu einer neuen Gruppe führen."

Crystal wusste, dass es keinen Zweck hatte, auf Amyra einzureden. Die würde nur ihre Peitsche knallen lassen und Striemen hatte Crystal genug. Also ging sie zu den Felsen und wartete. Saß dort immer noch, als der Rest der Raupen längst zur Mittagspause gegangen war. Vielleicht hatte Katta am Vormittag viel zu tun? Crystal wusste es nicht, war jedoch erleichtert, als eine hochgewachsene Gestalt in einer grauen Kutte nähertrat.

Sie erhob sich mit einem erleichterten Lächeln, wich aber einen Schritt zurück, als die vermeintliche Gefährtin den Kopf hob. Unter der Kapuze lag das ausgezehrte Gesicht eines Mannes mit stechend schwarzen Augen. Wie zwei Granitsteine ruhten sie auf Crystals Gesicht. Der Mund des Mannes verzog sich zu einem schmalen Grinsen.

„Cyrstal aus dem Kloster des Lichts in den Bergen", zischte er leise. „Du brauchst keine Angst vor mir zu haben, ich gebe dir nur etwas im Auftrag seiner Majestät." Er griff in seinen Umhang und hielt ihr eine Pergamentrolle hin. „Du darfst jetzt auf dein Zimmer gehen und dich vorbereiten."

„Was? Aber ich soll doch hier warten, damit Katta mich zu einer anderen Gruppe bringt."

Der Mann sah sie verständnislos an. „Ich bin der Bote des Königs und seine Befehle stehen über allem. An deiner Stelle würde ich machen, was er verlangt. Wenn du dich dagegen entscheidest, musst du auch die Konsequenzen tragen." Damit wandte er sich ab und schlenderte davon.

Entgeistert blickte Crystal auf die Nachricht, die mit dem Wappen des Königs versiegelt war. Mit klopfendem Herzen steckte sie die Rolle in eine Tasche an ihrem Gürtel, sah sich um und ging, als sie auch von Amyra keine Spur entdeckte.

Mit wackeligen Beinen betrat Crystal den Palastis. Wie still und leer hier alles schien! Normalerweise kamen die Mädchen fast zeitgleich von ihren verschiedenen Trainingseinheiten zurück, immer in Begleitung ihrer Schatten, und obwohl sie nicht viel miteinander sprachen, tauschten sie hin und wieder einen aufmunternden Blick aus. Nun aber war alles ruhig, die Gänge lagen verlassen vor ihr und Crystal war in Versuchung, das Gebäude näher zu erkunden. Letztendlich entschied sie sich dagegen, weil das Gewicht des ungelesenen Briefes zu schwer auf ihr lastete. Vor ihrer Zimmertür blieb sie stehen. Normalerweise war Katta diejenige, die aufsperrte, aber von ihr war weit und breit nichts zu sehen. Unschlüssig drückte sie die Klinke und war erstaunt, dass die Tür aufschwang. Mit einem mulmigen Gefühl trat sie ein. Alles war ruhig, sauber und unberührt.

„Hallo?", fragte sie vorsichtig und bekam keine Antwort. Zur Sicherheit sah sie in ihrem Badezimmer und auf dem Balkon nach, aber dort war ebenfalls niemand zu sehen. Mit einem Seufzer setzte sie sich auf das Bett, brach das Siegel und begann zu lesen.

Crystal,

stand dort in der geschwungenen Schrift, die sie gleich wieder erkannte. Es war dieselbe wie in ihrem Begrüßungsbrief. Ob das ihr erster Auftrag war? Crystal erschauderte.

Seit vier Mondphasen befindest du dich nun schon am Hof. Es ist Zeit, dich besser kennenzulernen und dir deinen ersten Auftrag anzuvertrauen. Als Zeichen der Wertschätzung steht dir ab sofort die Nutzung der Hofanlagen und deines Zimmers zur freien Verfügung. Deine stumme Gefährtin wird dich selbstverständlich weiter unterstützen. Der König will die Treue seiner Untertanen belohnen.

Finde dich in zwei Tagen bei Sonnenuntergang am Nordtor ein. Dort wirst du dich mit deinen Verbündeten treffen. Behalte Stillschweigen über deine Auswahl und bereite dich gut vor. Alles, was du wissen musst, wird dir rechtzeitig mitgeteilt. Suche dir eine Waffe für den Nahkampf und Kleidung, die dich in der Nacht tarnt. Übe das Klettern und zögere nicht. Viel Glück,

der Bote des Königs.

Crystal ließ sich in ihre Kissen zurücksinken und blickte noch lange auf das Pergament. So sehr sie sich einen Auftrag und Wertschätzung gewünscht hatte, so sehr fürchtete sie sich nun auch. Sie dachte an die maskierten Männer, die die Mädchen aus dem Süden so gnadenlos erschossen hatten. War das mit *zögere nicht* gemeint? *Es sind Feinde des Königs, gegen die wir kämpfen,* erinnerte sich Crystal. Menschen, die Gemma schaden wollten.

„Ich werde nicht zögern", versprach sie sich leise. „Ich werde mutig sein und mich beweisen."

KAPITEL 13
Raynold

Raynold stand auf dem höchsten Ausguck der Burg Schwarzflügel. Er hatte das Schlafgemach seines Vaters kurz verlassen, um etwas frische Luft zu schnappen und nachzudenken. Doch das Bild des dahin siechenden Königs, den er seit ihrer Rückkehr vom Dämonenfelsen kaum aus den Augen ließ, folgte ihm bis auf die Zinnen. Er sah über das weite, karge Land hinweg. Sein Griff um Asyla, das Schwert seines Vaters, verfestigte sich. König Ernesto hatte ihm die edle Klinge überreicht, zusammen mit den Worten, dass er nun zu schwach sei, sie weiter zu führen. Raynold überlegte fieberhaft, was man ihm zur Stärkung geben könnte. Weder ihm noch dem Medicus war ein geeigneter Einfall gekommen. Über ihm verhieß der Himmel einen neuen wolkenverhangenen Tag, schwärzer als der vorige. Ein tiefes Grollen von Ferne untermalte Raynolds Vorstellung von einem Weltuntergang.

„Bist du wieder in deiner eigenen kleinen Welt?“, zischte eine Stimme neben ihm.

Genervt sah er zu Philippa, die an die Turmzinnen trat. Sie trug ihre Rüstung. Ein enganliegender Lederharnisch, darunter ein Kettenhemd. Einen breiten Gürtel mit mehreren Taschen, Lederhandschuhe, hohe Stiefel und ihr eigenes Schwert

Graustein, das ebenso scharf geschliffen war wie ihr stechender Blick.

„Reitest du aus?", fragte Raynold und kam sich selbst ziemlich töricht vor, denn was sonst hätte Philippa diesem Aufzug machen sollen.

„Nein. Ich wollte gerade mit Puppen spielen", gab sie prompt zurück.

Seit ihrer Rückkehr vom Dämonenfelsen hatte sich auch ihre Laune dramatisch verschlechtert. Philippa war früher schon bissig gewesen und hatte seine Gesellschaft mitunter gemieden. Nun aber schien sie ihre sanftmütigere Seite endgültig hinter sich gelassen zu haben. *Aber vielleicht ist ihr Besuch hier wieder eine Annäherung,* dachte Raynold und versuchte eine ruhige Stimme aufzusetzen.

„Es tut mir leid, dass ich in letzter Zeit so oft in Gedanken war. Ich überlege einfach nur, was wir tun können."

„Nichts, indem wir hier oben rumstehen und in den finstereren Himmel blicken", gab Philippa schnippisch zurück. „Aber deshalb bin ich hier. Ich werde Ramires zur Grenze des Gebirges begleiten. Wir haben beschlossen, nach dem Krähenfuß-Kraut zu suchen. Vielleicht hilft das eurem Vater ja noch einmal. Oder erinnerst du dich nicht mehr an die Heilerin aus Darka?"

Raynold verschränkte die Arme vor der Brust. „Das habt ihr zwei also beschlossen? Und wie in aller Götter Namen wollt ihr in die oberen Ebenen kommen, von denen die Heilerin geredet hat? Die Alte ist erfahren wie eine Bergziege, aber so weit ich mich erinnere, ist keiner von uns je die steilen Felsen hinaufgestiegen. Außerdem hat die Tochter des Bürgermeisters gesagt, dass es im Moment zu gefährlich sei."

„Dein Bruder meint, er kenne einen Weg. Es scheint so, als ob er mehr Mut entwickelt hat, als du jemals haben wirst!" Philippa machte auf dem Absatz kehrt, ohne Raynold Antwort abzuwarten.

„Verdammt", zischte er. Ihre Worte stachen ihn. Aber noch mehr spornte ihn die Angst um Ramires an. *Er wird doch keine*

Dummheiten machen? Schnell eilte er hinter ihr her, die gewundene Treppe nach unten. „Warte Philippa, was habt ihr vor?"

Sie reagierte nicht, sondern lief stur weiter aus dem Hauptgebäude der Burg und den kurzen Weg bis zu den Stallungen. Die reglosen schwarzen Wächter, die das Portal bewachten, standen still wie erstarrte Felsformationen.

Vor dem Stall saß Ramires auf seinem schwarzen Rappen. Sein schlanker Körper war unter einer leichten Rüstung verborgen. Das Visier seines Helms stand offen, und es war Raynold, als ob ihn ein purpurnes Augenpaar anfunkelte.

Auch das hat sich an ihm verändert. Ein Schauer kroch ihm über den Rücken, als er in das schmale Gesicht seines Bruders blickte.

Philippa nickte Ramires zu. Er hielt ihren weißen Schimmel an den Zügeln bereit. Philippa stieg in einen Steigbügel und war schon dabei, sich auf den Rücken des Pferdes zu schwingen, als Raynold ihr in die Zügel griff.

„Halt. Du sagst mir jetzt sofort, was ihr vorhabt."

Seine Verlobte wandte sich wutschnaubend zu ihm um. „Das habe ich dir schon gesagt. Ramires wird versuchen, einen Weg in die Berge zu finden, und ich werde ihm dabei behilflich sein. Sieh dich um: Unser König ist schwer krank, unser Volk leidet. Und was macht sein ältester Sohn? Der Thronerbe DENKT NACH!" Sie schleuderte ihm die letzten beiden Worte entgegen, offensichtlich angewidert von seinem Verhalten. „Du kannst dich ja auf deinen Turm verziehen und uns hinterherschauen, wenn wir versuchen, Navas zu retten, oder du bist endlich mal ein Mann und versuchst deinen Bruder zu unterstützen. Immerhin hat er das Amulett von Madra um den Hals und den Dämonenstachel im Gepäck."

Raynold dachte mit Grauen an den zurückgebliebenen Stachel, den Ramires seit ihrer Rückkehr bei sich trug. Ob das der Grund für die Veränderung in Ramires' Verhalten war? Ray war kurz davor, seinen Bruder darauf anzusprechen, unterließ es jedoch. Der kalte Blick, den Ramires ihm von oben zuwarf, durchbohrte ihn schmerzhafter als eine Eisenklinge. So wandte er sich wieder an Philippa. „Du siehst doch, dass er sich völlig verändert hat, und trotzdem unterstützt du ihn", flüsterte er ihr zu.

„Er tut wenigstens etwas im Gegensatz zu dir", zischte sie. „Lass uns aufbrechen", sagte sie zu Ramires und sie gaben ihren Pferden das Zeichen anzutraben.

„Verdammt!" Raynold schob einen verdutzten Stallburschen zur Seite und trat zu seinem braunen Hengst Andrex. Eilig zog er ihm ein Zaumzeug auf, führte ihn raus und schwang sich ohne Sattel auf seinen Rücken, um seinem Bruder und Philippa hinterher zu galoppieren.

Er holte die beiden am Fuße der Feuerberge ein. Hier gab es keine Mauer mehr, die das Reich Navas von Stravoos trennte, denn die Berge waren so gewaltig, dass es viel zu gefährlich war, sich darüber zu wagen. Natürlich hatten viele Menschen im Laufe der Jahrhunderte hier nach Wegen gesucht, um Navas zu verlassen und ihrem armseligen Leben zu entfliehen, doch die meisten davon waren gescheitert und waren weder in Stravoos angekommen noch waren sie nach Navas zurückgekehrt. Es gab Erzählungen über ein paar tollkühne Schmuggler, die es geschafft hatte, immer wieder Schätze über den Bergpass zu transportieren, doch ein ums andere Mal wurden die Banden gnadenlos von den ausgewählten Soldaten der freien Reiche gejagt, die oben auf der Mauer dafür sorgten, dass niemand aus dem Dämonenreich in die freie Welt gelangten.

Raynold verstand den Ärger der Menschen über die Mauer und dennoch war ihm der friedliche Weg der Koexistenz, den sein Vater eingeschlagen hatte, lieber als die Unruhen, die sich jetzt zusammenbrauten.

„Was willst du hier?", fragte Raynold seinen Bruder, nachdem er ihn eingeholt hatte. „Hier gibt es nichts außer ein paar alten Schmugglerpfaden. Selbst wenn du es in die oberen Ebenen schaffen würdest, der Weg ist zu lang und zu beschwerlich. Schlag dir das lieber aus dem Kopf und komm mit mir an den Hof zurück."

Trotz des verhangenen Himmels war die Luft dampfig und Raynold schwitzte unter seinem Umhang. Er wischte sich eine klebrige Haarsträhne aus dem Gesicht und betrachte Ramires, der konzentriert weiter ritt.

„Sag mal, hörst du mir überhaupt zu? Ich merke doch, dass etwas mit dir nicht stimmt. Rede mit mir!" Raynold war kurz davor, Ramires zum Anhalten zu zwingen, als dieser ihn schließlich doch ansah. Wieder hatte er dieses furchterregende, purpurne Funkeln in den Augen, doch Raynold hielt seinem Blick stand.

„Philippa hat recht. Dein sanftes Herz wird uns nicht weiterbringen. Wir sollten uns für den Krieg rüsten, und Vater wird an unserer Seite kämpfen, wenn er erst wieder gesund ist. Schließlich hat er uns zu Madras Amulett geführt! Es wird in seinem Sinne sein, dass wir seine Macht auch benutzen."

„Welche Macht? Es ist ein altes Schmuckstück, mehr nicht?"

„Es hat schon einmal einen Dämon gebannt. Das haben wir jetzt mit eigenen Augen gesehen. Mit Sicherheit wird es uns die Kraft geben, uns zu erheben. Ich höre es jede Nacht. Es spricht mit mir."

Raynold sah Ramires entgeistert an. War sein Bruder dabei, den Verstand zu verlieren? Philippa schloss zu ihnen auf, drängte sich zwischen die Brüder und strich Ramires über den Arm.

„Wir sollten es hier versuchen. Das ist weit genug von der Burg entfernt."

Ramires zügelte sein Pferd. Er stieg ab und trat an die Satteltasche, um den Dorn herauszuholen. Sein Rappe tänzelte nervös, und auch Raynold war es, als ob das Ding einen schwefeligen Geruch verströmte.

Ramires begieriger Gesichtsausdruck schmerzte ihn.

„Lass den Stachel los!", drängte er deshalb, doch Ramires beachtete ihn nicht. Er hatte die Augen starr auf den Bergkamm gerichtet. Mit seiner freien Hand umklammerte er das Amulett.

„Vater stirbt, wenn ich mich nicht beeile", murmelte er.

Philippa hatte sich neben Ramires aufgebaut und hielt ihm am Arm fest. Das Bild der beiden hätte Raynolds Eifersucht wecken sollen, aber zu seiner eigenen Verwunderung fühlte er nichts außer der Sorge um seinen Bruder.

„Ramires, bitte." Er nahm ihn behutsam an der Hand, die immer noch das Schmuckstück umklammerte. „Sieh mich an."

Für einen Moment gelang es ihm, die Aufmerksamkeit seines Bruders zu gewinnen. Ihre Blicke trafen sich, und er meinte, eine Träne in Ramires' Augen glitzern zu sehen.

Dann straffte sich Ramires und reichte die Kette an Philippa, die sie mit einem wissenden Nicken entgegennahm.

Mit einem Ruck rammte Ramires sich die Spitze des Dämonenstachels in die Handfläche, genau dorthin, wo das spitze Ding eine Narbe hinterlassen hatte. Raynold erschauderte, als sein Bruder sich auflöste und eine schwarze Krähe kreischend in die Lüfte stieg.

„Bei der Unterwelt, was war das?", fragte er Philippa und sah dem Vogel nach, der immer kleiner wurde.

„Das ist genau das, was wir brauchen, um unser Land endlich aus der Unterdrückung zu befreien. Magie. Und dein Bruder kann sie für unsere Zwecke benutzen." Der herausfordernde Ton in ihrer Stimme entging ihm nicht. Mit *Graustein* in der einen und dem Amulett in der anderen Hand funkelte sie ihn an. Ein paar lose Haarsträhnen fielen ihr trotzig ins Gesicht, so unbändig, wie sie selbst es war.

„Wie lange weißt du schon davon?" Er konnte die Verbitterung über das Geheimnis der beiden nicht unterdrücken.

„Davon, dass er sich in eine Krähe verwandeln kann?"

Falls Philippa ein schlechtes Gewissen ihm gegenüber hatte, verbarg sie es gut.

„Eine Weile", gab sie schließlich zu. „Ich war dabei, als er es das erste Mal getan hat, weil du ja nur unnütz am Bett deines Vaters gesessen bist."

Raynold ballte seine Faust und seine Zähne rieben so stark aufeinander, dass es wehtat. Es stimmte, was Philippa sagte. Er hatte viel Zeit am Bett des Königs verbracht. Vielleicht war das der Grund, weshalb sie so abweisend war. Er atmete tief durch. „Ich habe dich vernachlässigt in letzter Zeit, aber ich brauche dich. Du musst mir helfen, Ramires zur Vernunft zu bringen. Er wird immer sonderbarer. Hast du nicht das purpurne Leuchten in seinen Augen bemerkt? Etwas geschieht mit ihm, das stärker ist als er. Wir müssen ihn beschützen."

„So? Müssen wir das? Man hat mir versprochen, dass ich einen König heirate und keine Memme. Ramires ist der Mutigere von euch beiden. Er tut das, was nötig ist, um Navas die Freiheit zu bringen!"

„Ramires ist nicht bei Sinnen! Ich weiß selbst nicht, was mit ihm los ist, aber es ist nichts Gutes."

Philippa zuckte mit den Schultern. „Ich jedenfalls werde hier auf ihn warten. Er wird jemanden brauchen, wenn er zurückkommt. Wenn dir das zu gefährlich ist, kannst du ja hinter deine Mauern fliehen."

Der Nachmittag war der längste in Raynolds Leben. Es kam ihm wie eine Ewigkeit vor, bis sich der Mond zwischen den Wolken hindurchkämpfte und die Schatten von der einbrechenden Nacht verschluckt wurden. Philippa hatte nichts mehr gesagt. Sie hatte ein paar Zweige gesammelt und ein Feuer entzündet, ein paar Äpfel aus ihrer Satteltasche geholt und einen Laib Brot, von dem sie Raynold schweigend die Hälfte reichte. Lustlos kaute er darauf herum. Obwohl sein Magen knurrte, war ihm das Essen zuwider. Irgendwo da draußen war sein Bruder gefangen im Körper einer Krähe. Innerlich verfluchte er den Tag, an dem sie zum Dämonenfelsen geritten waren.

Raynold wollte gern Philippas Hand nehmen, so wie er es früher oft getan hatte, nachdem sie sich versprochen worden waren. Aber ein Blick in ihr versteinertes Gesicht hielt ihn davon ab. So lauschten sie zusammen dem Knistern der Flammen und waren doch jeder für sich allein. Philippa hielt immer noch das

Schmuckstück in der Hand, als ob es ihr etwas über den Verbleib von Ramires verraten könnte.

Schließlich warf Raynold den Rest seines abgenagten Apfels ins Feuer und erhob sich. Er musste sich bewegen, sonst würde er verrückt werden. Er stolperte ein paar Schritte auf die Felsen zu, an deren Fuß sie ihr Lager aufgeschlagen hatten.

„Ramires! Komm zu uns zurück!", rief er, die Hände um den Mund gelegt, damit seine Schreie noch weitergetragen wurden.

„Er kann dich nicht hören. Er ist hoch in den Bergen."

Raynold wirbelte herum. Er hatte nicht bemerkt, dass Philippa näher an ihn herangetreten war. Ihre grauen Augen weiteten sich im Mondlicht, als er sich zu ihr drehte.

„Bei den Göttern!", stieß sie aus und wich einen Schritt zurück.

„Was ist?", fragte Raynold erschrocken.

„Dein Gesicht!" Philippa trat wieder näher zu ihm heran. „Du trägst das Blut in dir."

„Was? Welches Blut?"

„Das Dämonenblut. Sieh dich an." Sie nahm ihn bei der Hand und führte ihn zur Feuerstelle zurück. Dort entzündete sie einen der herumliegenden Äste und geleitete ihn zu der Wasserstelle, an der ihre Pferde friedlich dösten. Die Tiere blähten ihre Nüstern auf, als sie sich näherten, und wichen nervös zurück.

„Psst. Alles gut", versuchte Raynold sie zu beruhigen, obwohl ihm alles andere als wohl in seiner Haut war.

Philippa zog ihn zum Wasser und hielt den brennenden Ast hoch. „Hier, schau dich an." Sie drehte sich zu ihm um und hielt inne. „Oh, warte. Jetzt siehst du wieder ganz normal aus."

Fast erleichtert betrachtete er die Reflexion seines eigenen Spiegelbildes im schwarzen Wasser. Bestimmt hatte Philippa sich getäuscht. In diesem Moment aber brach der Mond zwischen den Wolken hervor und erhellte für einen Augenblick die Nacht. Raynold stieß einen Schrei aus, Philippa konnte ihn gerade noch am Stolpern hindern.

„Nein. Das ist unmöglich!", stieß er hervor. Seine sonst so

glatte Haut war von dunklem Fell überzogen. Das Schlimmste aber waren seine Augen und seine Nase. Letztere beschränkte sich wie bei einem wilden Tier auf eine Schnauze mit zwei Atemschlitzen, seine Pupillen leuchteten gelb wie die einer Katze. „Das ist unmöglich", wiederholte er sich. Philippa war näher an ihn herangetreten, und in diesem Moment war Raynold froh, sie an seiner Seite zu haben.

Der Mond zog sich erneut hinter den Wolken zurück und das Spieglbild zeigte wieder sein normales Gesicht. „Werde ich verrückt?", fragte er leise.

„Nein. Unsere Welt beginnt sich tatsächlich zu wandeln. Genau wie Ramires es vorhergesagt hat."

Wie als ob er seinen Namen gehört hätte, landete ein Vogel neben ihnen im Gras. Es war eine schwarze Krähe, die etwas in ihren Krallen trug und Philippa hektisch in den Stiefel pickte. Die Prinzessin zog das Amulett hervor und die Krähe betrachtete sich darin. Dann streckte sie ihren Flügel aus und Philippa schien zwischen den dichten Federn nach etwas zu tasten. Augenblicke später zog sie den Stachel, dessen Größe sich dem Vogel angepasst hatte, aus ihrem Gefieder. Ramires landete mit einem Aufschrei auf dem Boden.

Raynold unterdrückte einen Schrei, als er sah, wie Philippa mit schmerzverzogenem Gesicht den Stachel von sich warf, dann eilig nach Ramires' blutender Hand griff und ihm das Amulett auf die wunde Stelle drückte.

Raynold beugte sich ebenfalls über seinen Bruder, der die Augen fest geschlossen hielt. Ramires' Atem ging schwer, als wäre er gerannt, und kleine Schweißperlen glänzten auf seiner Stirn. Philippa griff nach einem Bündel, das neben dem jungen Prinzen lag. Die Blätter des Krähenfußkrautes schimmerten im Mondlicht, das sich erneut einen Weg zwischen den Wolken hindurch bahnte.

„Er hat es geschafft. Er hat tatsächlich etwas davon in den Bergen gefunden! Vielleicht kann das den König ret…" Sie hielt inne und sah ihn an. „Oh. Du hast schon wieder so eine schöne Visage", sagte sie.

Raynold wandte sich von ihr ab. Lange Krallen umklammerten Ramires' Handgelenk, allerdings spürte er seine Finger so, wie sie immer waren. Ramires' Herzschlag hatte sich beruhigt. Er war in einen tiefen Schlaf geglitten, und es war, als ob ein Lächeln seinen Mund umspielte.

KAPITEL 14
Crystal

„Ist alles in Ordnung?"

Hunts Stimme riss sie aus ihren Gedanken. Es war der Morgen ihres ersten Auftrags und Crystal hatte schlecht geschlafen. Sie war aufgeregt, fragte sich, wer ihre Verbündeten waren und was sie genau zu tun hatte.

„Alles gut", log sie, doch ihre Stimme klang dünn.

Hunt musterte sie. „Ah, ich verstehe. Du hast deinen Auftrag erhalten, nicht wahr?"

Crystal biss sich auf die Unterlippe. Nicht einmal Hunt durfte etwas von dem Brief erfahren, so stand es ausdrücklich geschrieben.

„Vor mir brauchst du es nicht geheim halten, aber es ehrt dich, dass du die Anweisungen so genau befolgst", erwiderte er mit einem Lächeln.

Es kam ihr vor, als ob Hunt sie neugierig musterte. Bestimmt war es in seinem Interesse, dass sie gut abschnitt, immerhin hatte er sie an den Hof gebracht.

„Sind diese Aufträge gefährlich?", fragte Crystal schließlich. Auf diese Weise hatte sie nichts preisgegeben, aber Hunt konnte sie dennoch darauf vorbereiten.

„Ich will dich nicht belügen; das sind sie. Ihr steht echten Gegnern gegenüber. Menschen, die Unheil über Gemma und das

Königshaus bringen wollen. Am Anfang geht man in der Gruppe, das ist etwas leichter. Es wird dir keinen Spaß machen, doch du musst es tun, um eine Libelle zu werden, und daran solltest du denken."

Crystal nickte. „Können wir heute klettern üben?", fragte sie schließlich.

„Aber natürlich. Ich kenne einen Felsen, der sich perfekt dazu eignet. Folge mir."

Nach dem Training stand das Frühstück in ihrem Zimmer bereit und Katta hatte ihr wie schon am Vortag keine Trainingskleidung, sondern bequeme Sachen bereitgelegt. Nicht zum ersten Mal fragte Crystal sich, wie viel ihr Schatten tatsächlich wusste.

„Heute Abend brauche ich schwarze Kleidung", sprach sie Katta deshalb direkt an.

Die nickte. Crystal hatte sich immer noch nicht an den Ausdruck ihrer toten Augen gewöhnt. Wenn sie den Auftrag bestehen wollte, brauchte sie Mut. Am besten, sie fing schon mal an zu üben.

„Du hast auch einmal daraufhin gearbeitet, eine Libelle zu werden, oder?"

Der Blick von Katta verwandelte sich von tot zu eiskalt. Sofort bereute Crystal ihre vorschnelle Frage.

„Tut mir leid", sagte sie rasch. „Ich wollte dich nicht kränken oder zu neugierig sein, aber ich habe so viele Fragen. Bestimmt könnte ich einiges von dir lernen."

So ganz entsprach das nicht der Wahrheit, denn sie hatte ja Hunt, den sie allerdings nicht alles fragen wollte. Dass Crystal obendrein Kattas Geschichte interessierte, entsprach der Wahrheit. Zu ihrer Überraschung kam die stumme Dienerin an ihren Tisch, wo das halb aufgegessene Frühstück stand, und strich ein Pergament glatt. Sie nahm Feder und Tinte und schrieb einen Satz.

Ich darf nicht mit dir reden, öffne deine Augen, beobachte und behalte deine Fragen für dich.

„Du kannst schreiben?“, fragte Crystal überrascht.

Katta stieß einen Zischlaut aus und legte einen Finger auf die Lippen.

Crystal schalt sich innerlich für ihre überflüssige Frage, die sie darüber hinaus noch zu laut ausgesprochen hatte. Trotzdem war der Moment, in dem so unverhofft Leben in den Gesichtsausdruck ihrer stummen Gefährtin gekommen war, alle Dreistigkeit wert gewesen. Sie sah jetzt, dass noch etwas Menschliches in Katta steckte, und ihr Schicksal tat Crystal von Herzen leid.

„Ich habe mir schon gedacht, dass wir keine Fragen stellen sollen“, sagte sie leiser. „Danke für deine Worte.“

Katta zögerte kurz. Dann setzte sie die Feder erneut an.

Sie wissen nicht, dass ich lesen und schreiben kann, sonst hätten sie mich woanders eingesetzt.

Crystal drehte sich der Magen um. Was war schlimmer, als die Zunge entfernt zu bekommen und die Arbeit zu verrichten, die Katta machte? Sie konnte sich keine Antwort darauf ausmalen, erinnerte sich aber an die Warnung, keine Fragen zu stellen.

„Ich werde dich nicht verraten“, sagte sie schlicht. „Das Pergament werde ich bei der nächsten Gelegenheit verbrennen, keine Sorge.“

Katta sah sie dankbar an, und wieder fühlte Crystal, dass Katta viel mehr war als eine leere Hülle.

Der Nachmittag neigte sich mit zäher Langsamkeit dem Abend zu. Crystal war nach dem Frühstück unruhig durch den Teil des Palastgartens gestreift, den sie nun betreten durfte. Er bestand aus einem kleinen Fleckchen Grün mit ein paar Bäumen und Büschen, zwischen denen Eichhörnchen geschäftig auf dem Boden nach Nahrung suchten, und einem Teich voller schillernder Smaragdkarpfen. Crystal hatte sich ein paar Brotkrumen in ihre Tasche gesteckt und damit die Tiere gefüttert, den Kopf voller verstörender Gedanken. Immer wieder hatte sie versuch sich vorzustellen, was man heute von ihr verlangen würde. Und stets endeten ihren Mutmaßungen mit der Sorge zu versagen.

Schließlich war sie in ihr Zimmer zurückgekehrt. Sie hatte sich unruhig auf ihrem Bett hin und hergewälzt, bis sie auch das aufgab und einfach nur schweigend dalag. Nach einer kleiner Ewigkeit kehrte Katta mit den Kleidern für den Auftrag zurück. Nachdem Crystal alles angezogen hatte, reichte Katta ihr noch den Kapuzenumhang, den Crystal sich über die Kleidung warf.

Als sie endlich nach draußen traten, war Crystal froh, das Abendessen heute ausgelassen zu haben. Ihr Magen fuhr auch so schon Karussell.

„Ich muss zum Nordtor. Kannst du mir zeigen, wo das ist?", fragte sie Katta, woraufhin diese die Führung übernahm.

Cyrstal bemerkte, dass ihre Gefährtin die Hauptwege mied und sie stattdessen auf verschlungenen Pfaden den Hügel hinunter in Richtung der Schlossmauer geleitete. *Ob sie auch die Maskenmänner fürchtet?*, fragte Crystal sich und eilte auf wackligen Beinen hinterher. Heute würde sie es mit echten Gegnern zu tun bekommen und im Notfall durfte sie nicht davor zurückschrecken, die Feinde des Königs zu töten. *Dazu werde ich ausgebildet!*, erinnerte sie sich scharf. Sie durfte sich kein Zögern erlauben, so hatte es ausdrücklich in der Nachricht des Boten gestanden.

In der Ferne ragte die Mauer wie eine hohe Klippe vor ihr auf. Sie kniff die Augen zusammen, um besser sehen zu können, erkannte jedoch niemanden. Was, wenn sie zu spät kam? Sie wollte Katta gerade zur Eile treiben, als diese stehenblieb. Crystal rumpelte ihr vor lauter Überraschung in den Rücken.

„Was ist? Wir müssen weiter", stieß sie aus, doch Katta deutete mit dem Kopf in Richtung Mauer. Dort, kaum erkennbar, standen drei Gestalten und zwei Pferde, eins davon scharrte unruhig mit dem Vorderhuf und schnaubte, als es Crystal witterte.

„Ich soll allein weitergehen?", fragte Crystal kaum hörbar.

Katta nickte, drückte sie als Rückversicherung leicht am Arm und verschwand dann in der Dunkelheit.

Einerseits erleichtert, dass sie erwartet wurde, andererseits voller böser Vorahnung trat Crystal auf die Gruppe zu. Alle drei trugen dunkle Kutten und nun nahm einer die Kapuze ab. *Hunt,* dachte Crystal erleichtert, als sie seine silberne Mähne erkannte. Ihre Anspannung löste sich sofort. Mit ihm an ihrer Seite würde alles erträglicher sein. Er lächelte ihr zu.

„Schön, dass du da bist. Ich hoffe, du bist gut bewaffnet, denn das wird euer großer Tag."

Der Mond trat hinter einem Wolkenfetzen hervor und für einen Augenblick konnte Crystal einen Blick in die Gesichter der anderen beiden werfen. Es waren zwei junge Frauen, in etwa in ihrem Alter. Unter der Kapuze der einen quoll ein dicker roter Zopf hervor, den sich die Frau mit einem angespannten Blick auf Crystal eilig unter ihren Umhang klemmte. Sie schien ebenfalls nervös zu sein. Crystal setzte ein schiefes Grinsen auf, das beruhigend wirken sollte, an dem verächtlichen Blick der Rothaarigen merkte sie aber, wie dämlich es aussehen musste. Die andere, ein Mädchen mit hohen Wangenknochen und einer Haut wie Porzellan, schien gänzlich desinteressiert an Crystal zu sein.

Egal, dachte Crystal. Sie war die kalten Schultern der anderen Raupen gewohnt. Sie würde sich dadurch nicht verunsichern lassen, und da war ja zum Glück noch Hunt, der auf die beiden Pferde deutete.

„Wir müssen ins Hinterland. Das ist ein weiter Weg, aber mit den Pferden ist es gut machbar. Bei Minna weiß ich, dass sie eine gute Reiterin ist, aber Kira und dich würde ein Ritt in der Dunkelheit wohl überfordern. Deshalb steigt ihr bei uns hinten auf. Kira, kommst du?"

Für einen Augenblick blitzten die weißen Zähne im bleichen Gesicht des Mädchens auf, doch ihr Lächeln war so kalt, dass Crystal leicht erzitterte. Dann lief Kira grazil auf Hunt zu und zog sich hinter ihm auf das Pferd. Crystals Kehle schnürte sich zu, als Kira auf den Rücken des Tiers saß und beide Arme um Hunt schlang. Das zarte Mädchen schmiegte sich leicht an ihn.

„Du nimmst Crystal mit aufs Pferd", sagte Hunt zu der Rothaarigen.

Wie betäubt zog sich Crystal hinter Minna in den Sattel, während Hunt mit Kira lostrabte und sie gemeinsam durch das Nordtor verschwanden. Glücklicherweise setzte sich auch Minnas Pferd kurz darauf in Bewegung. Das sanfte Schaukeln half ihr, die Vorstellung zu vertreiben, wie Kira ihren Kopf gegen Hunts Rücken legen würde. Es stimmte, dass Crystal in letzter Zeit zu wenig im Sattel gesessen war, und sie schwor sich, das so bald wie möglich, zu ändern.

Dass die beiden Pferde ihren Pfad trotz der Dunkelheit so zielsicher fanden, konnte sich Crystal nur dadurch erklären, dass sie ihn bereits gegangen waren. Es war eine wolkenverhangene Nacht, in der sich der Mond nur spärlich zeigte, aber sobald er hervorkroch, prägte Cyrstal sich Wegkreuzungen, einsame Höfe und einen Bachlauf ein.

Einige Zeit verstrich, in der sie nichts anderes tun konnte, als ihre Finger in den Kapuzenumhang ihrer Reiterin zu krallen und dem gleichmäßigen Rhythmus der trommelnden Hufe zu lauschen. Der Mond schob sich erneut hinter den Wolken hervor und Crystal sah auf ein breites Tal hinab, das in die dünnbesiedelte Bergregion führte. Gerade als sie sich fragte, wie lange sie noch reiten mussten, zügelte Hunt sein Pferd. Es verfiel in einen langsamen Trott. Minna schloss zu ihm auf.

„Hier muss es irgendwo sein", erklärte er knapp.

Crystal sah nichts außer leicht ansteigenden Hängen, die mit Büschen überwuchert waren.

„Wir können die Pferde da nicht mit rauf nehmen", erklärte Minna knapp.

„Ab jetzt ist es ja auch eure Aufgabe. Ich werde hier warten. Sprecht euch ab und arbeitet zusammen. Minna kennt den Weg."

Erstaunt blickte Crystal zu Hunt, konnte aber seinen Gesichtsausdruck in der Dunklelheit nicht lesen. Kira sprang mit einer geschmeidigen Bewegung vom Pferd ab.

„In Ordnung. Ich kann es kaum erwarten, diesem Bastiaan Lemour die Kehle aufzuschlitzen", sagte sie grimmig.

Crystal zuckte zusammen. Warum wussten alle außer sie

etwas über den Auftrag? Und mussten sie tatsächlich jemanden umbringen?

„Viel Glück“, rief Hunt, bevor er die beiden Pferden nahm und mit der Nacht verschmolz.

„Wir müssen die Anhöhe hinauf. Der Unterschlupf liegt noch ein ganzes Stück entfernt. Wir sollten jetzt unser Vorgehen besprechen und dann schweigen“, sagte Minna.

„Du kennst den Weg, deshalb führst du uns an. Bei mir ist es der zweite Auftrag, daher sollte ich diesen Kerl erledigen“, meinte Kira.

„Nein“, widersprach Minna. „Niemand darf Bastiaan Lemour allein gegenüberstehen. Man erzählt sich, dass er ein geschickter Kämpfer ist, mit allen Wassern gewaschen, und glaubt mir, ich habe seinen Unterschlupf bei Tag gesehen, das ist kein Ort, wo man hinmöchte. Wir werden alle drei zusammenarbeiten müssen.“

„Und was machen wir mit der Neuen hier? Ich kenne dich nicht. Ist dein erster Auftrag, oder?“

Crystal bejahte leise, was Kira nur genervt aufseufzen ließ.

„Na gut. Mit welchen Waffen kannst du umgehen, außer mit einem Stock?“, fragte Kira so verächtlich, dass Crystal für einen Moment die Worte fehlten.

Sie war froh, dass sie ihr Gesicht ebenfalls unter einer Kapuze versteckt hielt und niemand erkennen konnte, wie sehr Kiras Worte sie verunsicherten. „Meine Lieblingswaffe ist der Bogen, der wird uns hier nicht viel bringen. Aber ich bin auch gut mit Wurfmessern und dem Dolch.“

„Na gut, Hunt wird seine Gründe haben, weshalb er den Grünling mitgenommen hat. Ich möchte einfach meinen Auftrag ausführen, du kannst dich ja im Hintergrund halten, Crüal.“

„Crystal“, flüsterte Crystal, doch Kira und Minna hatten sich schon in Bewegung gesetzt, und sie musste zusehen, dass sie den Anschluss behielt.

Sie stiegen einen steilen Pfad hinauf, mussten immer wieder über Felsbrocken klettern und einmal dicht an einem Abgrund entlang balancieren. Als ihr Ziel endlich näherkam, war Crystal verschwitzt und außer Atem.

Minna deutete stumm auf die schwarzen Umrisse eines Höhleneingangs im Berg. Zwischen den Zweigen sah Crystal den goldenen Schein eines kleinen Feuers. Eine schwarze Gestalt stocherte mit einem Ast darin herum.

„Lemours Leibwache", raunte Minna. „Der andere schläft wahrscheinlich in der Höhle."

Kira zeigte auf sich selbst. Offensichtlich wollte sie den Kerl auszuschalten, was Crystal nur recht war.

Lautlos wie eine Katze näherte Kira sich dem Feuer, ihr scharfes Messer hielt sie wie ein Heiligtum an sich gepresst. Sie huschte durch die Schatten, verschmolz mit ihnen und war kurz in der Dunkelheit verschwunden. Dann tauchte Kira lautlos hinter dem Leibwächter auf. Ihre Bewegungen waren schnell und präszise. Eine Hand legte sich über seinen Mund, die andere öffnete mit einem einzigen gezielten Schnitt seine Kehle von rechts nach links. Ein Schwall Blut quoll hervor. Der Mann sank nach vorn und landete mit dem Gesicht im Feuer. Die Flammen zischten auf, aber Kira packte eilig seinen leblosen Körper an den Armen und zog ihn ein paar Schritte zurück. Seine Haare hatten Feuer gefangen, doch sie trat die Flammen eilig aus.

Crystal hielt einen Moment den Atem an und lauschte, aber in der Höhle regte sich nichts. Anscheinend schliefen Lemour und seine andere Leibwache. Kira winkte ihre Gefährtinnen zu sich heran. Sie deutete auf den Höhleneingang und machte einen Schritt darauf zu, Minna jedoch schüttelte den Kopf und zeigte auf das Feuer.

Crystal verstand nicht gleich, was Minna meinte, aber Kira nickte und begann ganz leise Feuerholz in den schmalen Eingang der Höhle zu stapeln. Minna half ihr, also schloss sich auch Crystal an. Sie vermied jedes Geräusch und war darauf bedacht, den Leichnam zu ignorieren. Crystal beobachtete, wie Minna ein Tontöpfchen unter ihrem Umhang hervorzog und dessen Inhalt über das Holz goss. Kira warf einen brennenden Stecken auf die Holzscheite, und vor dem Höhleneingang loderten die Flammen hell auf. Minna schleuderte eine Art selbstgeformter Tonkugel durch den verbleibenden Schlitz.

Crystal ging in Deckung, als eine Stichflamme zurückschoss und sie Schreie aus der Höhle hörte. Aus ihrer Position konnte sie gerade noch verfolgen, wie zwei Gestalten hustend aus dem Eingang rannten. Sie waren nur leicht bekleidet, hielten aber beide Schwerter in der Hand. Bevor sie sich orientieren konnten, streckte Kira den einen mit ihrem geschwungenen Klinge nieder. Minna hatte blitzschnell ein dunkelschimmerndes Schwert aus seiner Scheide gezogen und durchbohrte dem anderen die Brust. Ein röchelnder Laut entwich ihrem Opfer. Der Mann ging zu Boden und Stille breitete sich aus. Nur das Feuer knisterte.

Im nächsten Moment kniete sich Minna neben ihn und hob ihr Schwert an, um ihm den Kopf abzutrennen.

„Hey, was soll das?“, empörte sich Kira.

„Ich habe ihn getötet, deshalb schlage ich ihm den Kopf ab“, beharrte Minna.

„Du hattest nur Glück, dass der gesuchte Rebell dir direkt in die Arme gelaufen ist!“, widersprach Kira.

Crystal stand etwas abseits und meinte, noch ein anderes Geräusch aus der Höhle zu hören.

„Dann lassen wir das Räuplein entscheiden! Cralle, was meinst du?“

„Crystal ist ihr verdammter Name. Nur, weil sie noch nicht so abgebrüht ist wie du, kannst du ihn dir anstandsweise trotzdem merken. Also, was sagst du, Crystal?“

„Da ist ein Geräusch in der Höhle. Es hört sich an wie ein Wimmern.“ Ihre Gefährtinnen verstummten.

„Sie hat recht“, zischte Minna. „Hört sich an wie ein Jammern. Los, nehmt eure Umhänge. Löschen wir das Feuer!“

Mit vereinten Kräften klopften die drei die verbleibenden Flammen so weit aus, dass nur noch Glut und Asche den Boden der Höhle bedeckten.

„Mist. Da ist noch jemand“, stieß Minna hervor. Jetzt war auch ein heiseres Röcheln zu hören. „Wir müssen ihn da raus holen.“

„Geht weg, ich erledige das", herrschte Kira Minna an und wollte schon ihren Schwert ziehen, doch Minna hob die Hand.

„Vielleicht ist das ein Unschuldiger oder er kann uns Antworten geben. Wir sollten ihn zum Hauptmann zurückbringen. Soll der entscheiden."

„Das ist nur ein Weib", rief Kira, die bereits vorgetreten war. „Bestimmt eine Liebschaft dieses Lemours. Du siehst ja, dass sie unbekleidet ist." Sie wollte erneut ihre Waffe ziehen, aber Minna hielt sie wieder zurück.

„Wir sollten nicht unnötig töten", erinnerte Kira.

„Du bist einfach zu weich", schnaubte diese, doch sie zog sich zurück.

„Hilf mir. Wir bringen sie an die Luft", sagte Minna zu Crystal und griff die Frau unter den Achseln.

Crystal schnappte sich die Füße.

„Wasser", japste die Frau. „Bitte."

„Gleich bekommst du Wasser. Bleib wach, hörst du?" Minna schüttelte den Oberkörper der Frau leicht, doch Crystal sah, wie sie wegdämmerte.

„Der Rauch hat sie vergiftet. Man bräuchte feuchte Tücher, am besten mit Minze getränkt", sagte Crystal hilflos. „Einmal hat es im Kloster gebrannt und zwei Mädchen waren in der Vorratsscheune. Unsere Oberschwester konnte eine davon retten."

Hinter ihr spuckte Kira aus. „Soll sie doch verrecken. Wer immer friedlich in einem Rebellenunterschlupf schläft, hat es nicht anders verdient."

Crystal zuckte bei Kiras harschen Worten zusammen. Minna hatte recht. Was wussten sie schon von der Frau? Vielleicht war es eine Gefangene der Rebellen. Aber so, wie die Sache aussah, würde sie die Nacht sowieso nicht überleben. Behutsam legte Crystal sie auf den freien Platz vor der Höhle.

„Bastiaan? Oh Bastiaan!", stammelte die Frau und riss noch einmal kurz die Augen auf. „Wo ist er? Wo bin ich?"

„Alles ist gut. Wir bringen dich an einen Ort, wo wir dir helfen können", erklärte Minna.

„Bastiaan?" Die Frau drohte wieder die Besinnung zu verlieren.

„Lass uns zusehen, dass wir hier wegkommen. Von mir aus kannst du den verdammten Kopf nehmen, solange du die Wahrheit darüber erzählst, dass wir alle zusammen gearbeitet haben", rief Minna in Kiras Richtung.

Während Kira sich daran machte, Bastiaan Lemours Kopf mit mehreren kräftigen Hieben abzuschlagen, sprach Minna weiter zu Crystal.

„Schau nach, ob in der Höhle noch etwas Brauchbares ist, um die Frau zu verarzten. Vielleicht haben sie eine Tasche mit Arznei und Verbandszeug. Irgendwas."

Crystal nickte und machte sich auf den Weg zurück in die Höhle. Sie setzte einen der erloschenen Äste erneut in Brand und leuchtete alles aus. Das Einzige, was sie zum Verarzten fand, war ein Flasche Branntwein und ein halbverkohltes Hemd, das achtlos in einer Ecke lag. Mit ihrem Fund in den Händen kehrte sie zu Minna zurück, doch die schüttelte nur den Kopf.

„Die Rauchvergiftung war wohl zu stark", seufzte sie.

Crystal stellte den Branntwein ab und hielt die Überreste des Hemds unschlüssig in der Hand. Dann beugte sie sich hinab und legte der Frau den grauschwarzen Stoff übers Gesicht, das jetzt ganz friedlich schien. Die Flammen von dem Ast, den sie arglos ins Feuer geworfen hatte, loderte nochmals auf und sie entdeckte Verbrennungen am Hals der Toten. Eilig zog Crystal den Stoff noch ein Stück weiter runter.

„Den Branntwein nehmen wir mit. Können wir, glaube ich, alle gut gebrauchen", erklärte Minna und schnappte sich die Flasche.

Kira war ebenfalls fertig mit ihrer furchterregenden Arbeit und warf sie sich einen Sack, in dem Crystal Bastiaans Kopf vermutete über die Schulter. Zu dritt traten sie den Rückweg an, der sich als leichter herausstellte, weil im Osten bereits langsam die Sonne aufging.

KAPITEL 15

Crystal

Am nächsten Tag war es den drei Raupen erlaubt auszuschlafen, aber Crystal schreckte immer wieder hoch. Scharfer Rauch und süßes Blut hingen ihr in der Nase. Es musste noch vor Mittag sein, als sie sich wie gerädert aus ihrer Decke schälte. Irgendjemand hatte ihr ein Tablett mit Frühstück bereitgestellt, doch schon der Duft der Spiegeleier drehte ihr den Magen um. Dafür blieb ihr Blick an einer weiteren Pergamentrolle hängen. Mit zitternden Beinen trat sie an den Tisch. Sie musste etwas essen, sonst würden ihre Kräfte ganz schwinden. Deshalb ließ Crystal sich in den Stuhl sinken. Man hatte ihr warmes Weißbrot mit weichem Käse und Honig serviert, dazu ein Spiegelei und etwas, das nach verdünntem Wein aussah. Sie nippte an dem Kelch und ihr Blick fiel auf ein Brett mit Schinkenröllchen und krossem Speck, das sie sofort von sich schob. Fleisch jeglicher Art würde sie heute nicht über die Lippen bekommen, da war sie sich sicher.

Sie nahm einen Bissen von dem Honigbrot, zwang sich hinunterzuschlucken und griff dann nach der mittlerweile vertrauten Pergamentrolle, die wieder mit dem Siegel des Boten versehen war. Sie brach es entzwei, strich den Brief glatt und begann zu lesen:

Crystal!

Du hast deinen ersten Auftrag ordentlich gemeistert. Herzlichen Glückwunsch. Du hast dabei geholfen, einen gefährlichen Rebellen auszuschalten. Arbeite weiter hart an dir und eine Zukunft als Libelle wird schon bald in greifbare Nähe rücken. Heute möchte ich dir ein Geschenk machen, das dir helfen soll, dich ganz auf deine neue Aufgabe zu konzentrieren. Schau unter deinem Kopfkissen nach, dort wirst du eine goldene und eine kupferne Münze finden. Die kupferne ist für den Gebrauch der heiligen Quellen gedacht, in denen du dich heute reinwaschen kannst, die goldene darfst aufheben und dir etwas nach deinen eigenen Wünschen davon kaufen. Der König dankt dir für deine Taten und hat dir als Zeichen seiner Hochachtung auch neue Kleider gesandt.

Auf bald!

Der Bote des Königs

Tatsächlich lagen unter Crystals linkem Kopfkissen zwei Münzen, auch wenn sie keine Ahnung hatte, wer es geschafft hatte, sie dort zu platzieren, ohne dass sie davon erwacht war. Als Nächstes riss sie die Türen ihres bisher leeren Kleiderschranks auf und erstarrte. Fein säuberlich aufgereiht fand sie dort die schönsten Seidengewänder, aber auch ein brandneues Trainingsgewand vor. Andächtig strich sie mit ihren Fingern über den weichen Stoff. Mit Ausnahme ihres Bogens hatte sie noch nie etwas so Schönes besessen. Der Gedanke an die Waffe, die ihr Klosterschwester Tamina bei ihrer Abreise mit auf den Weg gegeben hatte, machte sie traurig. Sie hatte den Bogen seit ihrer Ankunft am Hofe noch nicht wiedergesehen und auch wenig Gelegenheit gehabt, Schießen zu üben. Crystal schob den Gedanken beiseite, wählte ein grünes Seidengewand aus und schloss die Schranktür wieder. Vielleicht durfte sie sich jetzt ganz ohne Katta anziehen und ihren Raum verlassen? *Umso besser,* dachte sie und schnappte sich noch die beiden Münzen. Die goldene legte sie in eine kleine Schatulle im Badezimmer, die kupferne steckte sie ein.

Nichts an dem neuen Tag erinnerte an die Schrecken der Nacht. Die Sonne schien, eine leichte Brise strich über ihre Haut, als Crystal sich zu den heißen Quellen aufmachte. Möglicherweise würde ihr das Wasser tatsächlich helfen, sich wieder sauber zu fühlen.

Sie fand den Weg ohne Mühe, aber zu ihrem Leidwesen stand einer der maskierten Wächter vor dem Heckenbogen, der in den heiligen Garten führte. Crystal atmete tief durch. Sie wollte sich durch die schreckliche Grimasse seiner Maske nicht aus dem Gleichgewicht bringen lassen. Wenn sie hier am Hof bestehen wollte, musste sie lernen, keine Angst vor den Gestalten zu haben. Also neigte sie den Kopf zum Gruß, hielt die Münze hoch und trat näher.

„Ich bin gekommen, um ein Bad zu nehmen. Ist das möglich?"

Statt einer Antwort trat der Wächter samt seinem langen Speer zur Seite, sodass Crystal passieren konnte.

„Was mache ich mit der Münze?", fragte sie, als der Wächter keine Anstalten machte, ihr das Geldstück abzunehmen.

„Wirf sie in das Becken deiner Wahl", gab er mit tiefer Stimme zur Antwort und Crystal war nun noch verwirrter.

Unsicher betrat sie den Garten, den sie einige Wochen zuvor mit den Mädchen aus den Bergen erkundet hatte. *Wie es ihnen wohl geht?,* fragte sie sich und hoffte, dass man die drei Freundinnen zusammengelassen hatte.

Zu ihrer Erleichterung war außer ihr niemand hier und sie

betrachtete die fünf Becken eine Weile, bevor sie sich für eines entschied. Die Quelle ihrer Wahl lag ganz am anderen Ende, weit weg von dem maskierten Wächter, den sie zum Glück nicht mehr sah, weil eine dichte Hecke den Gartem umschloss.

Sie trat an das Wasser heran, das schwarz und dampfend vor ihr lag, und warf ihre Münze hinein. Zuerst geschah nichts, doch dann änderte sich die Farbe des aufsteigenden Rauches in dunkles Lila, und es war Crystal, als ob eine betörende Melodie sie hineinlocken würde. Wie selbstverständlich streifte sie sich das Seidenkleid vom Körper und glitt, nur in Unterwäsche bekleidet, in das heiße Wasser. Die Wärme umfing und liebkoste sie. Eingehüllt in einen seltsam lieblichen Duft schwebte sie wie auf Wolken gebettet dahin. Sie schloss die Augen und ließ sich tiefer in das Becken sinken. *Eine eigene reine Welt, das ist es, was dieses Wasser ist und was es mit der Seele macht.*

Crystal war selbst erstaunt von diesen Gedanken. Noch nie hatte sie sich so wohl und so geborgen gefühlt. Sie fragte sich, ob sie in den anderen Becken dieselben Empfindungen haben würde. Dann befahl sie ihrem Geist zu schweigen. Sie wollte einfach nur diesen kraftvollen Ort genießen.

Der Dampf wurde noch dichter, änderte seine Farbe zu einem schimmernden Grün und Crystal gab dem Bedürfnis nach, einfach unterzutauchen. Ihr ganzer Kopf war von Wasser bedeckt und sie hörte die sanft lockende Melodie erneut. Sie summte ihr ein altes Lied vor, das Crystal noch aus Kindheitstagen zu kennen glaubte. Für einen kurzen Augenblick erschien vor ihrem inneren Auge eine völlig andere Welt als das Kloster oder der Königshof. Ein kleines Haus mit roter Tür und geschwungenem Dach, in einem üppigen Garten voll bunter Blumen und Lachen. Davor standen ein Mann, eine Frau und ein kleines Kind, das die beiden strahlend ansah. Mit einem Ruck durchstieß Crystal die Wasseroberfläche und schnappte nach Luft. Das Kind war sie gewesen, mit ihren Eltern vor ihrem eigenen Haus!

Diese Wahrheit fühlte sie schmerzlich in ihrem Herzen, versuchte sie festzuhalten, doch das Bild entrann ihr wie ein glitschiger Fisch zwischen den Fingern. Der Dampf änderte wieder seine Farbe. Dickes Schwarz umgab sie nun, aber das war ihr egal. Crystal musste zurück zu ihrer Erinnerung, zu den Gesichtern ihrer Eltern. Doch als sie wieder unter die Wasseroberfläche glitt, erwartete sie ein anderes Bild. Und dieses Mal konnte sie sich nicht losreißen. Es war, als ob unsichtbare Fänge sie festhielten, damit sie sehen würde. Eine schwarze Fratze tauchte vor ihren Augen auf. Ein gelbes Augenpaar funkelte sie an. Es stammte von einem Dämon mit lederner Haut und einem fellbewachsenen Gesicht. Die Gestalt starrte sie anklagend an.

Das Monster kam auf sie zu und streckte eine Krallenhand nach ihr aus. „Hilfe", wollte Crystal rufen, doch ihre Worte verwandelten sich unter dem Wasser nur zu Luftblasen, während das Ungetüm immer näher kam. *So helft mir doch,* dachte Crystal verzweifelt. Hatte sie ihren Auftrag überstanden, nur damit sie jetzt elendig ertrank? Sie versuchte ihre Gliedmaßen zu bewegen, sich loszureißen, an die Luft zu gelangen, doch ihr Körper war wie gelähmt. Eine schwarze Hand streckte sich nach ihr aus, ergriff sie an der Schulter. Sie schrak unter der Berührung zusammen.

„Crystal? Crystal! Sieh mich an." Jemand riss sie an die Oberfläche, schloss die Arme um sie und zog sie dicht an sich. Geborgenheit.

Mit tränenbenetztem Blick sah sie verschwommene das Gesicht von Hunt vor sich, der sie in seinen starken Armen hielt. Sie spürte, wie sie trotz der warmen Luft zitterte.

„Pssst, ist ja gut. Hier kann dir nichts passieren", sagte er und betrachtete sie sorgenvoll. „Was ist geschehen?"

Erst jetzt bemerkte Crystal, dass Hunt in seinem weißen Wams mit ihr im Becken stand. Sein königsblauer Umhang hing ihm nass über die Schultern, das Hemd klebte an seinem Oberkörper. Crystal versuchte zu sprechen, aber ihre Zähne schlugen klappernd wie zwei Rasseln aufeinander und sie brachte kein Wort heraus. Der Oberste der Königsgarde zog sie näher zu sich heran. Mit der einen Hand holte er etwas aus seinem Mantel und warf es in die Quelle, mit der anderen hielt er sie ganz nah bei sich. So nah, dass sie seinen Atem spüren konnte. Der Rauch nahm eine angenehme gelbe Farbe an, wie ein tröstlicher Sonnenaufgang nach einer schwarzen Nacht. Langsam entspannte sie sich.

Nach einer gefühlten Ewigkeit löste sich Crystal aus Hunts Umarmung. Er hob ihr Kinn leicht an und sah ihr in die Augen.

„Du musst mir irgendwann erzählen, was dich in solche Angst versetzt hat, hörst du?"

Crystal nickte. Ihr wurde bewusst, dass sie nur in Unterwäsche war. Sie war froh darüber, dass man in dem dampfenden Wasser nichts erkennen konnte. Auf einmal war ihr das alles furchtbar peinlich. Was musste Hunt von ihr denken und wo kam er so plötzlich her? Hatte er seine Augen überall oder war er als ihr persönlicher Kindermädchen abgestellt worden?

„Es tut mir leid", sagte sie schließlich. „Ich glaube, ich habe genug gebadet."

„Ist in Ordnung. Ich würde dir gern meinen Umhang zum Abtrocknen anbieten, aber wie du siehst, ist er völlig durchnässt." Seine grünen Augen funkelten sie amüsiert an. Zu ihrer Erleichterung stemmte er sich aus dem Becken, die silbernen Haarsträhnen zauberten glitzernde Tropfen auf sein Gesicht. „Ich warte draußen, damit ich dich noch ein Stück begleiten kann", sagte er und verschwand zwischen den Büschen.

Das Wasser in Crystals Becken hatte wieder seine ursprüngliche Schwärze angenommen, was sie an die grauenhafte Vision erinnerte. Sie beeilte sich, die Quelle zu verlassen, und zog sich an.

Hunt stand wie versprochen vor dem Ausgang, wo nun ein Wächter mit einer anderen Maske stand. Grün-schwarze Augen, goldene Verzierung und ein lachender Mund dieses Mal.

„Ich kenne einen Platz, an dem man sich gut in der Sonne trocknen kann. Immerhin hast du ja heute frei." Er grinste sie an, sein Blick glitt über ihr Kleid. „Nett. Ein Geschenk des Königs, nehme ich an."

Crystal fühlte, wie ihr die Röte ins Gesicht schoss. „Ja", gab sie zu. „Mein Kleiderschrank war reichlich gefüllt und der Bote hat mir den Hinweis mit den Quellen und der Münze gegeben. Ich weiß aber nicht, ob ich mich jetzt besser fühle.“

Hunt sah sie schweigend an. Dann gab er ihr ein Zeichen, ihm zu folgen.

Der Platz, an den er sie führte, war in einem Teil des Schlossgeländes, den sie noch nicht kannte. Er lag versteckt am Rande einer zweiten Mauer, die den Südteil des Geländes abtrennte. Crystal sah Eidechsen, die sich auf Felsbrocken sonnten und eilig in den Ritzen versteckten, als sie näherkamen.

„Das sind die Überreste eines eingestürzten Wachturms“, erklärte Hunt die verstreuten Steine. „Es gab mal einen schrecklichen Brand. Seitdem sind die Quartiere der Libellen und der Maskierten sicher abgetrennt vom Rest des Hofes. Sie liegen hinter der Mauer.“

Crystal blickte sich ehrfürchtig um.

„Im Moment ist es dort recht leer, weil so viele Libellen im Einsatz sind und auch die Maskierten Tag und Nacht Wache halten. Aber in friedlichen Zeiten war es zeitweise ein ganz schönes Gewusel hinter der Mauer.“ Kleine Lachfalten umspielten seine Augenwinkel und Crystal konnte sich ein Grinsen nicht verkneifen.

„Und weshalb hat man den Turm hier nicht mehr aufgebaut?“

Hunt zuckte mit den Schultern. „Viele der Burgbewohner glauben, dass dieser Ort verflucht ist, deshalb hat der König hier alles so gelassen, wie es ist. Aber ich finde, es ist der perfekte Platz, um sich etwas auszuruhen und ungestört nachzudenken.“

„Bekommst du gar keinen Ärger, wenn du so viel Zeit mit mir verbringst? Bestimmt hast du noch andere Pflichten“, sprudelte Crystal mit ihrer brennendsten Frage heraus. „Ich meine, als Hauptmann der Königsgarde wird man doch ständig gebraucht, in der Nähe des Königs, um Entscheidungen zu treffen und so.“

„Ach das. Ja, ein hartes Los“, sagte Hunt gelassen, ließ sich auf einem Grasfleck nieder und streckte die Beine aus.

Ein langes Schweigen folgte und Crystal gab die Hoffnung auf eine Antwort gerade auf, als er sich räusperte.

„Nun ja. Ich will ehrlich zu dir sein. Wir alle stecken große Hoffnung in dich. Ich habe dich nicht umsonst aus dem Kloster geholt. Etwas ist an dir, das die ganze Welt verändern könnte. Aber nur, wenn du es zulässt und wenn du mir vertraust." Wieder suchte er ihren Blick, doch Crystal musterte einen Flecken Gras vor sich.

„Es tut mir leid, du musst dich irren. Ich bin nichts Besonderes."

Hunt atmete hörbar aus. „Der Tag vor dem Fest. Etwas war eigenartig. Ich wollte eigentlich nicht selbst zum Kloster kommen, aber der König hat es mir befohlen. Er hat gegen Mittag eine wichtige Nachricht erhalten und mich angewiesen, sofort in die Berge zu reiten, in denen das Kloster liegt."

Hunt machte eine kurze Pause, setzte sich etwas aufrechter hin und sah sie eindringlich an.

„Als ich das Kloster erreichte, war es bereits früher Abend. Die Schwestern machten sich Sorgen um dich, weil du noch nicht zurück warst. Sie meinten, du seist eine der wenigen, die es regelmäßig in Richtung Wildnis zieht. Also habe ich dich gesucht. Die Erde hat gebebt und vom Himmel sind Sterne hinuntergeregnet."

Crystal presste die Lippen zusammen. Sie war ohnmächtig gewesen und hatte nichts von einem Sternenregen mitbekommen. Doch an diesen Moment der Schwäche wollte sie Hunt nicht erinnern.

„Es war wegen des silbernen Hirschen", antwortete Crystal schließlich zu, um das Schweigen zu brechen.

Hunt musterte sie interessiert. „Den habe ich auch gesehen. Er war tot. Offensichtlich gerissen. Sein Fell war bereits dabei, seine magische Farbe zu verlieren."

„Wie kann das sein?", fragte Crystal. „Als ich die Stelle erreicht habe, war dort nur noch mein Pfeil. Kein Hinweis mehr auf den Wolf."

„Er hat sich aufgelöst. Wie gesagt: Er war ein magisches Tier.

Man erzählt sich, dass sie Seelen von Menschen aus der Anfangszeit Favorias besitzen. Vielleicht kennst du die Geschichten."

Crystal überlegte. Im Kloster hatte Schwester Christine ihr etwas Ähnliches erzählt. Nachdenklich sah sie Hunt an, der fuhr unbeirrt fort.

„Früher gab es den ewigen Frühling. Die Menschen lebten friedlich miteinander. Favoria war wie heute in sieben Reiche geteilt. Gemma, das Reich, in dem die Sonne aufgeht. Die nordische See mit ihren Inseln, deren mächtigste heute Skar ist. Kayol, das Wüstenreich. Fryydheim, der einzige Ort, der mit ewigem Schnee und Eis überzogen ist. Zu unwirtlich, als dass dort Menschen leben könnten. Stravoos, damals ein Land mit den prachtvollsten Bauten und den wunderbarsten Maschinen, die man sich vorstellen kann. Nebrusk, das Grasland, in dem die Reitervölker ein Nomadenleben führen, und Navas, das einst goldene Reich, das heute hinter der schwarzen Mauer liegt. Hat man euch im Kloster erzählt, wie die Mauer entstanden ist?"

„Ja, natürlich. Ein schrecklicher Dämon ist eines Tages aufgetaucht und hat die guten Menschen vertrieben und seine Nachkommen in diejenigen gepflanzt, die sich ihm angeschlossen haben." Mit Schaudern dachte Crystal an das Buch zurück, das Christine ihr gezeigt hatte.

Erst als das Schweigen zu lang wurde, wandte sie ihre Aufmerksamkeit wieder Hunt zu, der sie eindringlich ansah.

„Deshalb haben die restlichen Völker vereint unter dem damaligen König von Gemma eine Mauer bauen lassen", fuhr sie fort. „Man sagt, dass die mächtige Göttin Skade dem damaligen König geholfen habe. Daher feiern wir jedes Jahr das Schneefest zu ihren Ehren."

Hunt nickte. „Glaubst du denn an diese Göttin?", fragte er nach einer Weile.

Crystal betrachtete verlegen den Zehennagel ihres linken Fußes und überlegte, welche Antwort Hunt hören wollte. „Im Kloster haben wir natürlich ebenfalls das Winterfest gefeiert und der Göttin gedacht, deren Kraft uns vor dem Dämon bewahrt hat“, begann sie zaghaft. „Unsere Klosterschwestern haben uns aber auch beigebracht, dass viel an uns liegt und dass wir es in der Hand haben, das Reich Gemma vor unseren Feinden zu schützen.“

„Da haben eure Ausbilderinnen wohl gesprochen. Aber um noch mal auf die Tiere zurückzukommen. Es heißt, dass in einem silbernen Tier die unversehrte Seele eines Menschen steckt, der sich damals, als der Dämon in Navas gewütet hat, auf der Seite der Göttin Skade gegen ihn gestellt hat und seither in der Tierform gefangen herumirrt und wartet, bis ihr Licht erneut erstrahlt.“

Auf Crystals Armen stellten sich feine Härchen auf.

„Der Hirsch hat sich dir gezeigt. Für diejenigen, die Skade verehren, ist es ein Zeichen, dass ihre Macht stärker wird. Dass sie zurückkehren wird, um ein für alle Mal die Feinde unseres Reiches auszurotten. Ich frage mich also, was es sein könnte, das dieses Tier zu dir gelockt hat. Hast du eine Idee?“

Crystal dachte an das eiskalte Flusswasser und an das Schmuckbruchstück, das sie später in den Bergen verloren hatte. Ein unbestimmtes Gefühl verbot ihr, Hunt davon zu erzählen. Deshalb griff sie auf einen Trick zurück, den sie im Kloster bei Schwester Sora gelernt hatte. Er hieß *den-Kopf-leeren.* Ein friedliches Gefühl durchströmte sie, als sie ihren Blick erneut auf Hunt richtete.

„Ich wollte etwas ganz Besonderes für das Mittsommerfest zurückbringen. Mit diesem Vorsatz bin ich in die Berge gezogen. Möglicherweise war mein Wunsch stark genug, um mich zu dem Hirschen zu führen, oder der Hirsch war wegen jemand ganz anderem in der Gegend. Mir fällt sonst nichts Bemerkenswertes ein, das passiert wäre.“

Crystal meinte ein kühles Feuer in Hunts Augen auflodern zu sehen. *Er weiß, dass ich ihm etwas verschweige.* Sie biss sich auf die Unterlippe. Sollte sie ihm doch von dem Bruchstück erzählen? Was, wenn er dann sauer war, dass sie es nicht mehr bei sich trug? Sie wollte gerade Luft holen, um nochmals zum Sprechen anzuheben, als Hunt abrupt aufstand.

„Na schön. Ich möchte dir glauben. Du hast deine Tapferkeit gestern bei deinem Auftrag bewiesen. Und unser Reich braucht fähige Mädchen wie dich. Ein anderes Mal kannst du mir mehr über dein Leben im Kloster erzählen, das würde mich interessieren. Leider muss ich nun aufbrechen, um mich den Belangen des Königs zu widmen." Sein Blick wurde sanfter, was Crystal erleichtert ausatmen ließ. „Morgen ist wieder ganz normales Training, allerdings in einer neuen Gruppe. Nach unserem Einzeltraining werde ich dir den Ort zeigen, abgemacht?"

Crystal lächelte unwillkürlich. „Abgemacht", sagte sie freudig und konnte ihr Glück kaum fassen. Sie würde weiterhin Einzelstunden bei Hunt nehmen dürfen, und das, obwohl sie ihren ersten Auftrag bereits bestanden hatte.

Als der Hauptmann der Königsgarde sie dann auch noch bis an die Eingangstür ihrer Unterkunft geleitete und ihr zum Abschied leicht die Hand drückte, war Crystals Glück perfekt. Für einen Moment vergaß sie ihre Sorgen.

KAPITEL 16
Kimberley

Es gab kaum einen Ort, an dem Kimberley sich mehr zu Hause fühlte als in Daniels Taverne. In Manhaum, dem verruchten Stadtteil von Stravoos, wo sich Hehler und Dealer, Glücksspieler, Lebemenschen, Paradiesvögel, Tänzer, Prostituierte und deren Zuhälter tummelten, lag das *All Inn* in einer dunklen Seitenstraße.

Kim stand bei Daniel am Tresen, einen halbleeren Becher Meereszucker vor sich.

„Machst du mir noch mal so eins?“, fragte sie und schwenkte das Gefäß in der Hand.

„So schlimm heute?“, fragte Daniel und sah sie mit seinen jugendlich wirkenden blauen Augen an.

„Noch viel schlimmer!“ Kim grinste.

Daniel schob ihr das gewünschte Getränk zu, versehen mit einer Handvoll Beeren.

„Echt jetzt? Eine extra Fruchtbeilage nur für mich?“ Kim musste lachen.

„Na ja, wenn du schon mal zugibst, dass du einen harten Abend vor dir hast, ist das doch das Mindeste, das ich für meine beste Freundin tun kann. Was steht dir denn bevor?“

„Ach, Gabbalon führt mich zum Essen aus, und danach will er sich noch mit mir im Getterly-Viertel vergnügen.“

Daniel zog die Augenbrauen hoch und sah sie mitleidig an.

„Wenn es dir so schwerfällt", sagte er mit Blick auf ihren dritten Becher, „dann lass es doch einfach sein. Du bist hübsch und clever und könntest dir auch eine normale Arbeit suchen."

Kim schnaubte verächtlich. „Nein, lass mal gut sein. Gabbalon ist zwar so alt, dass er mein Vater sein könnte, aber er ist netter als die meisten anderen. Und er zahlt gut, das ist wohl die Hauptsache." Kim nahm einen Schluck Meereszucker, ihr derzeitiges Lieblingsgetränk. Blau und süßsauer mit einem kräftigen Schuss Rum. „Was ist mit dir und Tamsie? Hast du ihr deine Liebe gestanden?", fragte sie, eher um von ihren eigenen Problemen abzulenken, als aus aufrichtigem Interesse. Sie kannte die Antwort, die Daniel ihr geben würde.

„Um Himmels willen nein!", stieß er aus. „Wir sind Freunde und ich möchte auch …"

„ … dass es so bleibt, bis die Zeit reif ist", vollendete Kim seinen Satz. „Mensch Daniel. So kommst du nie zu was. Sieh dich um, du hast etwas viel Besseres verdient als diese Spelunke, in der du die abgewrackten Gestalten von Manhaum mit billigem Fusel versorgst. Du bist doch keine Auffangstation für die ganzen Verlierer dieser Gegend."

„Kimberley Clark. Wo würden Leute wie du dann ihre Getränke bekommen?", fragte er und gab ihr einen freundschaftlichen Klaps auf die Schulter.

„Du hast recht. Und damit ich dich weiterhin durch mein Trinkverhalten so tatkräftig unterstützen kann, gehe ich jetzt mal. Darf ich dir Jack dalassen?"

„Ich wäre beleidigt, wenn nicht", entgegnete Daniel und beide warfen einen Blick auf den kniehohen Mischlingsrüden, den Kim beim Hafen aufgegriffen hatte.

„Danke, Daniel", sagte sie aufrichtig. „Sag Tamsie endlich, was du für sie empfindest. Das Leben ist nicht unbedingt kostbar, aber zu kurz, um das bisschen, was kostbar ist, einfach ziehen zu lassen." Sie warf einen letzten Blick auf ihren Freund, der nachdenklich seine Theke anstarrte, stand auf und ging erstaunlich nüchtern zur Tür. *Dieser Bastard hat mir bestimmt wieder den Schnaps mit Wasser gestreckt. Na ja, wir machen uns wohl beide ein Spiel daraus füreinander da zu sein, wenn sich schon sonst niemand um uns sorgt.* Mit einem leichten Grinsen trat sie an die frische Luft des frühen Abends. Drinnen hatte sie nicht mitbekommen, dass es schon zu dämmern begonnen hatte.

Ihr blieb noch etwas Zeit bis zu ihrer Verabredung und so nahm sie den längeren und dafür schöneren Weg an der Hafenpromenade entlang. Stravoos war eine riesige, alles vereinnahmende Stadt, nach der das ganze Reich benannt worden war. Natürlich konnte man nicht sagen, dass die Stadt sich über das ganze Reich erstreckte, trotzdem war sie seine Namensgeberin seit Menschengedenken. Was Kims Meinung nach nur gerechtfertigt war. Sie kickte ein kleines Steinchen aus dem Weg und es versank platschend im Hafenbecken. Für einen Moment hielt sie inne und ließ sich die salzige Brise durch ihr kurzes schwarzblaues Haar streichen. Die Hafengegend war der älteste Teil ihrer Heimat und immer, wenn sie auf die Meereseinfahrt hinaussah, wurde sie ein bisschen wehmütig. Jedes Mal hoffte sie für einen winzigen Augenblick, dass das schnelle Kaperschiff ihres Onkels Peet wieder im Hafen lag, doch der Platz seines Seglers war seit Jahren leer. Normalerweise vermied sie es, direkt an dem klaffenden Loch vorbeizugehen, aber heute war ihr nach etwas Melancholie zumute. Vielleicht zeigte der Meereszucker am Ende doch seine Wirkung.

Kim wandte den Kopf, um sicherzugehen, dass sie unbeobachtet war, denn sie wollte nicht, dass auch nur ein Mensch in Stravoos sie hier sah. Sie beschleunigte ihren Schritt, war froh, dass dicke graue Wolken den Himmel verhängten und die wenigen Menschen, die am Hafen waren, ihren eigenen Geschäften nachgingen.

Schließlich kam sie an den Abschnitt des Hafens, den die meisten Bürger mieden. Schnell tastete sie nach ihrem Klauenmesser, das klein und unscheinbar in ihrer Manteltasche steckte, und war erleichtert, seinen harten Griff zu spüren. Natürlich trug sie noch einen gewöhnlichen Dolch an ihrem Gürtel und hatte einen in ihrem linken Stiefel stecken, aber ihr Klauenmesser war ihr heiligstes Stück. So gut es ging, verschmolz sie mit den Schatten des flüchtenden Lichts, nur hier und da ließen kleine Glühkegel ihren Schein über das schwappende Wasser und die festgetauten Schiffe schwenken. Der vertraute Geruch nach verrottetem Fisch, Seetang und Salzwasser stieg ihr in die Nase. Zum Glück lag der Anlegeplatz ihres Onkels etwas abseits und keiner der räudigen Seepiraten würde es wagen, sich die klaffende Lücke einzuverleiben.

Nicht, dass sie es nicht versucht hätten, erinnerte Kim sich grimmig an die Gelegenheiten, an denen sie ein anderes Schiff hier vorgefunden hatte. Der erste Segler war abgebrannt, der Schoner danach gesunken und der Kapitän des dritten Schiffes wurde mit aufgeschlitzter Kehle im Hafenbecken treibend vorgefunden. Kim hatte selbst das Feuer gelegt, und auch wenn die Besatzung verschont geblieben war, hatten ihre Aktionen für genügend Unruhe gesorgt, um überall zu verbreiten, dass ein Fluch auf dem verlassenen Platz von Peet Robinson liege.

„Aber das bringt dich auch nicht zurück, mein geliebter Seebärenonkel", flüsterte Kim, als sie sich auf den Holzsteg setzte, ihre Beine in der Luft baumeln ließ und auf das Meer hinausstarrte. Sie zog aus einer ihrer Taschen einen Goldtaler, küsste ihn und schnipste ihn in die See. Dabei wünschte sie sich, dass ihr Onkel heimkommen und die Sachen reparieren möge, die seit seiner Abreise zur Hölle gegangen waren. *Er hat all das für Lu auf sich genommen und für Mama natürlich. In der Hoffnung, mit einer üppigen Belohnung zurückzukommen. Aber das hat man davon, wenn man mit den Obrigkeiten Geschäfte macht.*

Kim dachte verbittert an ihre letzte Unterhaltung mit Peet. Daran, wie sie auf ihn eingeredet hatte hierzubleiben, nicht der Händlergilde zu vertrauen, sondern weiterhin sein eigenes Ding zu machen. Schließlich, als all das fruchtlos geblieben war, hatte sie sich aufs Betteln verlegt. Sie hatte ihre eigenen Worte noch heute im Ohr.

„Bitte, Onkel Peet. Ich werde auch alles tun, was du sagst, bestimmt kann ich dir von Nutzen sein."

Doch alles Flehen war vergebens gewesen. Peet hatte sie mit

ihren vierzehn Jahren hochgehoben und mit seinen starken Armen an sich gedrückt.

„Du weißt selbst, dass das nicht geht. Deine Mutter und deine kleine Schwester brauchen dich. Du musst gut für sie sorgen, wenn ich weg bin."

Und so hatte er den Hafen von Stravoos verlassen. Ohne sie, weil sie sich um ihre Schwester Lu kümmern musste, und weil sonst niemand da war, der diese Aufgabe übernehmen würde.

„Verdammt", zischte Kim. Das war der Grund, weshalb sie diesen Ort so hasste. Tränen traten ihr in die Augen. Ärgerlich fuhr sie sich mit der Hand übers Gesicht. „Bitte komm heim", flüsterte sie. Die Götter mussten ihr doch einfach mal gnädig sein.

„Bastiaan Lemour ist draufgegangen", sagte Gabbalon zwischen einer Gabel Fisch und einem Schluck Weißwein. „Wundert mich, dass du davon noch nichts mitbekommen hast, Täubchen."

Kim überhörte das letzte Wort und ließ ein kurzes Lächeln über ihr Gesicht huschen, worauf Gabbalon mit seinen dicken Fingern ihren Handrücken drückte. „Erzähl mir mehr davon", bat sie, ließ ihre Hand unter seiner ruhen und nahm mit der anderen ebenfalls einen Schluck Wein.

„Der ist hervorragend, nicht wahr?", entgegnete Gabbalon.

Kim nickte. „Bitte erzähl mir noch was von Lemour. In meiner kleinen, bescheidenen Welt passiert doch sonst nichts Aufregendes."

Gabbalon stieß ein verächtliches Schnauben aus. „Du und deine Rebellengeschichten. Das ist doch alles nichts für so einen süßen Honigtopf wie dich."

Auch wenn sie Gabbalon erträglich fand, hasste sie die Kosenamen, mit denen er sie bedachte. Trotzdem schob Kim die Unterlippe vor und setzte einen Dackelblick auf, von dem sie wusste, dass der alte Geschäftsmann ihm nicht widerstehen konnte.

„Ha, von mir aus. Auch wenn ich über etwas Lieblicheres mit

dir reden wollte. Dann halt Bastiaan Lemour. Also: Nach meinen Informationen hat er sich im Hinterland von Gemma aufgehalten und nach Hinweisen gesucht, wie man die Macht des Königs brechen kann. Er hatte dort das Vertrauen einer hohen Familie aus Bel Armyy, die haben ihn mit Informationen versorgt und wollten ihm auch helfen, wieder zurück nach Stravoos zu gelangen, doch so weit kam es nicht. In der Nacht vor seiner Abreise ist er getötet worden. Diese schauerlichen Libellen des Königs stecken wohl dahinter."

„Die Libellen?", fragte Kim fast andächtig.

„Ach, Sahneschnittchen, bitte. Du weißt schon, diese legendären Attentäterinnen, die einen Menschen am helllichten Tag um die Ecke bringen können, ohne dass er was davon mitbekommt."

„Sie müssen sehr gut ausgebildet sein, um so jemanden wie Lemour zu erwischen."

„Ja, das sind sie zweifellos. Aber lass deine Fleischpastete nicht kalt werden vor lauter Geschwätz. Wir haben ja schließlich noch was anderes vor."

Kim konnte gerade noch den Impuls unterdrücken, die Augen zu verdrehen, als sie an das dachte, was sie erwartete. Nur deshalb hing Gabbalon an ihr wie eine Klette, machte ihr großzügige Geschenke, steckte ihr Geld zu. Oft genug hatte sie seinem Leid zugehört: dass seine Frau ihn nicht mehr ranließ und dass Kim nun die Einzige sei, die seinem Leben noch einen Sinn gab. Dafür zahlte er horrende Summen an Alec, der ihr die Kundschaft besorgte und den Rücken freihielt. Kim war das nur recht. Lieber der großzügige Gabbalon als ein Haufen verschiedener Freier. Mit Gabbalon kehrte sie in den schönsten Gasthäusern ein, genoss den feinsten Wein. Er verlangte nur, dass er ihr einziger Freier war, und das war für Alec dank der großzügigen Bezahlung kein Problem. Trotzdem war Kim jedes Mal froh, wenn sie den Akt hinter sich gebracht hatte. Für einen Augenblick verfing sich ihr Blick in der Flamme der Kerze, die auf dem festlich gedeckten Tisch flackerte. *Für Lu, ich mache das alles für Lu.*

Mit den Gedanken an das Geld, das Gabbalon ihr in den frühen Morgenstunden zustecken würde, war die Nacht erträglich. Manchmal war der alte Geschäftsmann nur auf der Suche nach einem offenen Ohr und etwas Zärtlichkeit. Mit beidem hatte Kim kein Problem. Heute war sie geradezu begierig darauf, mehr Informationen aus Gabbalon herauszulocken, immerhin war ihr Onkel Jahre zuvor mit einer ähnlichen Mission wie Bastiaan Lemour aufgebrochen.

„Wie kommt es eigentlich, dass wir hier von seinem Tod erfahren haben?“, fragte sie, während sie in Gabbolons Armen lag und der schon wegzudämmern drohte.

Mühsam grunzend öffnete er seine Augen und zog Kim näher zu sich heran. „Was sagst du da, Schwarzlöckchen? Wer soll gestorben sein?“

Kim schnaubte empört und löste sich aus Gabbalons Griff. Sie setzte sich aufrecht hin und starrte in sein breites Gesicht. „Na Bastiaan Lemour. Wer sonst?“

„Jetzt fängst du schon wieder mit diesem Verrückten an. Komm lieber her und massiere mir meine schmerzende Schulter.“ Er drehte sich schnaufend auf den Bauch.

„Ich dachte einfach, dass Informationen aus Gemma nicht so leicht den Weg zu uns nach Stravoos finden.“ Halbherzig begann sie Gabbalons Rücken zu kneten.

„Nicolai Gabbalon wird immer seine besonderen Quellen besitzen, das müsste dir doch langsam klar sein. O ja, so ist es gut! Da ist es richtig verspannt.“

Kim drückte etwas fester zu.

„Au!“, rief Gabbalon empört, aber Kim grinste ihn nur an.

Sie kannte ihn lange genug, um zu wissen, dass er kein braves, gefügiges Fräulein wollte, das ihm jeden seiner Wünsche von den Lippen ablas, denn ansonsten wäre er nie bei ihr gelandet.

„Na gut, na gut. Du bist halt kein dahergelaufenes Dummerchen. Ehrlich gesagt glaube ich, Gemma hat die Informationen zu seinem Tod mit Absicht durchsickern lassen. Der König wollte ein Zeichen setzen! Seinen Feinden zeigen, wie man dort mit Spionen umgeht. Es wird immer schwieriger, Handel mit Gemma zu treiben. Das Reich schottet sich ab. Wenn du mich fragst, braut sich da etwas zusammen."

Jetzt hatte Gabbalon endgültig ihr Interesse geweckt. „Aber war es nicht schon in den letzten Jahren immer schwieriger, einen Passierschein für die Hafeneinfahrt von Bel Armyy zu erhalten?", hakte Kim nach.

„Ja. Als Händler von Stravoos schon. Sie machen dort jetzt lieber mit den Nebruskern oder den Nordmännern Geschäfte. Diese Verbrecher lassen sie ungehindert in ihren Hafen, aber uns rechtschaffene Händler lehnen sie ab. Pah, sage ich. Die wollen einen Krieg provozieren."

Kim lief ein Schauder über den Rücken. Nicht, weil sie sich vor dem Kriegsgespenst fürchtete, sondern wegen Lu.

Gabbalon stand auf und streckte sich, um den Bauch hing die Haut etwas lose, ansonsten ließ seine Statur ihn jünger wirken, als er tatsächlich war. Er schob den Vorhang des Fensters zur Seite. Die Unterkunft, die er für sie heute Nacht besorgt hatte, lag am Rande des gehobenen Getterly-Viertels.

„Sie zünden schon das Morgenlicht an, kleine Gazelle. Zeit, dass ich nach Hause gehe. Möchtest du noch etwas bleiben? Niemand wird dir Probleme machen, das verspreche ich dir."

Kim schüttelte schnell den Kopf. Gabbalon trat zu ihr heran und strich ihr zärtlich über das Haar.

„Na gut. Aber pass auf dich auf. Hörst du? Am liebsten würde ich dich mitnehmen, aber das geht nicht, wie du weißt."

Kim senkte den Kopf. Sie musste vertuschen, dass sie darüber sehr erleichtert war.

„Ich leg dir was auf die Kommode. Ruh dich ein bisschen aus, bis es heller wird, hörst du? Oder soll ich dich noch ein Stück begleiten?"

Kim schüttelte abermals den Kopf. „Nein. Es ist alles in Ordnung, ich komme schon klar, danke."

Gabbalon sah sie mit einem Blick an, den Kim nur als mitleidig interpretieren konnte. Dann stieg er in seine Kleider und im nächsten Moment war er durch die Tür verschwunden.

Sie atmete tief aus und lehnte sich in den weichen Kissen zurück. Im Raum hing immer noch Gabbalons teures Parfüm. Sie schnupperte an ihrer Haut, die ebenfalls nach dem Geschäftsmann roch.

„Verdammtes Geld“, flüsterte Kim, erhob sich und ging als Erstes zu ihrem Mantel, aus deren Innentasche sie vorsichtig ein Tuch zog. In dem gefalteten Knäuel lagen drei Pillen aus getrockneten Kräutern, von denen sie sich eine in den Mund schob. Wehrmannskraut mit zerriebener Teufelsgarbe, um eine Schwangerschaft zu verhindern. Dann lief sie weiter in einen kleinen Nebenraum, wo es ein Waschbecken und eine Toilette gab. Sie nahm eines der weichen Handtücher, hielt es unter das heiße Wasser und rieb sich damit den Körper ab. Schließlich fuhr sie sich durch das kurze Haar. Im Spiegel sah es zerzaust aus und stand in allen Richtungen vom Kopf ab, doch es waren nicht die feinen Strähnen, an denen ihr Blick hängen blieb, sondern ihre müden Augen. Sie musste unbedingt schlafen, aber zuerst wollte sie zu Lu. Eilig zog sie sich an und nahm das Geld, das ihr Gabbalon dagelassen hatte. Davon zweigte sie ein paar der wertvollsten Münzen für sich ab, den Rest ließ sie wieder in das Säckchen gleiten und schnürte es an ihrem Gürtel fest. Das würde ihr hoffentlich einen Monat Ruhe erkaufen. Denn wenn die Medizin nicht teurer geworden war und Lu nicht mehr als vorher davon brauchen würde, würde sie bis zum nächsten Neumond reichen, und vielleicht, ganz vielleicht, würde bis dahin ein Wunder geschehen.

Teil Zwei

„Und die Sterne werden sich ergießen und alte Kräfte neu erwecken."

(Aus der Prophezeiung der Heiligen Katrina)

KAPITEL 17

Crystal

Die nächsten Wochen vergingen für Crystal wie im Flug. Sie wurde täglich besser im Training. Durch die Einzelstunden, die Hunt ihr an den meisten Tagen gab, wurden ihre Beine stärker, ihre Reflexe schneller und ihr ganzer Körper unempfindlicher für die Strapazen. Hunt verabschiedete sich stets vor dem Frühstück, das Crystal allein auf ihrem Zimmer einnahm. Doch an ihren wenigen freien Tagen holte er sie nachmittags ab und sie spazierten auf den abgelegenen Wegen des riesigen Palastgeländes und setzten sich an einsame Stellen in die Sonne, um zu reden. Hunt fragte immer wieder nach ihrer Jagd auf den silbrigen Hirschen, doch Crystals Antworten blieben dieselben. Falls das Hunt enttäuschte, wusste er es gut zu kaschieren. Der Hauptmann war meist guter Laune, brachte ihr oft Leckereien aus der Palastküche mit und hörte sich ihre Geschichten über das Training und die anderen Raupen an. In der Gruppe, der sie seit ihrem ersten Auftrag zugeteilt war, fühlte Crystal sich endlich wirklich wohl und willkommen. Zu ihrer Freude war die rothaarige Minna ebenfalls dort, und vom ersten Tag an hatte Crystal sich durch sie beschützt gefühlt. Die anderen Mädchen hatten zu große Ehrfurcht vor Minna, also respektierten sie Crystal und stellten auch ihre Einzelstunden nicht infrage. Die Einzige, die sich darüber amüsierte, war Minna.

„Und, hast du heute wieder ein Rendezvous mit dem Hauptmann gehabt?“, fragte sie Crystal wie jeden Morgen.

Crystal schüttelte belustigt den Kopf über den Scherz. „Nein. Hunt ist mit den Vorbereitungen des Winterfests beschäftigt“, gab sie zu. „So wie auch an den letzten Tagen. Ich trainiere also umso härter, damit ich nicht aus der Übung komme.“

Minna gab ein Geräusch von sich, das sich anhörte, als würde sie scharf Luft durch die Nase hochziehen. „Du bist zu streng zu dir. Hat dir das schon mal jemand gesagt? Es ist bald Winterpause und jeder ruht sich aus. Du wirst sehen.“

„Wird dann wirklich nur gefaulenzt?“, fragte sie ungläubig.

„Oh, ich hoffe doch schon auf ein bisschen Unterhaltung, aber die Schwerter lassen wir an den Frosttagen ruhen, wie wir in Stravoos immer gesagt haben.“

„Erinnerst du dich noch an deine alte Heimat?“, fragte Crystal bei der Erwähnung des anderen Reiches.

Für einen Augenblick verdunkelten sich Minnas Pupillen. „Nicht gern. Ich bin froh, dass ich hier sein kann, um die ganze Schande auszumerzen, die Stravoos über Favoria bringt.“

Crystal sah verlegen zu Boden. Im Kloster hatte man ihr beigebracht, dass es verwerflich war, auf sein eigenes Land zu schimpfen. Um den Moment zu überspielen, fragte sie Minna eilig, ob sie heute mit ihr üben wolle.

„Gern. Aber dafür gehst du morgen mit mir in die Stadt. Du wirst sehen, das wird herrlich!“

Crystal willigte ein und bereute bereits vor der ersten Verschnaufpause, dass sie sich Minna als Partnerin ausgesucht hatte. Crystal kämpfte ganzer Kraft, und doch landete sie ein ums andere Mal auf dem Boden.

„Genug!“, rief Ashram irgendwann. Er war nach Amyra Crystals neuer Ausbilder. „Wir machen heute früher Schluss, damit der Winterzauber sich in der Nacht über Gemma legen kann. Denkt an eure Opfergaben für Skade.“

Minna reichte Crystal die Hand und zog sie mit einem kräftigen Ruck vom Boden hoch.

Ächzend erhob sie sich aus dem Dreck. „Mit dir trainiere ich nicht mehr", sagte Crystal und rieb sich eine schmerzende Stelle am Arm.

Minna grinste breit. „Es war dein eigener Wunsch, aber ich habe jetzt noch was gut bei dir", antwortete ihre Freundin keck.

„Wahrscheinlich bin ich morgen bewegungsunfähig und komme nicht mal aus dem Bett."

„Du könntest um ein Bad in den heißen Quellen bitten. Frag deine stumme Dienerin. Manchmal darf man dorthin, wenn es frei ist."

„Lieber nicht." Mit Schaudern dachte Crystal an den Nachmittag bei den Quellen zurück. Für nichts und niemanden würde sie erneut dorthin gehen, so schlimm konnten ihre Schmerzen gar nicht werden.

Minna legte den Kopf schief. „Warum denn nicht?"

„Die Wächter mit der Maske machen mir Angst. Und außerdem habe ich eine Badewanne in meinem Zimmer. Katta hat bestimmt schon Wasser eingelassen."

„Katta?", fragte Minna.

„Ja. So heißt meine stumme Gefährtin. Sie haben doch auch Namen, oder?"

Minna sah sie skeptisch an. „Ist zumindest das erste Mal, dass ich den Vornamen von so einer höre."

Crystal schluckte, verkniff sich aber einen Kommentar. Es störte sie, wenn jemand abfällig über die Dienerinnen redete, immerhin hatte sie mit Katta ab und zu kurze Nachrichten hin und her geschrieben, und inzwischen fühlte sich ihrer stummen Gefährtin näher als den meisten Raupen. Minna schien noch einen Moment auf eine Antwort zu warten, sprach aber weiter, als Crystal schwieg.

„Hast du denn schon ein Opfergeschenk für Skade?", fragte sie.

„Im Kloster haben wir immer Winterbeeren gepflückt und

einen Kuchen daraus gebacken. Den haben wir dann vor die Mauer gestellt, zusammen mit schönen Blumen und Gebeten."

„Oh, das ist ein wunderbares Ritual", antwortete Minna erfreut. „Blumen könnten wir ihr auch hinauslegen. Ich weiß einen Ort, an dem weiße Rosen blühen. Lass uns dort welche pflücken gehen."

Als Crystal zustimmte, führte Minna sie einen schmalen Weg entlang. Gemeinsam liefen sie einen Hügel hoch und wieder hinunter, durch ein kleines Waldstück und erneut eine Steigung hinauf.

Erstaunt sah sich Crystal um. „Hier war ich noch nie", stellte sie fest.

„Ach, es ist eine der abgelegeneren Stellen. Wundert mich, dass dein Hauptmann sie dir noch nicht gezeigt hat", fügte sie mit einem prüfenden Seitenblick hinzu.

„Es ist nicht so, wie du denkst", entgegnete Crystal, die fühlte, wie ihre Wangen glühten.

„Du bräuchtest dich deshalb nicht zu schämen. Es ist doch ganz normal, wenn man jemanden gern hat."

„Ich will Libelle werden und die haben keine Liebesbeziehungen", entgegnete Crystal trotzig. „Wir werden also alle darauf verzichten müssen."

Sie hatten die Spitze des Hügels erreicht. Minna war stehengeblieben und Crystal sah erstaunt, dass sie sich oberhalb der Burg befanden.

„Wie weit reicht das Palastgelände eigentlich auf dieser Seite? Ich erkenne die Mauer kaum." Für einen Augenblick vergaß sie den Hauptmann und die Enthalsamkeit.

„Sieh dich um, das ist der beste Aussichtspunkt, den du finden kannst. Unter uns liegt Bel Armyy. Das Tor, von dem man die Stadt am schnellsten erreicht, ist das Nordtor. Bestimmt hast du es schon mal bemerkt, auch wenn du es nach deinem ersten Auftrag noch nicht benutzen darfst."

„Oh. Das heißt, ab dem zweiten Auftrag können wir das Palastgelände einfach verlassen?"

„Ja", bestätigte Minna. „Das ist das zweite Geschenk des

Boten. Sobald du für einen zweiten Auftrag als würdig erachtet wirst, darfst du das Nordtor zu jeder Zeit passieren."

„Deshalb sind außerhalb der Trainingsstunden auch so wenige unserer Gefährtinnen zu sehen."

„Ja klar, ab dem zweiten Auftrag bekommst du regelmäßig Goldstücke, davon kann man sich in Bel Armyy die schönsten Sachen kaufen. Wer will da schon im Hofgarten bleiben?" Minna blickte sie mit ihren klaren hellblauen Augen fragend an. Ob sie ahnte, dass es Crystal mehr in die Natur zog?

Doch Cystal wollte ihre neue Freundin durch ihre Vorliebe für einsame Wälder nicht verschrecken. Deshalb fragte sie nur: „Und morgen darf dann wohl jeder nach Bel Armyy gehen?"

„Natürlich. Wir beide besuchen die schöne Stadt zusammen. Du wirst sehen, danach freust du dich auf deinen zweiten Auftrag."

Crystal wurde schwer ums Herz. Sie hatte oft an die blutige Nacht ihres ersten Auftrags gedacht, an die vier Menschen, die gestorben waren. Die Nachricht von Bastiaan Lemours Tod hatte sich wie ein Lauffeuer verbreitet und der König hatte kein Geheimnis aus dem Attentat gemacht, sondern Lemours Kopf an der Hafeneinfahrt zu Calaia aufspießen lassen. So zumindest hatte es Hunt ihr erzählt.

„Aber zuerst zeige ich dir die Rosen", lenkte Minna sie von ihren trüben Gedanken ab.

Sie fanden die Blumen halb verborgen im Gebüsch. Wunderbare weiße Blüten, die man allein durch ihren süßen Geruch aufspüren konnte, wenn man wusste, wo ungefähr sie wuchsen. Crystal strich behutsam über die weichen Blütenblätter.

Minna lachte. „Keine Angst, du kannst ruhig eine pflücken. Die Winterrose ist die einzige Rose, die keine Dornen hat."

Crystal nahm eine besonders üppige Blume mit, um Skade zu erfreuen.

„Das ist mein absoluter Lieblingsort. Wenn ich einfach mal Ruhe brauche, dann komme ich hierher. Sogar lieber als zu den heißen Quellen."

Inzwischen stand die Sonne tief über dem Palast und tauchte

die Türme in rotgoldenes Licht. Mit einem letzten Blick hinab auf die Stadt machten die beiden Mädchen sich auf den Heimweg.

„Gerade noch rechtzeitig", stellte Minna bei ihrer Ankunft zufrieden fest. „Stell deine Rose in eine Vase auf den Balkon. Wenn du Glück hast, nimmt Skade deine Gabe an und sie ist morgen früh vereist.

„Wird es wirklich Schnee geben?", fragte Crystal aufgeregt. Sie kannte den Schnee nur von hoch in den Bergen, aber so weit unten hätte sie ihn nicht vermutet.

„O ja. Wenn wir Glück haben. Warte es ab."

Crystal war mitten in einem Kampf. Der gleichmäßige Klang aneinanderschlagender Schwerter hallte in ihrem Kopf wider. Sie wich mit einer halben Drehung aus, duckte sich unter einem Hieb hinweg. Holte mit dem Übungsschwert aus. Erneut kreuzten sich die hölzernen Klingen. Minna drängte sie mit ihren harten Schlägen vor sich her bis an die Wand der Trainingshöhle. Mit einem Ruck riss ihre Freundin ihr Schwert hoch, sodass es dicht vor Crystals Gesicht funkelte. Aus der hölzernen Klinge war messerscharfer Stahl geworden. Minna grinste triumphierend. Crystal hob die Hände in einer ergebenden Geste. Ihre eigene Waffe landete mit einem dumpfen Knall auf dem Boden. Doch Minna ignorierte die Kapitulation! Sie riss den Schwertarm hoch und ließ die Stahlklinge auf Crystal hinabschnellen.

Vor Schreck schlug Crystal die Augen auf. Schwer atmend presste sie eine Hand auf ihre linke Brust, wo ihr Herz aus der Haut zu springen drohte. Sie starrte einige Augenblicke ins Dämmerlicht, bis sie sich beruhigt hatte. Was für ein Albtraum! Crystal schüttelte den Kopf, um die düsteren Bilder zu vertreiben, als sie ein Geräusch hörte. Etwas war gegen die Scheibe ihrer Balkontür geflogen. Ihr Blick fiel auf die Abdrücke aus Schneeresten, die ihr wie ein weißes Gesicht entgegensahen. Sie vergaß ihren schauerlichen Traum und erinnerte sich stattdessen daran, was Minna ihr gestern erzählt hatte. Das Winterfest stand vor der Tür und sie hatte eine Rose für die Eisgöttin gepflückt! Crystal wollte unbedingt wissen, ob Skade ihr den göttlichen Segen geschenkt hatte.

Schnell sprang sie aus dem Bett und stolperte, noch im Nachthemd bekleidet, zum Balkon. Das Erste, das sie sah, war das weite Gelände, das sich sonst so trostlos vor ihren Augen erstreckte. Statt der kargen Wiesen erstreckte sich die Landschaft unbefleckt und blütenweiß mit dem Horizont.

Schnee! Crystal war von der frostigen Pracht wie verzaubert. Ihr Blick glitt zu der Winterrose, die einsam in einer Vase auf dem Balkontisch ruhte. Die zarten weißen Blüten waren von einer dünnen Eisschicht überzogen. An den Spitzen brachen sich unzählige Kristallstücke. Wie eine eisige Dornenkrone funkelten sie ihr entgegen. Niemals zuvor hatte Crystal etwas derart Erhabenes gesehen. Obwohl auch der Boden ihres Balkons mit Schnee bedeckt war, öffnete sie die Tür.

Ein kalter Windhauch strich ihr über die Haut. Der Schnee überzog den Boden wie eine weiche Decke, doch als sie den ersten Schritt machte, sanken ihre nackten Füße knöcheltief ein. Tausend kleine Nadeln bohrten sich in ihre Haut, aber Crystal konzentrierte sich nur auf die wunderschöne Blume und lief beherzt weiter. Schon berührten ihre Finger die winzigen Kristalle an der Blüte. Sie wollte die Rose in die Hand nehmen, da riss ein Lachen von unten sie aus dem andächtigen Moment.

„Na? Bist du endlich aufgewacht? Ich dachte schon, du schläfst ewig!"

Crystal grinste, als sie Hunts vertraute Stimme vernahm. Bestimmt hatte er den Schneeball geworfen. Entschlossen trat sie an die Brüstung. Unter ihr stand der Hauptmann der Königswache und sah in freudiger Erwartung zu ihr hoch. Sein Anblick ließ sie das Gefühl ihrer eiskalten Fußsohlen vergessen. Doch kaum beugte sie ihren Kopf etwas weiter über das Geländer, da traf ein feuchter Klumpen sie am Hals.

„Arrgggg!", schrie sie auf und Hunt lachte noch lauter. „Du

bist ein miserabler Werfer!“, rief sie spöttisch und duckte sich rasch weg, als ein weiteres Wurfgeschoss auf sie zuflog. Eilig schob sie die üppige Schneedecke, zusammen und formte alles zu einer klebrigen Kugel.

„Na warte, nimm das!“, rief sie. Ihr Wurf traf Hunt am Kopf und fegte ihm die Mütze vom Haupt. Sein silbernes Haar quoll ihm über die Schultern. „Volltreffer!“, stellte Crystal zufrieden fest.

Hunt sah sie mit seinen strahlend grünen Augen an und schien einen Moment zu überlegen. Dann lief er blitzschnell zur Fassade und kletterte an einer der Steinsäulen hoch. Ihr Zimmer lag nur ein Stück über dem Boden, sodass Hunt sich schon im nächsten Moment über das Geländer schwang.

„Jetzt hast du dir aber eine besondere Abreibung verdient“, sagte er scherzhaft, und ehe sich Crystal versah, packte er sie und trug sie durch ihr Zimmer und die Flure nach draußen.

„Hilfe! Nicht!“, rief Crystal, doch Hunts Arme gaben unter ihrem halbherzigen Widerstand kein Stück nach. Die kalte Winterluft brannte ihr in der Lunge, vielleicht waren es auch ihre Schreie, sie wusste es nicht. Sie hatte auch keine Zeit, sich darüber Gedanken zu machen, denn Hunt rannte keuchend zu einem aufgetürmten Schneehaufen und sie versank samt des schönen Nachthemds im weichen Weiß.

Für einen Moment war sie angesichts der Dreistigkeit so perplex, dass sie einfach reglos liegen blieb, doch dann siegte ihr Ehrgeiz. Wenn Hunt meinte, dass sie sich so leicht unterkriegen ließ, dann hatte er sich getäuscht.

„Wo bist du?“, rief er übermütig, und sie meinte einschätzen zu können, woher seine Stimme kam.

Auf gut Glück griff sie in diese Richtung, bekam ein Stück Stoff zu fassen, klammerte sich daran fest und zog sich aus dem Schneehaufen. Hunt grinste sie an und reichte ihr wie zur Versöhnung die Hand. Crystal nahm sie und ließ sich auf die Beine helfen. Als sie einen sicheren Stand hatte, riss sie Hunts Bein mit einem gezielten Fußtritt vom Boden weg. Der Oberste der Königswache landete nun selbst im Schnee und Crystal nahm eine ganze Handvoll Schnee und rieb ihm damit über das Gesicht. Von der Kälte merkte sie nichts mehr, so sehr war sie damit beschäftigt, Hunt in den Schnee zu drücken.

„Halt, stopp! Ich ergebe mich", sagte der und hob einen Arm. Seine Haarspitzen hingen ihm nass ins Gesicht und seine Wangen waren gerötet. Das Schönste war aber das anerkennende Lächeln, mit dem er Crystal bedachte. „Du hast wahrlich gekämpft wie eine echte Libelle."

Crystal war dankbar für die kalte Luft, die die Schamesröte in ihrem Gesicht hoffentlich gut kaschierte. „So leicht gebe ich mich eben nicht geschlagen", flüsterte sie.

Hunt strich ihr eine zerzauste Strähne aus dem Gesicht und legte ihr seinen Mantel um. „Komm, ich möchte nicht, dass du noch länger im Schnee stehst. Ich bringe dich zurück."

Ohne Vorwarnung nahm er sie erneut in die Arme und trug sie durch die Menge anderer Mädchen, die von der Winterpracht und dem Lärm angelockt ins Freie getreten waren.

„Achtung, Platz da für unsere jüngste Schülerin", rief Hunt, während Crystal ihre Arme um seinen Hals schlang. Sie meinte Missgunst in den Augen manch anderer Raupe zu erkennen, allerdings bemerkte sie auch Romana, die ihr heimlich zuzwinkerte. Außer Atem blieb Hunt schließlich vor ihrem Zimmer stehen. „Am besten ziehst du dir gleich etwas Warmes an, nicht, dass du krank wirst."

Behutsam setzte er sie ab und erst jetzt spürte sie, wie ihre nackten Füße vor Kälte kribbelten. Verlegen blickte sie zu Boden, doch Hunt schob ihr das Kinn nach oben, sodass sie ihn ansehen musste.

„Ich würde gern mit dir auf den Ball heute Abend gehen. Das wäre wirklich schön." Erwartungsvoll ruhten seine Augen wie grüne Smaragde auf ihrem Gesicht.

Der Ball! Minna hatte ihr auf dem Rückweg alles darüber erzählt. Sie hatte berichtet, dass an diesem einen Abend die Soldaten ihre Masken ablegen und ihr wahres Gesicht zeigen würden. Von möglichen Einladungen hatte sie allerdings nicht gesprochen. Mit Schaudern dachte Crystal an die Maskenmänner.

„Gern“, sagte sie schließlich. Mit Hunt würde es ihr überall gut gehen.

„Dann hole ich dich am Abend ab“, sagte er, und zu ihrer Überraschung gab er ihr einen flüchtigen Kuss auf die Wange.

Die Kälte von draußen wandelte sich in einen Hitzeschwall, als Crystal Hunts erdigen Geruch einsog.

„Hunt will mit dir auf den Ball gehen? Aber das ist doch toll!“ Minna sah sie erwartungsvoll an. Sie saßen gemeinsam in einer kleinen Bäckerei in Bel Armyy und genossen flüssige Schokolade. „Ob seine Küsse genauso süß schmecken, wie das hier?“, überlegte Minna weiter und schleckte den winzigen Silberlöffel ab, der traditionell zu dem Winterfestgetränk gereicht wurde.

„Minna!“, empörte sich Crystal. „Also hör mal, ich werde ihn ja wohl kaum küssen!“

Ihre Freundin verdrehte die Augen. „Es ist das Winterfest. Wenn du es nicht tust, wird es eine andere machen.“

„Aber das ist nicht richtig. Wir werden Libellen. Kriegerinnen, die nur dem Reich verpflichtet sind. Wir dürfen in dieser Zeit keine Beziehungen haben, die uns von unseren Aufgaben ablenken.“

„Im Moment sind wir Raupen. Wir haben noch keinen Schwur geleistet, der uns zur Keuschheit zwingt. Außerdem wärst du nicht die Einzige, die eine geheime Beziehung am Hof führt.“

„Ja? Wie das?“ Crystal sah Minna fragend an.

„Mensch, mach doch deine Augen auf. Es gibt viele junge Männer und Frauen am Hof. Die Maskierten zum Beispiel. Was meinst du, machen die, wenn ihr Dienst vorbei ist?“

Crystal hatte sich diese Frage noch nie gestellt. Zu unheimlich waren ihr die Männer vorgekommen. So zuckte sie mit den Achseln.

„Na, sie gehen in die Stadt. Nach Bel Armyy. Es gibt extra ein gehobenes Viertel, in dem sich die Gefolgsleute des Königs ungestört vergnügen können. Wenn du möchtest, zeige ich es dir."

„Was? Nein, lieber nicht. Und du meinst, Hunt geht dort auch hin?" Crystals Herz sank bei dem Gedanken.

Minna sah sie aufmunternd an. „Ach, der stolze Hauptmann wohl kaum. Das wäre nun wirklich unter seine Würde. Außerdem ich euch heute Morgen gesehen. Glaub mir, er will nur dich."

Minnas Worte erfüllten Crystal mit mehr Glück als die heiße Schokolade. Vielleicht hatte ihre Freundin recht und sie sollte alles etwas lockerer sehen? Sie mochte Hunt. Nein, sie war sogar ein bisschen in ihn verliebt. Das war ein Gefühl, auf das Crystal nicht vorbereitet gewesen war. Die Klosterschwestern hatten sie vor den Tücken der Liebe gewarnt und in ihrem alten Leben hätte sie nun ihre flüssige Schokolade mit Mareen am Seeufer getrunken und später mit den anderen Novizinnen Beerenkuchen gegeessen. Doch Crystals Leben spielte jetzt am Hof, im Herzen des Reiches und nicht in dem abgelegenen Kloster. Sie wollte dieses neue Dasein genießen und sich nach den Regeln am königlichen Hof richten.

„Glaubst du wirklich, er mag mich?", fragte sie schließlich leise. „Ich meine, bei unserem Auftrag hat er fast nur Kira beachtet."

„Kira ist ein draufgängerisches Miststück. Wahrscheinlich wollte er einfach ein Auge auf sie haben, damit sie nicht alles verdirbt."

Crystal gab sich mit Minnas Theorie nur allzu gern zufrieden. Nachdem sie ihre dampfenden Tassen geleert hatten, verließen sie die Bäckerei. Minna hakte sie unter und zog sie durch die verschneiten Straßen von Bel Armyy. Sie streiften durch die kleineren Gassen, durch die Leckereistraße, über den Wintermarkt, wo nur für die Zeit der Feiertage Händler in kleinen Holzbuden ihre Waren feilboten. Dort gab es auch Musikanten, Stände mit heißen Beerenkuchen und einen Mann, der mit brennenden Fackeln jonglierte. Die beiden Mädchen bestaunten all das gemeinsam und Crystal hatte sich nie wohler gefühlt als in Minnas Gesellschaft. Es war schön, endlich eine Freundin zu haben, mit der sie ihre Gedanken teilen konnte. Sie fragte sich, ob der Ball am Abend diesen Zauber wohl noch übertreffen konnte.

KAPITEL 18

Raynold

Wir haben eurem Vater wieder etwas Krähenfuß besorgt." Triumphierend schwenkte Philippa ein kleines Bündel mit der lebenswichtigen Medizin.

Raynold jedoch hatte nur Augen für Ramires, der im Schatten der großen Halle an einer Säule lehnte.

„Du siehst nicht besonders glücklich darüber aus", sprach Philippa weiter.

Raynold ignorierte sie. Immerhin hatte er ihr verboten, Ramires weiter bei seinen Verwandlungen zu unterstützen. *Und natürlich hat sie sich nicht daran gehalten.*

Die große Halle war leer und kalt. Seit der König so krank geworden war, kamen immer weniger Menschen her und die Regierungsgeschäfte lagen brach.

„Ramires, komm her!" Raynold hatte bewusst keine Bitte formuliert, sondern seinem Bruder einen Befehl gegeben.

Ramires entfuhr ein tiefes Grollen, doch er trat näher in den Fackelschein.

Raynold hielt erschrocken den Atem an. Ramires war ausgezehrt. Er war noch dünner als vor ein paar Wochen, die Wangenknochen traten hervor und sein einst schönes langes Haar hing ihm strähnig in den Nacken. Am schlimmsten aber waren diese Augen. *Rot, leer, tot.*

Philippa stellte sich schützend neben Ramires. „Das ist nur vorübergehend. Es muss sein, wenn wir endlich frei sein wollen. Ist der König erst gesund, werden wir alle fliegen und unser Volk von der Unterdrückung befreien."

Raynold wischte Philippas Bemerkungen mit einer unwirschen Handbewegung weg. „Die Verwandlung ist an die Kraft des Dämons gebunden. Vater hat selbst gesagt, dass es Madras Weg des Friedens ist, den wir gehen werden."

„Dein Vater wird sterben, wenn er sich der Kraft des Dämons verweigert", sagte Philippa forsch.

Raynold sah seine Verlobte an. Auch sie hatte sich in den letzten Wochen verändert. Ihr Gesichtsausdruck war härter und entschlossener denn je.

„Na gut, dann bleibt mir keine Wahl: Ramires, gib mir den Dämonenstachel!", befahl er.

Ein Heulen entfuhr seinem Bruder, und für einen Moment dachte Raynold, dass Ramires sich auf ihn stürzen würde. Flammen tanzten in seinen Augen und sein Griff schloss sich fester um den Stachel.

Raynolds Hand glitt zu *Asyla*, der Königsklinge, die er seit geraumer Zeit stets bei sich trug. Er hatte nicht vor, seinen Bruder zu verletzen, aber er würde sich falls nötig verteidigen.

„Aufhören, ihr beiden. Das führt doch zu nichts! Lassen wir den König entscheiden."

Und so traten sie zu dritt in dessen Gemach, wo er reglos auf dem Bett lag und an die Decke starrte.

„Mein König!" Philippa machte einen Knicks. „Euer Sohn hat Euch neues Krähenfußkraut besorgt. Es wird die Schmerzen lindern und Euch neue Kraft geben."

Langsam drehte Ernesto den Kopf zu seiner künftigen Schwiegertochter und zu seinen Söhnen.

„Mein Mädchen. Ihr seid tapfer. Das Herz einer Löwin schlägt in deiner Brust!" Er lächelte zittrig. „Aber sich der Kraft des Dämons zu bedienen, ist falsch. Vergebt mir, aber ich werde diese Kräuter nicht mehr schlucken, damit mein armer Junge sich nicht länger in Gefahr begibt." Sein kraftloser Blick war auf

Ramires gerichtet. Der König schloss für einen Moment seine Augen. „Eines Tages werdet ihr verstehen."

Philippa griff nach seiner Hand. „Nein, mein König, Ihr missversteht! Das ist unsere Chance, Navas zu befreien. Dass Ramires die Macht der Verwandlung bekommen hat, ist Vorsehung. Wir werden die Medizin jetzt zum Heiler bringen und morgen geht es Euch wieder besser!" Ihre Stimme war immer lauter geworden und hatte Zerbus, den alten Heiler herbeigelockt.

„Zerbus, kümmere dich um meinen Sohn", befahl der König. „Er sieht schrecklich aus und ich verbiete dir, das Krähenfußkraut zu benutzen. Bei den Ahnen, sonst lasse ich dir den Kopf abschlagen. Und nun lasst mich mit meinem Thronerben allein."

Philippa und Ramires stürmten aus dem Königsgemach, gefolgt von Zerbus, der ihnen irgendwas hinterherrief.

„Mein Sohn, die Prophezeiung, sie erfüllt sich."

Die Stimme des Königs war dünn wie Pergament. Raynold beugte sich vor, um besser hören zu können.

„Skade, du musst ... du musst sie wieder nach Hause schicken. Doch zuerst ..." Der König holte tief und zittrig Luft. „Doch zuerst muss der weiße König ihr ihre Kräfte zurückgeben, sonst ist sie für immer hier gefangen und Navas wird nie frei sein." Der König schloss seine Augen und atmete schwer.

„Vater, warte. Was soll ich tun?"

„Die Kraft Gayas ist stark in dir. Wenn meine Zeit abgelaufen ist, gehe zur Kapelle und öffne den Schrein. Asyla wird dir dabei behilflich sein. Vertraue auf dich, mein Sohn."

„Aber Vater, was mache ich mit Ramires? Er braucht Hilfe, sonst wird er selbst zum Dämon."

Der König antwortete nicht mehr und Raynold hatte schon Angst, dass er wieder eingeschlafen war. Doch da versuchte Ernesto noch einmal neue Worte mit seinen Lippen zu formen.

„Glaub an ihn, liebe ihn und denk immer daran, dass er dein Bruder ist", murmelte der König. Sein Gesichtsausdruck entspannte sich etwas, als sein Kopf zur Seite fiel und er endgültig einnickte.

Glaub an ihn, liebe ihn, denk immer daran, dass er dein Bruder ist. Raynold hatte sich die Sätze seines Vaters hundertmal vorgesagt, aber an seiner Situation hatte das nichts geändert. Ramires wurde ihm immer fremder und Raynold saß nun allein am Bett seines Vaters und hielt die schlaffe Hand des Königs. Der Winterabend stand vor der Tür und Raynold betete, dass sein Vater noch etwas durchhalten würde. Er hatte Ramires den Stachel gelassen, aber nur unter der Bedingung, dass er sich nicht mehr damit verletzen durfte. Gegen seine eigenen, misslichen Umstände hatte er keine Medizin.

Immer öfter schreckte er von Albträumen geplagt in der Nacht hoch. Er träumte wirres Zeug, wieder und wieder erschien ihm ein Mädchen mit langem dunklem Haar und mandelförmigen, weit auseinanderstehenden Augen. Wenn er sie ansprach, verwandelte sie sich in einen Löwen oder der Löwe sprang zwischen sie, es war mal so und mal so.

Zerbus kam herein, einen dampfenden Kelch für den König in der Hand.

„Ich habe ihm noch mal etwas von dem Schlaftrank gebraut, mein Prinz. Falls Euer Vater aufwacht und Schmerzen hat, soll er das zu sich nehmen."

„Danke", entgegnete Raynold. „Ich fürchte aber, das werdet Ihr selbst übernehmen müssen. Heute beginnen die Winternächte und ich werde nach Ramires sehen." Mit hämmernden Kopfschmerzen erhob er sich und Zerbus nickte ergeben.

„Wenn ich Euch behilflich sein kann, lasst nach mir schicken, mein Prinz."

Schweren Herzens verließ Raynold das Schlafgemach des Königs und machte sich auf den Weg in die dunklen Kellergewölbe. Dorthin hatte sein Bruder sich mit seiner Gefolgschaft zurückgezogen.

Schon von Weitem biss ihn der scharfe Gestank von Rauch in der Nase. Bevor er die unterirdischen Räume betrat, blieb Raynold kurz stehen und massierte seine Schläfen. Dumpfe

Hammerschläge klopften von innen gegen seine Schädeldecke und er hatte keine Ahnung, wie er diesen Abend überstehen sollte. *Hauptsache, Ramires macht keine Dummheiten!* Raynold tat einen beherzten Schritt und bog um die letzte Ecke. Was er sah, ließ ihn sich wünschen, dass er nie hier heruntergekommen wäre.

Ramires stand mit nacktem Oberkörper und hochgereckten Armen auf einer Art Bühne und sprach zu den Menschen, die sich unter ihm versammelt hatten. An seinem Hals glänzte Madras Amulett an einer Silberkette. Der Widerschein wilder Flammen züngelte über sein wutverzerrtes Gesicht. Links und rechts der Empore brannten zwei Feuer in eisernen Schalen.

„Unser Retter spricht durch mich. Er wird kommen und die Mauer einreißen, und wir werden frei sein!" Trommelschläge untermalten jedes einzelne von Ramires Worten. Wie zum Zeichen des Triumphs hielt er das halbe Amulett hoch. Seine schwarze Rückseite glänzte im Schein der Flammen.

„Freiheit! Freiheit!", skandierte die Menge.

Jemand legte Raynold die Hand auf den Arm. Er zuckte zusammen.

„Du kannst stolz auf ihn sein." Philippa sah ihn erwartungsvoll an.

„Du findest seine Ausschweifungen wohl immer noch gut?" Energisch entzog er sich ihrem Griff. „Was macht er da oben?"

„Du wirst es sehen. Aber wenn dir die Ansprache schon nicht gefällt, dann wird es der Rest noch weniger tun."

Raynold seufzte. „Tut mir leid, dass ich so harsch reagiert habe, mir ist nur nicht nach Spielchen zumute. Vater geht es schlecht und Ramires verliert den Verstand, auch wenn du das nicht wahrhaben willst."

„Aber was ist, wenn er recht hat? Vielleicht hat der Dämon ihn auserwählt, damit sich unser Leben endlich ändert."

„Ich verstehe ja, dass die Emotionen gerade in der Winternacht hochkochen, aber das ist doch noch lange kein Grund komplett auszuschwei…" Raynold hielt abrupt inne.

Der Trommler, der neben seinem Bruder stand, schlug immer

lauter auf sein Instrument ein, wirre Geigenmelodien erklangen aus der Dunkelheit.

„Bringt sie zu mir!“, donnerte Ramires’ Stimme.

Zu Raynolds Entsetzen teilte sich die Menge und zwei in Kapuzenumhängen gehüllte Gefangene wurden durch die Reihen nach vorn getrieben.

„Was geht hier vor sich?“ Nun war Raynold es, der Philippa an der Schulter packte. „Warum weiß ich nichts davon?“ Er ahnte, dass die zweite Bemerkung nutzlos war. Ramires hatte in den letzten Wochen immer öfter gegen seine Befehle verstoßen und das, obwohl Raynold der ältere Bruder und anstelle ihres Vaters regierte, während der König krank im Bett lag.

„Ramires bringt uns endlich die Gerechtigkeit, die uns schon so lange verwehrt wurde“, entgegnete Philippa kalt.

„Was?! Aber doch nicht so! Was hat er mit den beiden Menschen vor?“

„Er wird sie dem Feuerdämon opfern, damit der stark genug ist, aus seinem Steingefängnis auszubrechen und die Mauer einzureißen, die uns nun schon seit Jahrtausenden gefangen hält.“

Raynold schluckte. Das Ganze nahm völlig neue Dimensionen an. Jetzt waren Unschuldige in Gefahr! Er musste unbedingt verhindern, dass sein Bruder für seine Ideen zum Mörder wurde. Raynold ließ Philippa stehen und kämpfte sich einen Weg durch die tobende Menge. Wie viele Menschen aus Darka hatte Ramires hier versammelt? Er schätzte, dass es mehrere Duzende waren.

„Jedenfalls genug, um die Geschichte dieses Abends ins ganze Reich zu tragen!“, stieß Raynold zwischen zusammengebissenen Zähnen aus. Da er größer als die meisten war, konnte er auf Zehenspitzen einen Blick auf die Bühne erhaschen, auf die nun die beiden Gefangenen geführt wurden.

„Blut! Blut! Blut!“, skandierte die Menge, und zu Raynolds Entsetzen hielt Ramires eine Peitsche empor.

Er sieht selbst aus wie der Feuerdämon! Mit aller Kraft brach Raynold durch die Menge weiter nach vorn. Drei Trommelschläge, ein Knall. Dann zerriss ein Aufschrei die stickige Luft. Die Menschen um ihn herum johlten und lachten höhnisch. Raynold schob sich mühsam zwischen ihnen hindurch, alle Augen waren auf Ramires gerichtet. Endlich erreichte er die Stufen der Bühne.

„Aus dem Weg“, befahl er den vom Ramires aufgestellten Wachmännern. Zum Glück machten sie keine Anstalten, den rechtmäßigen Thronerben aufzuhalten.

Ein weiterer Knall durchschlug die Luft.

„Tod! Tod! Tod!“, brüllte die Menge nun.

Ramires hielt die Peitsche hoch, dann schwang er sie durch die Flammen und ließ sie auf den ersten Gefangenen niederfahren. Dessen Umhang fing Feuer. Ramires lachte laut auf, als der Gefangene verzweifelt versuchte, sich sein brennendes Gewand vom Körper zu reißen.

„Du möchtest den Umhang loswerden? Warte, wir helfen dir!“ Ohne Angst vor dem Feuer griff Ramires nach der Kapuze und zog den brennenden Kittel herunter. Die Haare des Gefangenen gingen in Flammen auf, seine panischen Schreie halten durch den Saal.

Raynold riss sich seinen eigenen Umhang vom Leib und schlug damit auf die Flammen ein, die den Mann zu verschlingen drohten. Endlich gelang es ihm, das Feuer zu ersticken, doch der Gefangene regte sich nicht mehr. Blut klebte auf verbranntem Fleisch, die Haut war völlig versengt.

Raynold kniete fassungslos neben dem Leichnam und starrte zu seinem Bruder hinauf, der wie ein blutrünstiges Monster mit hocherhobenen Armen auf der Bühne stand und die Jubelrufe über sich hinweg schwappen ließ.

„Ah, welche Ehre!“, brüllte Ramires der tosenden Meute zu. „Unser Prinz wohnt unserer kleinen Feier bei. Und wie es aussieht, hat er mein Opfer eigenhändig erschlagen.“ In Ramires’ Augen funkelte ein wahnsinniges Leuchten. Seine Pupillen waren fast purpurn gefärbt.

So hatte Raynold ihn noch nie gesehen. Kalter Zorn stieg in ihm auf. „Halt ein in deinem Wahnsinn! Ich befehle es dir.“

Raynold erhob sich und trat auf senen Bruder zu. „Unser Volk hat mehr als Schmerz und Blut verdient und wir beide sollten es in eine friedliche Zukunft führen!"

„Und dafür ewig leiden? Sag mir, Bruder, ist das der Weg, den du für unser Volk wählst? Ein trostloses, eingesperrtes Dasein hinter einer schwarzen Mauer? Sodass wir eines Tages genauso jämmerlich zugrunde gehen wie unsere Eltern? Nur weil wir von allem zu wenig haben? Dann solltest du dich gleich mit unserem Vater ins Grab legen, denn ich werde mit meinem treuen Gefolge einen anderen Pfad einschlagen."

Raynold zuckte zurück. So voller Hass hatte Ramires noch nie mit ihm gesprochen. Sie hatten ihre Meinungsverschiedenheiten gehabt und sich wie Brüder immer wieder zur Übung duelliert, aber derart besessen kam Ramires ihm fremd vor, fast wie ein Monster. *Der Dämon selbst. Wir hätten diese unglückselige Höhle nie betreten dürfen!*

„Ich befehle es dir, als dein Gebieter!", sprach Raynold mit aller Autorität, die er aufbringen konnte.

„Du hast mir nichts mehr zu sagen, Schwächling!" Ramires knallte mit der Peitsche auf den reglosen Leib, der vor ihnen auf dem Boden lag.

Die Menge johlte auf. Dann hob er die Peitsche erneut. Zu spät erkannte Raynold den Dämonenstachel, den sein Bruder wie einen Speer am Griff der Peitsche befestigt hatte. Mit Schwung holte Ramires aus und durchstieß die Brust seines Opfers mit der Spitze. Der Gefangene blieb reglos liegen, während sich Ramires' Lippen zu einem hässlichen Grinsen verzogen.

„Das werden wir mit allen Männern auf der anderen Seite machen, die sich uns in den Weg stellen!", schrie er und erntete den Jubel seiner Gefolgschaft. „Und mit den Frauen …" Sein Blick glitt zu der anderen Gestalt, die im Kapuzenumhang vor ihm auf dem Boden kniete. „Die werden spüren, was es heißt, vom Dämon geritten zu werden!" Provozierend griff er sich in den Schritt. „Los, zieh dich aus, Winterschlampe!" Er riss ihr die Kapuze vom Kopf und Raynold blickte in das Gesicht einer Frau, die Ramires kalt entgegenblickte und vor ihm auf den Boden spuckte.

Ramires verfiel in dröhnendes Gelächter, bevor seine Miene bitterernst wurde. Er packte die Frau an den gefesselten Handgelenken und zog sie auf die Füße. Kein Blatt passte mehr zwischen sein und ihr Gesicht, doch Raynold sah weder Furcht noch Panik in den Augen der Gefangenen, nur grenzenlose Verachtung. Ramires musste ihre Stärke ebenfalls spüren, denn er stieß sie von sich weg.

„Wenn ich mir dich so ansehe, bist du mir zu hässlich. Ich will mir schließlich keine Krankheit holen! Frosch, töte sie!"

Aus den Schatten trat Ramires neuer bester Freund, ein übler Bursche, dem man den Spitznamen Frosch verpasst hatte, ob wegen seiner großen Glupschaugen oder seiner schleimigen Art, vermochte Raynold nicht zu sagen. Die Menge hielt den Atem an, nur die Flammen loderten unbeeindruckt weiter.

„Hier wird niemand mehr getötet!" Raynold nutzte die kurze Ruhepause und trat zwischen die Frau und seinen Bruder. „Es reicht, Ramires!", sagte er so leise, dass es nur sein Bruder und vielleicht Frosch hören konnten. „Die Vorstellung ist beendet!", rief er in Richtung der Versammelten, wohl wissend, dass er gnadenlos unterlegen sein würde, wenn er die Situation nicht in den Griff bekam.

Ramires funkelte ihn belustigt an. Für einen Moment meinte Raynold erneut, ein purpurnes Glimmen in seinem Blick zu erkennen. „Hast du nicht verstanden? Ich diene weder dem König noch seinem Nachfolger. Ich diene nur dem Dämon, und ich werde ihn wieder erwecken." Ramires' Gestalt wirkte größer als sonst, bedrohlicher.

Raynold zwang sich, aufrecht zu stehen. Sein Blick blieb an dem dunklen Schmuckstück hängen. Es schien mit Ramires' Atem zu pulsieren. Plötzlich wusste Ray, was zu tun war. Er trat einen Schritt vor, und bevor Frosch eingreifen oder Ramires reagieren konnte, packte er die silberne Kette um Ramires' Hals und zog. Mit einem Ruck riss sie entzwei und er hielt Madras Amulett in der Hand. Ramires sah ihn entgeistert an.

„Wenn du nicht sofort damit aufhörst, nehme ich dir das Amulett ganz weg. Ich weiß, dass du es brauchst, um die Kraft des Dämons in Schach zu halten“, zischte Raynold seinem Bruder entgegen. „Gehorche mir und ich gebe es dir zurück.“

„Gib das wieder her!“, protestierte Ramires, doch Raynold hielt das Schmuckstück fest in der Hand.

„Leg erst die Peitsche weg und folge mir“, zischte Raynold. Etwas lauter wandte er sich an die wartende Menge. „Und ihr, Volk von Navas, wollt ihr tatsächlich für ein Verbrechen zur Rechenschaft gezogen werden? Ich bin der rechtmäßige Thronerbe, und entweder, ihr verlasst den Saal oder ich werde die Wachen rufen und euch einsperren lassen, damit der König über euch richtet!“

Raynold atmete auf, als die ersten Menschen sich murrend anschickten, den Raum zu verlassen. Er hatte sich nicht über seinen kleinen Bruder stellen wollen, aber der hatte ihm keine Wahl gelassen.

Als sich der Saal geleert hatte, gab Raynold Ramires den Wink, ihm zu folgen. Die gefangene Frau nahm er ebenfalls mit und ließ sie vor sich laufen, während Ramires unbewaffnet hinter ihm lief. Das Schmuckstück hielt Raynold in seiner schweißnassen Hand. Er fühlte die Hitze, die davon ausging, und fragte sich, ob es das Feuer war, das das Metall derart aufgewärmt hatte, oder ob es an etwas anderem lag. Er sandte ein Dankesgebet zum Himmel, dass Philippa anscheinend mit der Menge nach draußen gegangen war und ihm nicht in die Quere kommen würde.

„Gib mir das Amulett zurück“, verlangte Ramires, als sie durch die dunklen Gänge schritten.

Sie liefen vorbei an den wenigen Kerkerzellen, die die Burg Schwarzflügel beherbergte, und Raynold ließ die Kette aus seinen Fingern gleiten.

„Oh! Jetzt ist sie mir auf den Boden gefallen“, rief er mit gespieltem Entsetzen.

Sofort bückte sich Ramires und griff danach. Doch bevor er sie berühren konnte, nahm Raynold all seine Kraft zusammen und stieß Ramires in eine der leeren Zellen. Krachend fiel die Tür ins Schloss.

„Nein! Meine Kette, du hast versprochen, sie mir wiederzugeben, und jetzt ist sie weg. Räudiger Lügner!“

Ramires’ Klagelaute folgten ihm die Steintreppe hinauf bis nach oben, wo er in der verlassenen Halle stehenblieb und sich am liebsten in seinem Zimmer verkrochen hätte. Es brach ihm das Herz, dass er seinen jüngeren Bruder hintergangen hatte, und deshalb war es an der Zeit, so schnell wie möglich herauszufinden, was hier alles schiefgegangen war.

„Komm mit“, befahl er der Frau knapp, und zu seiner Erleichterung musste er nicht noch mehr Gewalt anwenden.

„Am Fuße der Feuerberge hat er dich getroffen, sagst du?“

„Ja“, die Stimme der Frau klang vorsichtig, so als wäre sie auf der Hut.

„Und was war es, was mein Bruder von dir gewollt hat?“

„Das, was die meisten von mir wollen. Medizin. Für den König nehme ich an.“

„Konntest du sie ihm geben?“

„Nein, natürlich nicht. Sonst hätte er mich wahrscheinlich kaum hierher geschleift. Ich sagte, dazu müsse ich genauer wissen, was den König quält, und schon fand ich mich mit gefesselten Händen und Füßen in einem der Wagen wieder, die vier Mal pro Mond das Eisentor durchqueren. Zusammen mit dem anderen Vogel, den dein charmanter Bruder gerade ums Eck gebracht hat.“

Raynold seufzte. „Hat Ramires dich dann meinem Vater vorgestellt?“

Die Frau lachte bitter. „Nein. Kaum war ich hier, hat er wohl seine Meinung geändert und nur noch von diesem Dämon und dem Blutopfer geredet.“ Die Frau zog angewidert ihre Nase kraus.

Raynold betrachtete sie genauer. Sie hatte strähniges dunkelblondes Haar und strahlend blaue Augen. Ein paar Sommersprossen zierten ihr Gesicht, das nicht mehr ganz jung wirkte, aber auch nicht alt, eher erfahren.

„Hör zu. Ich nehme an, du willst wieder zurück in deine Heimat. Unglücklicherweise bleibt das Tor im Monat der Schneenacht geschlossen, und ich habe keine Möglichkeit, dich heimbringen zu lassen." Raynold hielt inne und massierte sich die Schläfe. Er überlegte kurz, wie viel er der Frau anvertrauen konnte, entschied aber, dass ihm kaum eine andere Möglichkeit blieb. „Es tut mir sehr leid, dass Ramires dich so gequält hat. Irgendetwas stimmt nicht mit ihm. Und unser Vater, der König, ist tatsächlich schwer krank. Wir haben hier einige schmerzstillende Kräuter, aber ihr seid auf der anderen Seite der Mauer mit Sicherheit besser ausgestattet. Könntest du bitte morgen einen Blick auf ihn werfen und deine Meinung mit mir teilen?"

Die Frau warf Raynold einen Blick zu, der ihm verriet, dass sie ihm kein einziges Wort glaubte. Er hielt den kalten, durchdringenden Augen stand, bis sie schließlich nickte.

„Danke, dann werde ich nach Zerbus rufen lassen, damit er ein Zimmer für dich richtet."

Der verschlossene Gesichtsausdruck der Frau entspannte sich etwas, weshalb Raynold die Gelegenheit nutzte und sie nach ihrem Namen fragte.

„Trisha. Trisha Linkshand, um genau zu sein, aber Trisha reicht."

„Gut. Freut mich. Ich bin Raynold, genauer Raynold Schwarzflügel."

„Genauer Raynold Schwarzflügel, Prinz von Navas und den Dunkelländern, Herrscher über die Barbaren mit dem Dämonenblut", vervollständigte die Frau die Vorstellung für ihn.

Raynold zuckte bei ihren harschen Worten unwillkürlich zusammen. Trisha sah ihm auffordernd in die Augen, ganz so als hätte sie ihn bewusst provozieren wollen.

„So sagt man wohl bei euch in Stravoos", gab er zu und seufzte. Normalerweise hätte er über solche Vorurteile gelacht und die Schultern gezuckt, aber nach dem, was Ramires sich heute Abend geleistet hatte, würden die Gerüchte wohl neue Nahrung finden, sobald Trisha wieder in ihrer Heimat war. *Selbst schuld,* dachte Raynold. Als älterer Bruder wäre es seine Pflicht gewesen, Ramires besser in Schach zu halten. Aber dafür war es nun zu spät. Das Einzige, das er tun konnte, war dieser Trisha zu beweisen, dass die meisten Menschen in Navas viel freundlicher waren.

Trisha hielt ihr Versprechen und schon am nächsten Vormittag führte Raynold sie in das Gemach des Königs.

„Halt, warte! Es geht zu weit, dass du eine Fremde aus Stravoos einfach zu deinem Vater lässt!", schimpfte Philippa hinter ihnen, aber Raynold ignorierte sie.

„Es geht ihm so schlecht, seit wir vom Dämonenfelsen zurückgekommen sind. Das Land verändert sich und Vater war vorher schon krank, aber jetzt ist er …" Raynold schob die Tür zum Schlafgemach des Königs auf. Die stickige Luft stank süßlich nach Verwesung. Doch falls Trisha sich daran störte, behielt sie das für sich. Ganz im Gegensatz zu seiner Verlobten, die nicht schwieg.

„Ich werde es nicht dulden, dass diese Scharlatanin …" Philippa schob sich zwischen Trisha und das Krankenbett. Ihr Blick war energisch, die Hand hatte sie an Graufels gelegt.

Trisha rollte mit den Augen. „Entweder die Furie lässt mich jetzt durch, oder ich kann mir den Patienten eben nicht ansehen."

„Es reicht!", sagte Raynold und zog Philippa beiseite. „Ich denke, wir können ihr trauen, und viel andere Möglichkeiten bleiben uns auch gar nicht", fügte er etwas leiser hinzu. Er hoffte, Philippa doch noch zu überzeugen, aber ihr zorniger Blick belehrte ihn eines Besseren.

„Verräter!", zischte sie ihm entgegen. „Elendiger Verräter. Deinen eigenen Bruder einsperren und eine Fremde zum König lassen – so einen Mann will ich nicht heiraten! Ich gehe, und wenn ich wiederkomme, wird sich ganz Navas gegen dich erheben!"

Sie spuckte ihm vor die Füße und ließ ihn stehen. Raynold wischte sich über die pochende Stirn.

Trisha sah ihn mit hochgezogener Braue an. „Eine besonders nette Prinzessin hast du da an deiner Seite", sagte sie spöttisch. Dann jedoch wandte sie sich mit konzentriertem Blick dem König zu.

Sie fühlte seinen Puls, die Temperatur, redete mit fast zärtlicher Stimme und tastete die einzelnen Organe ab. Mit unlesbarer Miene erhob sie sich schließlich und bedeutete Raynold, ihr zu folgen.

„Deinem Vater bleibt nicht mehr viel Zeit. Ein Mondzyklus, vielleicht zwei. Alles, was ich machen kann, ist eine Medizin herzustellen, die seine Schmerzen lindert. Vielleicht hält er damit noch ein bisschen länger durch, aber ich an deiner Stelle, würde mich darauf vorbereiten, ihn gehen zu lassen."

Raynold senkte den Kopf. Insgeheim wusste er, dass Trisha recht hatte. Trotzdem war er so hilflos und allein wie nie zuvor.

Statt einer Antwort nickte er nur.

„Ich werde mich gleich dran machen, einige Kräuter zu pflücken. Ihr habt doch einen Garten, oder?"

„Ja, hinter der Burg."

„Gut. Es ist oft so, dass das, was die Bewohner eines Landes an Pflanzen brauche, ganz in der Nähe wächst. Ich werde gleich nachsehen."

Trisha entfernte sich und Raynold kehrte schweren Herzens ans Bett seines Vaters zurück.

furchteinflößend. Er hatte die imposante Gewandung des Hauptmanns gegen ein Hemd aus leichtem Stoff getauscht, das lässig in einer schwarzen Hose steckte. Das kurze, samtene Wams war nur dezent bestickt und auch die hohen Stiefel hatte er durch weiche Lederschuhe ersetzt. Sein Blick ruhte auf ihrem Gesicht, während er noch immer ihren Arm hielt.

„Du siehst wunderschön aus in diesem Kleid", sagte er leise. Crystal wollte sittsam ihre Augen senken, doch sie blieben an Hunts Lächeln hängen, an den weißen Zähnen und an dem kleinen Grübchen, das er am Kinn hatte.

„Hallo Crystal" Jemand rempelte sie unsanft an und der magische Moment zerplatzte.

Hunt stieß laut die Luft aus. Crystal drehte sich um und sah Kira breit grinsend neben einer Säule stehen.

„Schönes Kleid und eine ansehnliche Begleitung hast du da. Hätte ich dir gar nicht zugetraut. Donnerwetter."

Ein rotes Seidenkleid floss an ihrem schlanken Körper herab. Ihr schwarzes Haar war zu einer aufwendigen Frisur hochgesteckt und von einer Perlenkette durchzogen. Ein hochgewachsener Mann stand neben ihr, sein Haar ebenso pechschwarz wie das ihre und zu einem langen Zopf gebunden, während die Seiten des Hauptes kahl rasiert waren. Er hatte das feingeschnittene Gesicht eines in Gemma Geborenen, die gleichen dunklen Mandelaugen wie Kira.

Ob das einer der Maskierten ist?, fragte Crystal sich. Es musste so sein, denn wer sonst hätte an diesem Ball teilnehmen dürfen? *Und sieh an, kaum ist der Hauptmann in der Nähe, kennt sie auf einmal meinen Namen.*

Hunt tauschte ein paar freundliche Worte mit Kiras Begleitung aus, während Kira offensichtlich immer noch darauf wartete, dass Crystal etwas sagen würde.

„Danke, dein Kleid ist auch sehr schön", gab sie schließlich zurück. *Es ist rot wie das Blut an deinen Händen.* Zu gut erinnerte sich Crystal an Kiras sicheren Griff, mit dem sie zwei Menschen das Leben genommen hatte.

Kira warf Hunt ein Lächeln zu und Crystal war froh, als sie endlich mit ihrem Begleiter von dannen zog.

„Wer war der Mann?“, fragte sie Hunt.

„Verrat es nicht weiter, aber er ist einer der Todbringer. Sein Name ist Lee, es wundert mich nicht, dass er an Kira geraten ist. Er mag das Spiel mit dem Feuer.“

Crystal wurde auf einmal schwer ums Herz. Sie erkannte, dass sie niemals so abgebrüht und hochnäsig wie Kira sein würde, und fragte sich gleichzeitig, wie sie es schaffen sollte, zu einer Libelle zu werden.

„Warum schaust du so betroffen? Habe ich etwas Falsches gesagt?“, fragte Hunt.

Crystal schüttelte schnell den Kopf. „Nein, nein. Ich habe nur gerade gedacht, dass ich es wohl nie so weit bringen werde wie Kira. Sie hat bei unserem Auftrag eiskalt gehandelt, und ich frage mich, ob ich jemals so entschlossen und skrupellos sein könnte.“

Zu ihrer Erleichterung lächelte Hunt und schüttelte den Kopf. „Wer würde wohl so sein wollen wie Kira? Sie kommt aus einer einflussreichen Adelsfamilie. Bei ihr zählen nur Ruhm und Reichtum. Ehrlich gesagt bin ich gespannt, ob sie ihre Ausbildung überlebt. Waghalsigkeit zahlt sich nicht immer aus. Und jetzt komm. Lass uns bitte etwas zu Essen holen, sonst verhungere ich noch.“

Crystal verlor Kira aus den Augen. Dafür traf sie am Buffet auf Minna, die in Begleitung einer ihr unbekannten, jungen Frau da war. Crystal wollte gerade zu ihr hingehen, als sie die drei Freundinnen aus den Bergdörfern erspähte, die mit ihr im Kloster aufgewachsen waren. Ferva biss in einen kalten Hähnchenschlegel und Romana zupfte sich ein paar dunkelrote Trauben von einer üppigen Rebe ab. Crystal war erleichtert, die Dreiergruppe zu sehen, darum warf sie einen kurzen Blick zu Hunt, der gerade im Gespräch mit zwei Höflingen war, und begrüßte ihre Begleiterinnen aus dem Kloster. Romana war wie immer die Gesprächigste.

„Ich hab mir schon Sorgen um dich gemacht", sagte sie leise. „Wie geht es dir?" Romanas dunkle Augen waren so voller Mitgefühl, das Crystal unwillkürlich schlucken musste.

„Ganz gut. Zumindest im Moment", gab sie leise zu.

„Herzlichen Glückwunsch, du hast deinen ersten Auftrag bestanden! Wir haben gehört, dass du in der Gruppe warst, die diesen Lemour zur Strecke gebracht hat."

„Ja. Und was ist mit euch? Seid ihr immer noch ein Dreiergespann? Habt ihr schon einen Auftrag bekommen?"

Romana schüttelte den Kopf. „Nein. Aber wir haben unsere Wildnisprüfung abgeschlossen. Das zählt wie ein halber Auftrag. Zum Glück haben sie uns zu dritt losgeschickt. Amyra meint, wir wären als geschlossene Einheit am effektivsten."

Crystal sah zu Minna rüber, die noch am Buffet stand und lachte, als ihre Begleiterin ihr etwas zuflüsterte. „Eure Freundschaft ist toll. Bewahrt euch das", sagte Crystal rasch, bevor sie sich verabschiedete und zu Minna hinüberging.

„Waren das die drei Mädchen aus den Bergdörfern?", fragte Minna.

„Ja. Sie werden als Team ausgebildet."

„Oh, das ist toll. Ich wünschte, ich hätte ebenfalls Partnerinnen, auf die ich mich verlassen kann, das würde einiges leichter machen."

„Ja, dann würde man sich bestimmt einige Intrigen ersparen", warf Minnas Begleiterin ein, eine hochgewachsene Blondine.

Die junge Frau hatte ein hübsches, herzförmiges Gesicht und ihr fehlte die körperliche Anspannung, an der Crystal die anderen Raupen erkannte. Minnas Freundin war grazil, aber sie hatte weder das argwöhnische Funkeln in den Augen, das Crystal von den anderen gewohnt war, noch einen brutalen Zug um den Mundwinkel. Sie sah einfach nur nett aus.

„Oh, ich habe euch noch gar nicht vorgestellt", unterbrach

Minna ihre Gedanken. „Crystal, das ist Tysha. Tysha, das ist Crystal."

„Du bist diejenige, mit der unser Hauptmann jeden Morgen trainiert, stimmt's?" Tyshas violette Pupillen weiteten sich amüsiert.

Crystal warf Hunt reflexartig einen Blick zu, aber zum Glück unterhielt dieser sich immer noch. „Das macht er nur aus Freundlichkeit, weil ich im Training noch etwas aufzuholen habe."

Tysha lachte ein warmes, kehliges Lachen. „Bis jetzt hat er sich jedenfalls um keine so gekümmert wie um dich", gab sie zu bedenken.

Bevor sie weiterreden konnte, wurden sie unterbrochen. Hunt trat mit zwei Gläsern in den Händen zu Crystal und reichte ihr eins davon.

„Auf die Eisgöttin. Auf Skade und darauf, dass sie uns immer wohlgesinnt sein möge", sagte er und zwinkerte ihr zu.

Bevor Crystal das Glas entgegennahm, streifte ihr Blick Minnas Gesicht, und sie hätte schwören können, dass sich ihre Miene für einen Augenblick verdunkelte. Schnell stieß sie mit Hunt an.

„Auf das Winterfest", murmelte sie leise.

Hunt wechselte noch ein paar freundliche Worte mit Minna und Tysha, bevor die beiden zum Tanzen aufgefordert wurden und über den auf Hochglanz polierten Boden entschwebten.

Crystal sah ihnen hinterher. Sie wollte gerade fragen, wer diese Tysha war, als Hunt ihr den Arm reichte.

„Wollen wir?", fragte er und hakte sie unter, ohne ihre Antwort abzuwarten.

Die Musik entführte sie in eine andere Welt. Die Klänge der Instrumente trugen Crystal hinfort an einen Ort, an dem es keine Sorgen gab, nur Hunt und sie. Sie und Hunt. Seine Augen ruhten auf ihrem Gesicht und er führte sie mit sicherem Schritt über die Tanzfläche, vorbei an den anderen Paaren, die Crystal nur am Rande wahrnahm. Sie hätte für immer so tanzen können, doch plötzlich verstummten die Instrumente der Musiker. Hunt richtete sich mit einem Ruck auf, und Crystal spürte die Anspannung, die ihn durchströmte.

Der klare, helle Ton zweier Fanfaren erklang und zwei Diener rollten vom Eingang der Halle einen schneeweißen Teppich aus, in dem die sieben blauen Edelsteinen eingewebt waren, welche die sieben Reiche Favorias symbolisierten. Die Tore öffneten sich und der König betrat den Saal. Alles verstummte. Die Frauen knicksten, die Männer gingen auf die Knie. Nur Hunt blieb neben Crystal stehen, doch auch er senkte den Kopf.

Schnell faltete Crystal ihre Hände und schlug die Augen nieder. Ein kalter Windhauch streifte sie, als der König an ihr vorbeischritt und sie das süßliche Parfum seiner Gattin einatmete. Die weiße Schleppe der Königin glitt hinter ihr über den Boden. Erst als die Fanfaren zum zweiten Mal ertönten, hob Crystal den Blick. Der König war mit seiner Frau am Kopf der Tafel angekommen. Diener mussten in der Zeit, in der Crystal in der Musik versunken gewesen war, den Tisch verschoben haben, sodass er nun neu eingedeckt war und es den Anschein hatte, als würde er auf weitere Gäste warten. Fragend sah sie Hunt an.

„Die leeren Plätze an der Tafel symbolisieren den Wunsch nach Nachkommen. Die Königin ist eine junge Frau aus Gemmas höchstem Adelsstand. Wir werden alle dafür beten, dass sie Nachkommen vom König empfängt und somit den Fortbestand seiner Blutlinie sichern kann."

Der König hatte eine reichverzierte Maske vor dem Gesicht, die einen leeren Ausdruck trug. Weder war sie wutverzerrt noch drückte sie ein Lächeln aus noch Traurigkeit oder Güte. Die eine Hand des Königs ruhte auf der seiner Frau, mit der anderen machte er ein Grußzeichen.

Ein Diener sprang herbei und neigte sich vor. Der König flüsterte ihm etwas ins Ohr.

„Euer König grüßt euch!", donnerte die Stimme des Dieners. „Durch ihn fließt die heilige Magie der Göttin Skade und zu ihren Ehren segnet er euch mit einem friedlichen Winterfest. Möget ihr diesen Abend und die Feiertage genießen, Kraft tanken und dann wieder dem Erhalt des ewigen Reiches dienen."

Der König hob erneut seine Hand und winkte den Diener näher zu sich.

„Der König sagt, die Magie sei stark dieses Jahr, und er will seine treuen Untertanen an diesem Wunder teilhaben lassen."

Im Saal war es nun so still, dass man eine Stecknadel hätte fallen hören können. Der König erhob sich und streckte die Arme nach oben, so als ob er etwas empfangen wollte. Für einen Moment schien sein Körper bläulich zu schimmern, und mit Erstaunen sah Crystal, das kleine blaue Lichtfäden wie Schlangen über den Boden schossen. Sie jagten die Wände hoch und den Saal entlang und trafen sich an der Decke wieder. Die staunenden Oh- und Ah-Rufe erfüllten den Raum. Selbst Hunt schien überrascht zu sein. Zu Crystals Füßen breitete sich eine Eisdecke aus, die das Licht der Kerzen tausendfach reflektierte. Von oben fielen einige Schneeflocken auf die Gäste. Während alle über dieses kalte Wunder staunten, raunte der König seinem Sprecher erneut etwas zu.

„Und nun möget ihr das Fest genießen und den König mit eurer Anwesenheit erfreuen", rief der Herold.

Die Gäste klatschten begeistert und auch Crystal fiel in die Jubelrufe ein. Erwartungsvoll sah sie zu Hunt, aber dessen Miene war verschlossen. Er musterte den König wie ein wildes Tier, und für einen kurzen Moment meinte Crystal, eine Eissäule neben sich stehen zu haben, so sehr hatte sich Hunts Körper versteift. Dann schien er sich seines Verhaltens bewusst zu werden und setzte wie alle anderen ein Lächeln auf.

„Es scheint, als hätten wir eine neue Tanzfläche. Lass sie uns gleich ausprobieren", sagte er zu Crystal.

Doch obwohl die Instrumente wieder einsetzten und die Musiker ein schönes, langsames Lied anstimmten, blieb die Ausgelassenheit, mit der Hunt sie vorher durch den Tanz geführt hatte, aus. Die anderen Gäste schienen sich schnell genug an die neuen Umstände zu gewöhnen, nur Hunt war unruhig, vertat sich bei den Schritten und gab es schließlich auf.

„Ich glaube, ich brauche eine Pause“, gab er schließlich selbst zu. „Wollen wir ein bisschen an die Luft gehen?“

„Gern.“ Crystal nickte erleichtert, als er ihr den weißen Pelz um die Schultern legte und sie unterhakte. Draußen war es still im Vergleich zu der lauten Musik im Saal, die vor der schweren Eingangstür nur noch gedämpft zu hören war.

„Es tut mir leid, dass ich dir den Abend vergällt habe, ich glaube, du hättest gern noch weiter getanzt.“

„Nein, es ist schon gut“, log Crystal. „Ich frage mich nur, was da drin gerade passiert ist.“

„Das frage ich mich auch. Es scheint, als ob der König stärker wird. Hier ist mehr Schnee und Eis als in den vergangenen Jahren. Das ist sonderbar.“

„Machst du dir deshalb Sorgen? Eigentlich ist es doch gut, wenn er stark ist.“

„Ja. Es könnte aber auch bedeuten, dass er sich überschätzt. Dass er meint, seine Macht ausdehnen zu müssen, das Reich noch weiter zu vergrößern. Und was wäre der Preis dafür?“ Hunt sah ehrlich besorgt aus. So hatte Crystal ihn noch nie gesehen. Dann schien er sich wieder zu fangen und strich ihr eine Haarsträhne aus dem Gesicht. „Tut mir leid“, entschuldigte er sich erneut. „Ich weiß, was wir jetzt machen.“

Er ergriff ihre Hand und führte sie die verschneiten Wege entlang, weg vom Schloss und hin zu den Quellen, die Crystal in so schlechter Erinnerung hatte. Mit seiner Löwenbrosche sperrte er das Tor auf und entzündete am Eingang eine Kerze. Der Dampf stieg wie Nebel heiß und dick aus den Wasserlöchern, außer ihnen war niemand da.

„Lass uns um Reinigung beten, um die Kraft, das Richtige zu tun“, sagte Hunt. „Dies ist eine magische Nacht."

„Bist du sicher?“ Crystal sah über die dunkle Wasseroberfläche des nächstens Beckens. Einzelne Schneeflocken tanzten darüber hinab und schmolzen im warmen Wasser.

„Du brauchst keine Angst haben. Ich werde bei dir sein. Wir haben diesen Platz ganz für uns alleine und wir teilen ihn nur mit den Sternen über uns.“ Er war dicht an sie herangetreten, so dicht, dass es Crystal den Atem verschlug. „Darf ich?", fragte er und nahm ihr behutsam den Pelz ab.

In der kalten Luft bekam Crystal eine Gänsehaut, als sie nur in ihrem Kleid vor ihm stand. Da waren sie wieder, diese grünen Augen, die sie musterten, als wollten sie in ihr ertrinken.

„Komm her." Hunts Stimme war nur ein Wispern, aber so voller Verlangen, dass Crystal einen Schritt auf ihn zumachte. Er zog sie an sich, legte beide Arme um sie und hüllte sie in seinem Umhang ein. Ihre Lippen trafen sich und sie versanken in einem langen Kuss.

In Crystal begann die Musik erneut zu spielen, ein Lied so inbrünstig und sehnsüchtig, dass es fast schmerzhaft war. Ihr Körper zitterte, als sie sich kurz voneinander lösten und Hunt ihr in die Augen sah.

„Du bist etwas Besonderes für mich", sagte er und streifte sich ebenfalls den Umhang ab. Er nahm ihre Hand und führte sie an eines der Wasserbecken. „Komm her, schließ deine Augen."

Sie fühlte, wie seine starken Arme sie hochhoben und ihre Tanzschuhe zu Boden fielen. Dann berührte sie das warme Wasser und Hunt ließ sie behutsam hineinsinken. Ihr Kleid zerfloss wie eine Blüte auf der dunklen Oberfläche. Als sie die Augen wieder öffnete, streifte sich Hunt sein Hemd vom Leib. Sein nackter Oberkörper schimmerte im Mondlicht, als er langsam zu ihr ins dunkle Wasser stieg. Er hatte eine tiefe Narbe an der rechten Schulter, nach der Crystal ihre Finger ausstreckte. Sie strich behutsam über seine Haut und legte eine Hand an seine Wange. All der Schmerz, all die Härte, die sie in den vergangenen Monaten ertragen hatte, fielen von ihr ab und verloren sich im warmen Wasser und in Hunt, als er sie erneut küsste. Mit sicheren Fingern schnürte er ihr Kleid auf und streifte es ihr über die Schulter. Für einen Moment schien er bei ihrem Anblick zu versteinern.

„Ich will dich, Crystal", flüsterte er und zog sie zu sich heran.

Seine Hände glitten ihren Nacken hinab und auch Crystal wagte es endlich seinen Körper mit den Fingerspitzen zu erkunden. Vorsichtig strich sie über seine starken Oberarme, gab sich ganz seinem vertrauten Geruch hin und atmete die Mischung aus Schnee und Erde tief ein. Sie wollte die Augen schließen und sich ganz diesem berauschenden Gefühl hingeben, doch noch dringender wollte sie sich Hunt einprägen. Die Art, wie er lächelte, nachdem sie sich zwischen zwei gierigen Küssen kurz trennten, das Funkeln in seinen Augen und das Verlangen darin, das schließlich alles andere verdrängte. Er küsste ihren Nacken, während seine Hände tiefer wanderten und er seinen Körper an sie presste. Crystal spürte seine Erregung und nichts hätte sie in diesem Moment abhalten können.

„Ich will dich auch", flüsterte sie und als sie sich ihm ganz hingab, vergaß sie alles andere um sich herum.

KAPITEL 20
Esra

Da war etwas. Ein Beben in der Luft. Ein Erzittern der Erde. Jarl stieß einen gedämpften Schrei aus. Er hatte die Veränderung ebenfalls bemerkt.

„Was zur Hölle geht hier vor sich?", zischte Esra gegen den Eiswind an. Ihr Gesicht war dick eingemummelt, nur für ihre Augen hatte sie Schlitze gelassen, um den Weg nicht zu verlieren. Jarl hielt sie unter dem Mantel eng an sich gepresst, damit der Falke vor dem Schneesturm geschützt war. „Wir brauchen einen Unterschlupf, aber schnell."

Wenn Fenrir da wäre, würde er bestimmt eine Möglichkeit finden, uns warm zu halten, dachte sie und ärgerte sich, dass sie ihn so arglos zurückgelassen hatte. *Es sind die Winternächte, und wie naiv kann man eigentlich sein, sich ausgerechnet zu dieser Zeit durch die Wildnis zu schlagen*? Anderseits spürte sie, dass sie recht hatte mit dem Verdacht, dass sich etwas in dieser Welt verändert hatte. Das Amulett schien auf ihrer Haut zu pulsieren, und mit jedem Schritt fühlte es sich schwerer an. Jarl schrie erneut und sein Schnabel pikte sie unter dem Fellmantel. Gerade noch rechtzeitig blieb sie dicht vor einem Abhang stehen, den sie im dichten Schneetreiben fast übersehen hatte.

„Danke, mein Freund", murmelte sie und tippte behutsam gegen ihren Mantel. Sie bereute prompt, den Mund aufgemacht zu haben, denn die kalte Luft brannte ihr in den Lungen und das Tuch, das sie sich vors Gesicht gebunden hatte, fror an ihren Lippen fest. Esra stemmte sich gegen den Sturm, doch so konnte es unmöglich weitergehen. Vor ihr war nichts als weiße Fläche, sie musste irgendwie die eisige Kälte überstehen. Vorsichtig tastete sie mit ihrem Stiefel nach vorn und fand, was sie suchte. Der Schnee war so hoch und fest, dass es ihr vielleicht gelingen würde, einen Unterschlupf zu bauen, der ihnen erlaubte, am Leben zu bleiben, bis sich der Sturm gelegt hatte. *Ich riskiere es.*

Wie oft hatte sie zugesehen, wie Fenrir sein Langboot geschickt durch die peitschenden Wellen geführt hatte, wie ruhig er dabei geblieben war und so voller Zuversicht. Er fehlte ihr mehr, als sie ihm jemals in Worte fassen könnte. Sie wusste, was ihr Partner an ihrer Stelle getan hätte, und so wagte sie es, dass große, hölzerne Rundschild von ihrem Rücken zu lösen. Sofort begann der Wind daran zu zerren, doch sie hielt es fest, so gut sie konnte. Mit aller Kraft rammte sie es in den Schnee, sodass das Schild einen Schutz gegen den Wind bildete. Sie hoffte nur, dass es nicht wegflog.

Unter dem Schild klopfte sie den Schnee fest, Jarl hielt sie noch immer sicher unter ihrem Mantel. Damit ihre improvisierte Eishöhle standhielt, schaufelte sie noch einen Wall aus Schnee außen auf und suchte dann im Inneren Schutz. Jarl streckte seinen Kopf heraus, sobald er merkte, dass der Wind nachließ.

„Hier müssen wir jetzt durchhalten bis der Sturm sich gelegt hat“, ermutigte Esra ihn und auch sich selbst. Sie zog zwei Streifen getrocknetes Fleisch hervor, hart und festgefroren, aber der Falke pickte gierig danach. „Wenn man es lange kaut, wird es weicher“, murmelte sie. Von ihrer wochenlangen Reise war dies sicher der fürchterlichste Abschnitt.

In dieser Nacht betete sie zu den Ahnen. Das Schmuckstück an der Halskette spendete ihr etwas Wärme, genauso wie der dicke Bärenpelz und Jarl.

„Wenn es euer Wunsch ist, dass ich meiner Vision folge, so gebt mir Kraft und Glück mit auf meinen Weg und lasst mich eine Passage in den Süden finden.“

Der Wind heulte laut auf, doch der Schild hielt stand. In der Schwärze lauschte sie auf eine Antwort auf ihre Gebete, aber sie hörte nur das beständige Tosen des Schneesturms und spürte das Amulett, das schwer um ihren Hals hing.

Als sie am Morgen aufwachte, hatte sich der Sturm beruhigt. Vorsichtig grub sie sich aus ihrem eingeschneiten Loch. Als sie sich endlich einen Weg ins Freie brach, lag das Land kalt und weiß vor ihr. Jarl schwang sich erfreut in den klaren, wolkenlosen Himmel hinauf. Esra atmete erleichtert aus. Anscheinend wollten die Ahnen, dass sie ihrem Weg folgte.

„Jarl! Wir haben es geschafft", rief sie der vertrauten Gestalt des Falken zu, der in den Lüften seine Kreise zog.

Irgendwann verschwand er aus ihrem Sichtfeld, kam aber einige Zeit später zurück und setzte zum Landeflug an. Esra streckte ihren rechten Arm weit aus. Augenblicke später war er an ihrer Seite.

„Und, hast du etwas gesehen? Ich will über den Seidenkanal, der müsste zugefroren sein. Das wäre ein feiner Weg nach Gemma."

Der Vogel legte seinen Kopf schräg und tänzelte ungeduldig ihren Arm hinauf. Sie zog ein weiteres Stück Trockenfleisch hervor und fütterte ihn.

„In Gemma werden wir reichlich Beute finden. Fenrir hat mir erzählt, dass die Wälder dort voller Wild sind. Da werden wir uns die Bäuche vollschlagen."

Jarl wippte mit dem Kopf. Esra hatte immer das Gefühl, dass ihr Falke sie verstand. Sie hatte ihn damals als jungen Vogel vor dem sicheren Tod bewahrt. Seine Mutter war eines Tages von ihrer Jagd nicht mehr zum Nest zurückgekehrt und Jarl war das einzige überlebende Küken gewesen. Esra hatte ihn mit der Hand großgezogen und seitdem war er an ihrer Seite. Nur über der offenen See flog er nicht gern. Wann immer Esra Fenrir auf das Meer begleitete, drehte der Vogel ab und wartete in den heimischen Wäldern von Skar auf Esras Rückkehr.

„Aber jetzt fühlst du, dass ich dich brauche, mein Freund. Nicht wahr? Sei mein Augenlicht und führe mich zu dem Wolfsmädchen. Ich weiß, dass du das kannst."

Jarl gab einen grellen Schrei von sich und stieß sich von Esras Arm ab. Er zog hoch über ihr seine Kreise, wartete, bis sie ihm in ihrem langsamen Tempo durch den Schnee folgte, und führte sie immer weiter Richtung Süden. Wie oft war sie mit Fenrir seine Seekarten durchgegangen? All die Wege, die er eingezeichnet, und die Orte, die er benannt hatte. Immer hatte ihr Falke auf ihrer Schulter gesessen und gelauscht. *Hoffentlich ist er wirklich so klug, wie ich es mir vorstelle,* dachte Esra. An den sanften Abhängen nutzte sie ihren Schild als Schlitten und rutschte damit die Schneeberge hinunter. Entgegen ihrer grundsätzlich eher grimmigen Stimmung entfuhr ihr ein schallendes Lachen auf der Fahrt. Wenn sie sich nicht täuschte, war sie hier in der Nähe von Hädre, einem von den nordischen Kriegern eroberten Gebiet zwischen Skar, Nebrusk und Gemma.

Trotz der guten Führung von Jarl kam sie nur langsam vorwärts. In einem einsamen Wäldchen baute sie sich Schneeschuhe, doch der Weg war selbst damit mühsam. Ihr schweres Marschgepäck zog an ihren Schultern.

Viel zu früh brach der Abend an, der Himmel im Westen färbte sich rötlich. Esra glaubte schon, sich wieder ein provisorisches Lager für die Nacht bauen zu müssen, als sie in einiger Entfernung Rauch aufsteigen sah. Kurze Zeit später erhoben sich die Häuser einer kleinen Siedlung aus dem Schnee. Die Gebäude hier waren aus Stein gebaut und ähnelten den Holzhäusern ihres eigenen Dorfes nur aufgrund der strohbedeckten Dächer. *Das sind keine Nomaden mit ihren Zelten, sondern sesshafte Bauern,* dachte Esra erleichtert.

Jarl saß wachsam zwischen den Zweigen einer hohen Fichte und überwachte von oben das Geschehen. Wie es schien, befand der Falke ebenso wie sie, dass von diesem Ort keine Gefahr ausging.

Ein Junge rannte in ein dickes Fell gehüllt über den Platz inmitten der Häuser.

„Guten Abend", rief Esra ihm zu und der Junge blieb abrupt stehen. Anscheinend hatte er sie nicht kommen sehen.

Er musterte sie mit großen Augen, bevor er laut schreiend durch eine Tür verschwand. „Seekriegerin! Seekriegerin!", hallte seine helle Stimme in ihren Ohren nach. Wahrscheinlich hatten der große Schild und das Langschwert ihm Angst eingejagt.

Esra streckte vorsichtshalber beide Hände in die Höhe, als ein paar mit Sensen und Mistgabeln bewaffnete Männer und Frauen aus den Häusern stürmten. Sie umzingelten Esra und warfen ihr misstrauische Blicke zu.

„Was willst du hier?", fragte einer der Männer, wahrscheinlich der Stammesfürst.

„Ich bin Esra Bärentöter aus Skar und suche Unterschlupf für eine Nacht. Ich will euch nichts Böses."

„Wie kommt es, dass du allein unterwegs bist? Zu welchem Dorf gehörst du?", fragte der Mann weiter.

„Ich bin Kriegerin unter dem Kommando von Fenrir Nachtschreck. Wir wollten den Seidenkanal durchqueren, aber das Eis hat uns überrascht. Ich habe meine Leute im Schneesturm verloren und mich verirrt. Morgen früh begebe ich mich wieder auf meinen Weg", antwortete sie ruhig.

„Fenrir Nachtschreck! Sie wird uns diesen Barbaren auf den Hals hetzen, Vater!", sagte ein Mädchen von etwa zehn Jahren zu dem Mann.

Der schien Esras Worte abzuwägen.

„Und wie kommt es, dass eine seiner Kriegerinnen die Mannschaft verliert?", fragte ein anderer Jüngling misstrauisch. „Sie hat ihre Waffen dabei, ihren Schild, die volle Ausrüstung. Ich glaube also kaum, dass sie einfach nur beim Holzsammeln oder Wasserlassen war."

Derjenige, den Esra für den Stammesfürsten hielt, sah sie fragend an.

„Na gut. Ich habe aus freien Stücken das Schiff verlassen und hatte meine Gründe dafür. Die Ahnen haben mir eine Aufgabe gegeben, die ich erfüllen muss. Ich wäre sehr dankbar, wenn ich die Nacht hier in Ruhe verbringen dürfte.“ *Ganz so naiv scheinen diese Bauern nicht zu sein,* dachte Esra bei sich und hoffte trotzdem, dass man ihr ein Obdach und etwas zu essen gewähren würde.

Der Stammesfürsten hatte sich mit ein paar anderen Bewohnern zu einer Beratung zurückgezogen und Esra fiel es schwer, auf ihre Entscheidung zu warten. Ihre Füße taten weh, und von dem Tagesmarsch war sie durchgefroren bis auf die Knochen.

Endlich trat eine junge Frau auf sie zu. „Ich bin Hayda, die Tochter des Stammesfürstens, und heiße dich im Namen des Dorfes willkommen. Gern geben wir dir Schutz für diese Nacht und hoffen, dass dein Stammesfürst davon erfährt. Du bekommst einen Ehrenplatz in meinem Haus.“

Erleichtert atmete Esra aus. „Danke“, sagte sie. Fenrirs Name war weit über die Grenzen Skars bekannt. Ihrem Partner eilte der Ruf eines großen Kriegers voraus. Dass die Menschen dieses Dorfes so zwiespältig von ihm sprachen, erfüllte sie mit Wehmut. Es war offensichtlich, dass die Dorfbewohner Angst davor hatten, dass Esra Fenrir zu ihnen locken würde. Doch gleichzeitig hatten sie noch mehr Angst davor, was passieren würde, wenn man Esra als eine von Fenrirs Kriegern einen Übernachtungsplatz verweigerte. *Ob er weiß, wo ich gerade bin? Ob er mir tatsächlich folgen würde?* Esra vermutete, dass er das nicht tat. Er war ein Mann, der ihr immer alle Entscheidungen frei überlassen hatte, der seine Hand öffnen und sie fliegen lassen würde, um abzuwarten, ob sie zu ihm zurückkam. *Das werde ich, mein Liebster. So es der Wille der Ahnen ist,* dachte sie, während sie hinter der jungen Frau her stapfte.

Nach dem Abendessen, das aus einem Eintopf mit Linsen und Speck bestand, war die Stimmung deutlich gelöster als noch bei ihrer Ankunft. Das halbe Dorf hatte sich im großen Haus des Stammesfürsten versammelt und alle wollten von Esra Neuigkeiten aus Skar hören. Obwohl sie müde von dem Marsch war, genoss Esra die anheimelnde Atmosphäre. Das gesellige Beisammensein löste eine Sehnsucht in ihr aus, die sie von früher kannte und auf ihren Reisen oft verdrängt hatte. Bereitwillig gab sie Auskunft darüber, dass das nächste Zusammentreffen der Nordmänner und Frauen nach den Frühlingsstürmen und vor der großen Sommerhitze geplant war. Dass es Fenrir und seinen Kriegern gelungen war, die Ostküste vor den Angriffen der Nebrusk zu verteidigen. Dass die Handelsbeziehungen zu Stravoos im Moment friedlich waren.

„Und welche Nachrichten hast du aus dem hohen Norden?", fragte eine junge Frau, die Esra eher bewundernd als verängstigt anblickte.

„Du meinst von Navas? Von dem Land hinter der Mauer?", vergewisserte sich Esra.

Die Frau nickte. „Navas, ay. Unser Druide hat gesagt, die Welt hinter der Mauer sei ins Wanken geraten."

Esra unterdrückte den Impuls, nach dem Amulettstück zu greifen, das sicher unter ihrer Kleidung verborgen war. „Woher soll ich das wissen?", fragte sie unwirsch. „Die Mauer ist die Mauer. Das nordische Volk ist ein freies Volk und stellt keine Späher auf, wie du sicher weißt. Die Menschen unseres Stammes interessieren sich eher für den drohenden Krieg zwischen Gemma und Stravoos, weil wir mit beiden Seiten Handel treiben."

Die junge Frau war leicht zurückgewichen und kaute verlegen auf ihrer Unterlippe. Es hatte den Anschein, dass ihr noch weitere Fragen auf der Zunge lagen, doch nun blieb sie still.

Esra hingegen bereute ihren Temperamentsausbruch und versuchte ihrerseits, einzulenken. „Habt ihr denn Neuigkeiten aus dem Königreich Gemma?", fragte sie mit milderer Stimme.

Die Versammelten warfen sich verstohlene Blicke zu. Schließlich sprach der Stammesfürst. „Wir bereiten uns darauf vor, nach der Schneeschmelze zu den Inseln zu ziehen. Im Moment sind wir durch den Schnee geschützt, aber wir fürchten das Reitervolk, wie wir gleichsam auch dem König von Gemma misstrauen. Jahrelang hatten wir hier unseren Frieden, doch es scheint, dass Favoria eine unruhige Zeit bevorsteht."

Esra nickte. Sie hatte dasselbe nagende Gefühl. Das Gleichgewicht Favorias war ins Wanken geraten und drohte zu kippen.

„Wir wissen nicht, warum der König sein Reich so abriegelt, denken aber, dass da nichts Gutes zu erwarten ist. Der Druide meint, der Fall der Sterne war eine letzte Warnung."

Esra fröstelte trotz des angenehmen Feuers im Kamin. Sie erinnerte sich nur zu gut an die Anfänge der Unruhen, doch wie so oft schob sie die Gedanken daran weg. *Nach vorn blicken und stark bleiben.* Das hatte sie sich geschworen. Egal, was kommen würde. Sie würde kämpfen und nicht aufgeben.

„Über den Seidenkanal müsste ich nach Gemma kommen", sagte sie, um sich von den schmerzhaften Erinnerungen abzulenken.

„Ay", antwortete nun der Sohn des Stammesfürstens. Er war ein schmucker junger Bursche, kräftig, mit aufrichtigen dunklen Augen und verwegenem Blick. „Der Kanal liegt drei Tagesmärsche von uns entfernt. Wenn wir schnell reiten, erreichen wir ihn vor der Schneeschmelze."

Wir? Esra zog eine Augenbraue hoch.

„Ich wollte schon immer an der Seite von einer von Fenrirs Kriegern reiten. Wir haben einige robuste Ponys, mit denen wir schneller vorwärtskommen als zu Fuß. Wenn mein Vater es erlaubt, würde ich dir gern den Weg zeigen." Er schaute zu seinem Vater, der Esra fragend ansah.

„Ich könnte einen guten Führer gebrauchen", antwortete sie, vor allem in Anbetracht der Hoffnung, mit einem Pony schneller vorwärtszukommen.

„Dann ist es beschlossen", sagte der Junge und grinste. „Ich bin übrigens Tamik."

„Freut mich, Tamik", erwiderte Esra. „Allerdings kann ich keine Verantwortung für dich übernehmen. Du wirst also selbst zusehen müssen, wie du wieder zurückfindest."

„Keine Angst, das brauchst du auch nicht", warf die Tochter

des Stammesfürstens ein. „Ich komme auch mit und passe auf meinen kleinen Bruder auf."

Esra seufzte. Sie hatte sich nicht vorgestellt, mit Anhang zu reisen, aber wenn es ihr dafür gelang, den Seidenkanal rechtzeitig vor der Schneeschmelze zu erreichen, würde sie sogar die ständige Gesellschaft in Kauf nehmen, die sie sonst vermied.

KAPITEL 21
Crystal

Magisch. Dieses Wort fiel Crystal ein, wenn sie sich ihre derzeitige Situation bewusst machte. Sie rannte mit Hunt an ihrer Seite durch den Schnee und fühlte sich völlig schwerelos. Immer wieder versuchte er, sie in dem weichen Weiß zu Fall zu bringen, und ein ums andere Mal schlug sie einen Haken oder wich ihm geschickt aus.

„Jetzt hab ich dich aber!", rief er lachend und sie gingen gemeinsam zu Boden. „Du bist meine wertvollste Beute", fügte er mit einem Funkeln in den Augen hinzu und bedeckte sie mit einer ganzen Flut an Küssen.

Crystal gab auf und ließ sich von dem wärmenden Gefühl durchströmen, das sie durchfuhr, sobald Hunt sie in den Armen hielt. Sie hatten in den letzten Tagen viel Zeit zusammen verbracht, genauer gesagt seit dem Winterfest, seit jener schicksalhaften Nacht, in der sie sich das erste Mal geliebt hatten. Nie zuvor war Crystal so glücklich gewesen, und sie verstand jetzt die Warnungen der Klosterschwestern. Wer könnte ein Leben voller Krieg und Kampf wollen, wenn es die Liebe gab, die einen beflügelte? Wer könnte für etwas anderes leben wollen?

Und doch erinnerten Kleinigkeiten sie immer wieder daran, dass es wohl nicht so einfach werden würde, wie sie es sich wünschte. Kattas leerer Blick, wenn sie das Zimmer betrat, das

Hunt kurz vorher verlassen hatte. Der Ausdruck, mit dem sie Crystal am Morgen einen Trank zur Verhütung zuschob. Das neidische Geschwätz der anderen, weil Hunt sie bevorzugte. Die Stunden, in denen er wegmusste, um an irgendwelchen Besprechungen des Königs teilzunehmen. Und wenn sie sich den König mit der bleichen weißen Maske vorstellte, wurden ihre Glücksgefühle jäh gedämpft. Sie versuchte sich auf den Moment zu konzentrieren, ihr Glück einzufangen und festzuhalten, so gut es eben ging. Alle ihre Sinne waren hellwach, als sie mit Hunt im Schnee herum kugelte, als sie die Oberhand gewann und ihm einen nassen Schneeball ins Gesicht drückte.

„Bäh! Das zahle ich dir heim!", rief er im gespielten Ernst und hob sie hoch wie eine Puppe, nur um sie in der Luft baumeln zu lassen. „Der Schnee beginnt zu tauen", stellte er fest, als er sie wieder neben sich absetzte.

„Ja, du hast recht. Sieh nur, an unserer Eisstatue rinnen Wassertropfen hinunter."

„Die große Schmelze beginnt. Da werden in Gemma viele Wassermaßen freigesetzt, bei den Mengen Schnee, die wir dieses Jahr hatten." Hunt sagte das mit der Bitterkeit, die Crystal zum ersten Mal auf dem Ball aufgefallen war.

Sie hatte versucht, ihn darauf anzusprechen, doch er war unwirsch geworden und hatte sich ihr verschlossen, weshalb sie nun schwieg. Sie sahen eine Gruppe Mädchen vorbeilaufen. Sie trugen bunte Umhänge und Schuhe an den Füßen, die so groß wie Bärenpranken waren.

„Wo wollen die hin?", fragte Crystal, um Hunt von seinen Sorgen abzulenken.

„Oh, ich glaube, sie nutzen einen der letzten freien Tage für einen Ausflug nach Bel Armyy."

„Und ich dachte, es wäre bei dem Wetter unmöglich, die Stadt zu erreichen?"

„Hast du die komischen Dinger an ihren Füßen gesehen? Das sind Schneeschuhe, mit denen kann man auch durch den tiefen Schnee laufen. Schade, dass der König sich noch mit Abgesandten aus Nebrusk trifft und ich dabei sein muss, sonst hätte ich dich glatt nach Bel Armyy entführt." Er gab ihr einen Kuss auf die Stirn und Crystal lehnte sich gegen seine Brust. „Wir holen das nach, meine Liebste, in Ordnung?"

„Ja, gern. Jederzeit." Crystal seufzte schwer bei dem Gedanken, den Nachmittag allein zu verbringen, doch Hunt hob ihr Kinn an.

„Heute Abend bin ich wieder da. Ich habe mir etwas Besonderes für uns zwei ausgedacht. Ich werde dich in meine Räume schmuggeln." Er grinste sie an und seine Augen funkelten im Sonnenlicht.

„Aber ist das nicht verboten?", fragte Crystal und legte den Kopf schief.

„Nicht mehr oder weniger als das hier." Er hielt ihr Gesicht in beiden Händen und küsste sie impulsiv auf den Mund.

Wie von allein öffnete sie ihre Lippen und ihre Zungenspitzen berührten sich, umkreisten einander und wollten mehr. Sie fühlte Hunts warmen Atem, spürte, wie sich sein Körper anspannte, zu ihr drängte, und sie selbst hätte viel dafür gegeben, ihn einige Minuten ganz für sich zu haben.

„Heute Abend", raunte er ihr heiser zu und sie brachen den Kuss ab.

Reflexartig sah sich Crystal um, ob sie jemand beobachtet hatte, aber offenbar hatten die meisten genug vom Schnee und gingen anderen Beschäftigungen nach.

Hunt strich ihr über die Wange. „Soll ich dich noch zu deinem Zimmer begleiten?", fragte er, doch Crystal schüttelte den Kopf.

Sie wollte noch nicht in die ermüdende Wärme. Es zog sie in den Wald, doch das verriet sie Hunt nicht. Er würde sich sonst nur Sorgen machen. „Ich wollte mich noch mit Minna treffen", sagte sie deshalb zum Abschied.

Sie stapfte durch den immer noch knöchelhohen Schnee auf den Wald zu, als ihr von hinten jemand auf die Schulter tippte. Mit klopfendem Herz drehte sie sich um.

„Minna! Was machst du hier? Ich hab dich nicht kommen gehört."

Minna grinste breit unter ihrer roten Lockenpracht. „Ich dachte, ich sehe mal nach dir, du Turteltäubchen."

„Es ist niemand mehr zum Turteln da", gab Crystal zerknirscht zu. Es ärgerte sie, dass sie so unachtsam gewesen war und Minna nicht bemerkt hatte.

„Umso besser. Dann können wir gemeinsam etwas machen. Was hast du vor?"

„Also eigentlich wollte ich mir den verschneiten Wald ansehen und meinen Bogen mitnehmen, wir können aber auch gern ..."

„Bogenschießen ist eine gute Idee. Wenn du selbst einen hast, umso besser. Ich komme mit dir mit."

Crystal lächelte. Minna würde sich nicht davon abbringen lassen, ihr zu folgen, und vielleicht war es auch besser, eine Freundin an ihrer Seite zu haben.

„Es ist außergewöhnlich, dass sie dir eine Waffe gelassen haben", sagte Minna und musterte das verschnörkelte Holz von Crystals Bogen.

„Hunt hat ihn mir gegeben, nach dem Winterfest. Er sagte, es sei sein Geschenk und eine Belohnung für meinen ersten Auftrag", entgegnete Crystal. Der Mord an Bastiaan Lemour kam ihr immer noch wie ein böser Traum vor und hätten nicht alle davon geredet, wie der König sein Haupt auf einen Pfeiler an der Hafeneinfahrt gespießt hatte, hätte Crystal das Ganze wahrscheinlich vollständig verdrängt. „Ich dachte, es ist normal, dass uns mit jedem Auftrag etwas mehr Vertrauen entgegengebracht wird?" Sie hob eine Augenbraue und sah Minna an.

„Schon", gab diese zu. „Eine Waffe ist allerdings eine andere Sache."

„Es fühlt sich gut an, ihn wieder in den Händen zu halten. Im Kloster war ich damit oft im Wald, habe Wild für die Küche erlegt oder einfach nur so zielen geübt."

„Dann zeig mal, was du kannst“, forderte Minna sie auf.

Crystal erinnerte den Sommertag, die anderen Mädchen, das Zielschießen, das Hunt für sie aufgebaut hatte, die Soldaten mit den grotesken Masken der Todbringer. Sie atmete aus, konzentrierte sich. Legte den Bogen an und behielt ihr Ziel – einen Stamm mit einem kleinen Astloch – genau in den Blick. Mit dem Ausatmen ließ sie den Pfeil los. Er flog durch die Luft und blieb in der Mitte des Astlochs stecken.

„Das war genial!“, lobte Minna sie. „Ich werde dir noch mehr Ziele aufstellen, aus deinem Talent können wir viel machen.“

Der Nachmittag mit Minna verging schnell. Ihre Freundin überschüttete sie mit Komplimenten und Crystal ging in dem Gefühl auf, wirklich anerkannt und akzeptiert zu werden. Sie hatte lange nicht mehr geübt und so war ihr Handgelenk bald aufgeschürft und ihre Fingerkuppen schmerzten.

„Da hatte ich früher immer Hornhaut“, erklärte sie Minna mit einem Grinsen und deutete auf den geröteten Finger.

Bevor sie in Richtung des Palastes zurückkehrten, setzten sie sich noch einen Augenblick hin. Minna zog ein kleines Serviettenbündel aus ihrem Mantel und öffnete es.

„Hier, das hast du dir verdient. Das sind Marzipanmännchen, die kommen eigentlich aus Stravoos. Nicht alles von dort ist schlecht“, fügte sie mit einem Zwinkern hinzu.

Crystal nahm das weiche Gebäck und biss hinein. Es schmeckte nach Honig und Marzipan. Sie kaute genüßlich. „Echt lecker“, stimmte sie zu. „Wer hat das gebacken?“

„Es war ein Geschenk von jemandem“, sagte Minna ungewöhnlich leise. Sie biss sich auf die Unterlippe.

„Ist in Ordnung, du musst mir nicht sagen, von wem“, beruhigte Crystal sie.

„Ich würde schon gern wollen“, gab Minna nach einem Augenblick des Schweigens zu. „Du bist anders als die meisten hier und wir sind inzwischen richtige Freundinnen, oder?“ Minna sah auf einmal nicht mehr so stark aus, wie sie Crystal immer vorgekommen war.

„Natürlich bin ich deine Freundin. Ich bin doch selbst so unendlich froh, dass ich dich habe."

Minna nickte langsam. „Es gibt da einen Jungen, den ich gern mag. Keinen der Soldaten, das ist das Problem. Er arbeitet in Bel Armyy und hat eine Bäckerei. Er backt die besten Mandelmilchmännchen, die man sich vorstellen kann. Wir treffen uns ab und zu. Aber bald muss ich mich von ihm trennen."

„Du meinst, wenn du Libelle wirst?"

Minna nickte unglücklich. „Ich hab ihn wirklich gern, aber er ist nicht mal ein Soldat. Eine solche Beziehung ist völlig undenkbar."

Crystal legte den Arm um Minna. „Du wirst nur für acht Jahre eine Libelle sein. Dann wirst du offiziell entlassen und hast genug Geld und Ehre, um dir ein ganz normales Leben mit Mann und Kindern aufzubauen, oder nicht?" In ihrem Kopf sah Crystal Hunt neben sich. Sie beide, wie sie dem Palast den Rücken kehrten. *Ob der Oberste der Königsgarde seinen Dienst auch einfach so quittieren kann?*

„Er soll nicht acht Jahre lang auf mich warten müssen. Wahrscheinlich werde ich im Dienst sterben, so wie die meisten von uns. Und ich darf ihn in dieser Zeit auch nicht sehen, weil wir mit niemandem von außen Kontakt haben dürfen. Ich möchte nicht, dass er auf ein Gespenst wartet."

„O Minna, das tut mir so leid. Wie lange meinst du, wird euch noch bleiben?"

„Ich habe nur noch meine Wildnisprüfung abzulegen. Aber die ist eine Kleinigkeit. Ich schätze also, nicht mehr so lange."

„Wie ist sein Name?"

„Naoki", sagte Minna schlicht. „Aber ich wollte dir nicht die Laune verderben. Mit Hunt wird es für dich hoffentlich besser laufen. Ich wünsche es dir."

Als Hunt sie später in den Palast lotste, hatte sie fast ein schlechtes Gewissen Minna gegenüber. Sie hatte ihr nichts von dem abendlichen Treffen erzählt, denn sie wollte ihre Freundin nicht noch unglücklicher machen. Hunt hatte den Wachwechsel abgewartet und sie dann unauffällig in den Palast geleitet. Natürlich wurden sie gesehen, aber ein Blick von ihm hatte ausgereicht, um den Maskierten in die andere Richtung schauen zu lassen.

„Schleust du öfter Besuch ein?“, fragte Crystal, als sie einen verlassenen Gang entlang liefen.

Hunt blieb vor einer schweren Holztür stehen und umfasste ihre Taille. „Manchmal bringe ich einen Gefangenen, oder so.“ Er zog eine Augenbraue hoch und grinste sie an.

„Heißt das, ich bin heute deine Gefangene?“, fragte sie mit gespieltem Ernst.

„Mein Gast!“, sagte Hunt und hielt ihr die Tür auf.

Crystal hatte immer gedacht, dass ihr Zimmer luxuriös wäre, aber Hunts Räume glichen einem Schloss in einem Schloss. Ein Feuer prasselte in einem offenen Kamin. Überall waren Kerzen aufgestellt, die weiche Teppiche und ornamentierte Möbel mit ihrem sanften Schein beleuchteten. Ein üppiges Bett dominierte den Raum. Durch eine offene Tür erspähte Crystal im Nebenzimmer einen massiven Schreibtisch mit einem Bücherregal voller Schriften. Der Schreibtisch erinnerte sie an Schwester Christines Zimmer, an das Buch mit den seltsamen Illustrationen, das sie vor ihrer Abreise durchgeblättert hatte. Sie fragte sich, ob Hunt auch so viel Wissen wie Christine angesammelt hatte und ob sie sich trauen sollte, ihn danach zu fragen. Hunt ließ sich auf ein schweres Samtsofa fallen und deutete auf den Platz neben sich.

„Setz dich, ich habe uns einen vorzüglichen Wein bereitgestellt.“ Er sah sie belustigt an. „Hat es dir die Sprache verschlagen?“

Crystal schüttelte den Kopf und kam näher. Sie spürte Hitze in sich aufsteigen, als Hunt sie ansah und die Arme nach ihr ausstreckte. Er zog sie sanft zu sich und strich ihr eine Haarsträhne aus dem Gesicht.

„Ich möchte, dass du mir vertraust“, flüsterte er ihr zu. „Das alles“, er machte eine weitausladende Geste, „bedeutet mir nichts im Vergleich zu dir. Und du siehst aus, als ob dich etwas bedrückt."

Crystal schluckte. War sie so leicht zu durchschauen? Sie wollte Minnas trauriges Geheimnis nicht verraten, darum sagte sie das Nächstbeste, das ihr durch den Kopf ging: „Wenn ich eine Libelle bin, werden wir uns dann noch sehen können? Ich meine, ich habe gehört, dass man teilweise monatelang unterwegs ist und viele im Dienst fallen. Es wird schwierig für uns werden."

„Ich werde dich immer finden, selbst wenn du am anderen Ende von Favoria wärst." Sein Blick war so intensiv auf sie gerichtet, dass Crystal ein Schauer über den Rücken lief. „Ich passe auf dich auf, mein Wintermädchen, da kannst du dir sicher sein."

„Na ja, ich muss sowieso erst meine nächsten beiden Aufträge bestehen", sagte sie und nahm das gefüllte Weinglas entgegen, um mit Hunt anzustoßen.

„Auf uns, Crystal, und auf diese Nacht. Ich will dir die Sterne vom Himmel holen."

„Das musst du nicht. Es reicht mir, dass du da bist und dass ich dich habe", entgegnete Crystal und sie ließen die Gläser aneinanderklirren.

Hunt zauberte aus einem Beistellschrank eine Schale mit Marmeladenplätzchen hervor und einen Teller mit Käse und kleinen Pasteten. Sie aßen, tranken und scherzten, bis Hunt ihr aufhalf und sie vom Sofa zu einer hohen Tür führte. Crystals langes dunkelgrünes Kleid, das sie extra für heute Abend angezogen hatte, wellte sich über dem Boden hinter ihr her, als sie über die Schwelle trat. Dann hielt Crystal den Atem an. Sie sah auf Tausende von Lichtern hinunter. Bel Armyy erstreckte sich vor ihren Augen und leuchtete wie ein Meer aus funkelnden Sternen.

Hunt stand hinter ihr und küsste ihr sanft den Nacken. „Na, habe ich dir zu viel versprochen?", fragte er.

„Es ist wunderschön", sagte sie gerührt, den Blick immer noch nach vorn gerichtet.

„Magisch, nicht wahr?" Sein Mund war ganz nah an ihrem

Ohr. „Es heißt, dieser Palast sei einst von der Eisgöttin selbst gebaut worden. Sie wollte, dass ganz Favoria in solch einer Pracht erstrahlt, aber leider teilten nicht alle ihren Sinn für Schönheit. Sie wurde ausgetrickst und nach Fryydhein verbannt, in ein ewiges Brachland ohne den Geist der Menschen, der all dem erst seinen Glanz verleiht."

Beim Gedanken an die Eisgöttin rann Crystal ein Schauer zwischen den Schultern hinab. Sie drehte sich nach Hunt um, doch sein Blick war weit weg. „Was ist mit dir?", fragte sie und konnte das Zittern in ihrer Stimme nicht unterdrücken.

Jetzt sah er sie wieder an und auch seine Aufmerksamkeit kehrte zur ihr zurück. Er schüttelte traurig den Kopf, wie um einen lästigen Gedanken loszuwerden. „Tut mir leid, ich wollte dich nicht erschrecken. Manchmal denke ich einfach, dass etwas passieren muss, um diese ewigen Kämpfe zu beenden. Uns droht ein Krieg mit Stravoos und die Gefahr durch die Nordkrieger hängt wie ein scharfes Schwert über uns. Im Moment halten die Handelsabkommen, doch die Lage kann sich jederzeit ändern. Wäre es nicht besser, wenn jemand die Macht hätte, all das zu beenden? Sodass wir in Frieden miteinander leben könnten? Wir bräuchten jemanden wie Skade, um Favoria in seinem alten Glanz erblühen zu lassen. Von einem Ende bis zum anderen."

Crystal holte tief Luft. „Was willst du damit sagen?", fragte sie leise.

Hunt zog sie fester in seine Arme. „Nichts. Nur, dass du mir vertrauen kannst und dass ich es gern wissen möchte, wenn dir etwas Eigenartiges widerfährt oder dich etwas bedrückt. Das würdest du mir doch sagen, oder?"

„Natürlich!" Crystal versuchte, sein Gesicht zu lesen, zu erfassen, worauf Hunt hinauswollte. Sie öffnete den Mund, um etwas zu sagen, aber da waren seine Lippen, die ihre streiften und die Worte wegbliesen, die ihr durch den Kopf gingen.

„Ich liebe dich, Crystal und ich will dich. Mit dir werde ich für eine Welt kämpfen, in der wir gern leben, aber dazu brauche ich dich."

Crystal wurde heiß und kalt bei seinen Worten. Hunts Atem

ging schneller, als er die Schnürung ihres Kleides löste. Die Lichter der Stadt verschwammen zu hellen, goldenen Streifen. Ihr Mund war trocken und ihre Stimme heiser, als sie seine Hände auf ihrer Haut spürte und das Verlangen in seinen Augen sah. In diesem Moment war sie bereit, sich vollständig in ihm aufzulösen.

„Alles, alles, was du willst, und noch viel mehr", flüsterte sie ihm zu und dann vergaß sie das Sprechen, vergaß Bel Armyy unter ihnen und ließ sich von Hunt in sein Bett dirigieren.

KAPITEL 22

Der Diener der Göttin

Sie hat mir noch nichts verraten", sagte er und ballte die Fäuste. „Vielleicht weiß sie auch wirklich nichts von dem Amulett." Er starrte auf die verzerrten Umrisse der Frau, die sich hinter einer Scheibe aus Eis befand. Unscharf zeichnete sich ihr Gesicht ab. Der Anblick ließ sein Herz vor Freude höher schlagen.

„Sie wird uns zu den anderen Teilen führen. So ist es vorgesehen. Derjenige, der die Kraft von Neuem erweckt, wird am Ende jedes Stück einmal in der Hand halten. Deine Aufgabe ist es nur, es ihr dann zu entwenden, so wie du es mit dem ersten Teil getan hast. Es ist sogar besser, wenn das Mädchen nicht weiß, welche Macht sie in ihren Händen hatte."

Ihre Stimme war kraftvoller geworden, warm und dabei trotzdem gebieterisch. Entschlossen, endlich ihrem Gefängnis zu entkommen.

Der Diener presste die Finger an die kalte Scheibe, sog jedes feine Detail der Frau ein, die er so lange nicht zu Gesicht bekommen hatte.

„Du bist stärker geworden. Wir werden die beiden anderen Teile auch noch bekommen."

Seine Augen ruhten voller Hoffnung auf dem Sockel, der

neben ihm aufragte. Darauf lag bereits das erste Stück von Madras Amulett. Wenn sie es tatsächlich schafften, alle drei Teile zusammenzufügen, dann würde es die Kraft haben, dieses Gefängnis zu sprengen. Er atmete tief aus. *Geduld,* rief er sich in Erinnerung. *Ich brauche nur noch etwas Geduld.*

„Du hast doch ihr Vertrauen, oder?", fragte die Stimme hinter der Wand aus Eis und riss ihn aus seinen Gedanken.

„Ja. Ich denke schon. Doch es ist schwer, sich Gewissheit zu verschaffen, ohne etwas preiszugeben."

Hinter der Wand ertönte ein glockenhelles Lachen. „Das musst du auch nicht. Warte nur ab. Die Zeit ist auf unserer Seite. Bald werden wir gemeinsam dafür sorgen, dass die Dinge wieder ins Lot kommen."

Der Diener nickte ergeben. „Sie wird bald ihren zweiten Auftrag erhalten. Hoffentlich geht dabei nichts schief. Ich kann nicht immer bei ihr sein, ohne dass der König uns auf die Schliche kommt. Er ist eh schon misstrauisch geworden, seit ich sie an den Hof gebracht habe."

„Er wird es bis ins Mark seiner verlogenen Knochen spüren. Das Erwachen der alten Magie. Ich habe ihm damals so viel von meiner Kraft gegeben, doch wie hat er es mir gedankt? Jetzt hat er Angst davor, dass ich zurückkomme, und das zu recht. Aber er ahnt noch nichts von der Bedeutung des Mädchens, oder?"

„Nein. Er denkt, sie wäre meine Liebesgespielin, mehr nicht."

„Gut. Dann erhalte den Schein aufrecht und sorge dafür, dass du das Vertrauen des Königs behältst. Unsere Zeit wird kommen."

Der Diener neigte ergeben den Kopf zum Abschied. Er konzentrierte seine Kraft und sah, wie sich seine Hände in starke Pranken verwandelten. Anstelle eines Grußes stieß er ein mächtiges Brüllen aus, das die Wände der eisigen Höhle erzittern ließ. Dann drehte er sich um und gelangte mit wenigen kräftigen Sätzen zu einem schwarzen Loch in der Felswand. Er sprang hinein, spürte das vertraute Ziehen in seinem Innersten und fragte sich, wie oft er diese kräftezehrende Reise noch bestreiten musste. Obwohl er schnell war, verlangte es ihm einiges ab, bis in die Berge vorzudringen, wo er mit seiner Herrin sprechen konnte. *Nicht mehr lange,* dachte er. Nicht mehr lange und sie würde frei sein und er würde ihr Reich erneut erstrahlen lassen.

KAPITEL 23
Crystal

Crystal wachte auf und ihr Kopf war voller Traumfetzen. Sie dachte an letzte Nacht, an Hunt, an das, was sie zusammen erlebt hatten. *Vergib mir, Schwester Christine, aber ich kann mich nicht dagegen wehren.* Die Erinnerung an das strenge Gesicht der Ordensschwester war verschwommen und wurde von leuchtend grünen Augen ersetzt, die Crystal voll glühender Leidenschaft ansahen. Wie sollte sie jemals wieder einen normalen Gedanken fassen? Sie wollte so gern in das Reich ihrer Träume zurückkehren, aber Katta stellte das Tablett mit dem Frühstück klirrend auf den Tisch.

Ob jemand Crystal gesehen hatte, als sie im Morgengrauen in ihr eigenes Gemach zurückgeschlichen war? Sie hoffte es nicht, denn in den Tagen des Weihnachtsfestes hatte sie für ihren Geschmack viel zu oft die Aufmerksamkeit der anderen Raupen erregt. Ein Räuspern unterbrach ihre Gedanken.

„Ich komme ja schon!", rief sie in Kattas Richtung und wartete insgeheim darauf, dass ihr Schatten hinausgehen und sie in Ruhe lassen würde. Als nichts dergleichen geschah, richtete sie sich schließlich auf. „Steht heute etwas Besonderes an, oder warum wartest du auf mich?", fragte sie, doch Katta sah sie nur missbilligend an. *Sie weiß, dass ich die Nacht mit Hunt verbracht habe, und es passt ihr nicht.* Mit einem Mal machte Crystal der stumme, vorwurfsvolle Blick wütend. Was konnte sie dafür, dass Kattas Schicksal so hart war? Und warum schien ihr niemand außer Minna das Glück mit Hunt zu gönnen?

Demonstrativ langsam lief Crystal ins Bad, drehte den Wasserhahn auf und ließ sich viel Zeit bei der morgendlichen Wäsche. Vielleicht würde Katta dann endlich gehen und sie eine Weile allein lassen. Doch auch als Crystal in frische Kleider geschlüpft war und ihre Haare ausgebürstet hatte, stand Katta noch wie ein regungsloser Wachposten neben dem Tisch.

Mit einem genervten Seufzen ließ Crystal sich auf den Stuhl sinken. „Warum siehst du mich so vorwurfsvoll an? Ist es verboten, etwas Spaß am Hof zu haben?"

Katta nickte in Richtung des Frühstückstabletts. Beim Anblick der cremefarbenen Pergamentrolle mit dem blauen Siegel vergaß Crystal ihren Groll. Und nun begriff sie, dass ihr Schatten wohl eher besorgt als missgünstig war.

„Es ist ein weiterer Auftrag, oder?", fragte Crystal.

Katta brachte einen zustimmenden Laut hervor. Crystals Körper versteifte sich. Sie erinnerte sich noch ganz genau an das Blutbad, das sie bei ihrem letzten Auftrag bezeugt hatte, und ahnte, dass sie dieses Mal nicht so ungeschoren davonkommen würde. Langsam brach sie das Wachs und rollte das Pergament aus.

Crystal,

dein König lässt dich grüßen. Seit deinem letzten Auftrag ist einige Zeit verstrichen. Wir glauben, dass du nun bereit für einen weiteren Beweis deiner Fähigkeiten bist, und laden dich ein, an der Wildnisprüfung teilzunehmen. Wir erwarten dich am dritten Tag nach der Schneeschmelze und werden dich für fünf Tage und Nächte in den Bergen Gemmas aussetzen, damit du zeigen kannst, dass du ohne Hilfe überlebst. Du darfst die Waffe deiner Wahl mitnehmen und außerdem einen Dolch. Alles andere bekommst du zu Beginn der Prüfung gestellt.

Wir freuen uns, mehr von dir zu sehen,
der Bote des Königs

Crystal atmete hörbar aus. „Nur die Wildnisprüfung", sagte sie erleichtert zu Katta.

Diese blickte sie sorgenvoll an.

„Das wird ganz leicht. Im Kloster bin ich manchmal über Nacht draußen geblieben und habe davon geträumt, allein in der Wildnis zu überleben." Crystal massierte sich die Fingerkuppen. Sie kribbelten, wenn sie daran dachte, dass sie bald in freiem Gelände sein würde. „Ich habe mein Leben damit verbracht, Kräuter zu bestimmen und zu sammeln, Wasser zu suchen, Lager zu bauen, zu jagen und Fallen zu stellen. Die einzige Frage ist nur, wann die Schneeschmelze beginnt."

Katta sah aus dem Fenster und Crystal folgte ihrem Blick. Die Sonne schien und auf ihrem Balkon war nur noch eine Pfütze zu sehen.

„Oh!", rief Crystal aus. „Du meinst, sie hat schon begonnen?"

Katta nickte.

„Umso besser. Dann ist es bald soweit. Drei Tage ab heute"

Katta nickte erneut. Dann deutete sie auf das Frühstück. Der Tee war mittlerweile erkaltet und auch das gebratene Gemüse lag wie ein nasser Lappen auf dem Teller.

„Ja, in Ordnung, ich esse ja schon", murmelte Crystal und schob sich lustlos eine Gabel voll Spinat in den Mund. Schon jetzt fragte sie sich, wie sie es wohl fünf Tage ohne Hunt aushalten sollte.

Als sie allerdings mit dem Essen fertig war, blieb keine Zeit mehr, um an ihn zu denken. Katta legte ihr Kleidung für das

Training bereit, und Crystal verstand, dass die Festtage endgültig vorbei waren.

Die Höhle, in der Crystals Gruppe trainierte, war immer noch beklemmend. Die Wände waren noch genauso feucht und dunkel und der Kampfplatz wurde von Fakeln ausgeleuchtet, die gespenstisches Licht auf die Felsen warfen. Der hartgetretene Boden roch nach Schweiß, Erde und Blut. Trotzdem fand Crystal sich schnell wieder in den straffen Trainingsrhythmus ein und es gefiel ihr sogar festzustellen, dass ihr Körper noch gut in Form war.

Minna stand keuchend neben ihr. „Ich hätte nicht so viele Gebäckstückchen essen sollen!", seufzte sie und stöhnte auf. „Die Marzipanmännchen haben mich träge gemacht."

„Das wird schon wieder", tröstete Crystal sie. Für die Frage nach ihrem Freund waren allerdings zu viele Ohren um sie herum.

Minna musterte Crystal genauer. „Ist alles gut bei dir? Du wirkst so bedrückt."

„Nein", sagte Crystal rasch. „Ich habe nur den Bescheid zu meiner Wildnisprüfung bekommen."

„Oh, die steht bei mir noch aus", sagte Minna. „Schade, dass man die allein machen muss. Wir wären bestimmt ein tolles Team."

Crystal nickte wehmütig. Wie gern hätte sie ihre Freundin an ihrer Seite gehabt. „Bestimmt bist du auch bald dran. Und dann wirst du eine echte Libelle."

„Ja, dann bin ich eine echte Libelle", wiederholte Minna leise.

Sie dachten wohl beide an den Bäckerjungen aus Bel Armyy. Crystal hätte ihre Freundin gern damit getröstet, dass es am Hof genug Männer gab, aber sie kannte jetzt das Gefühl der Verliebtheit und wusste, dass die Aussicht auf jemand anderen kein Trost war. Deshalb nahm sie Minna am Arm und führte sie zu einer Bank etwas abseits der anderen, wo sie sich niederließen und ein paar Zerabainüsse teilten.

„Was weißt du über die Wildnisprüfung?“, fragte Crystal ihre Freundin.

„Es ist wohl nicht so leicht, wie es sich anhört. Ob es daran liegt, dass die Wenigsten wirklich schon mal den Gefahren in freier Natur ausgesetzt waren, oder ob man sich für uns etwas Besonderes ausdenkt, kann ich dir leider nicht sagen.“ Sie knackte eine der harten Zerabainüsse und schob sich den Kern in den Mund. „Ich denke aber, du hast nichts zu befürchten. Du bist so sicher mit dem Bogen, das bestehst du locker.“

Crystal dachte an Kattas besorgtes Gesicht, entschied sich dann aber, Minna zu glauben. Sie wollte gerade noch etwas fragen, als der schrille Ton von Ashrams Pfeife erscholl.

„Und zurück in die Unterwelt“, seufzte Minna, stand auf und streckte Crystal eine Hand entgegen. „Diese Höhlen machen mich noch verrückt. Ich bin froh, wenn wir das Gelände wechseln und wieder draußen trainieren können.“

Da konnte Crystal ihr nur beipflichten. Vielleicht sollte sie sich wirklich auf die Prüfung freuen, zumindest war sie dann draußen in den Wäldern und hatte wieder Sonne im Gesicht.

Crystal machte sich den Rest des Tages keine Gedanken mehr über die Wildnisprüfung. Sie trainierte mit Minna, die ebenfalls rasch ihre tödliche Schnelle wiederfand und sie mit ihren Stockhieben zum Schwitzen brachte.

„Gut gemacht, ihr beiden“, lobte der sonst so wortkarge Ashram sie am Abend. „Ihr habt nichts verlernt, morgen werden wir ein bisschen was mit einem Langspeer und Netzen machen.“ Damit verabschiedete er sie.

Als Crystal an Minnas Seite aus dem unterirdischen Gewölbe ins Freie trat, wusste sie, dass etwas geschehen war. Eine andere Gruppe hatte ihr Training beendet, doch statt schweigsam zu den Unterkünften zurückzukehren, unterhielten sie sich aufgeregt. Aus der Ferne konnte Crystal Rufe vernehmen. Sie sah Minna verwirrt an.

„Etwas muss vorgefallen sein", zischte Minna ihr zu und schon kam eine Gruppe der Maskierten auf Pferden angetrabt.

Seit dem Festabend im Schloss hatte Crystal sich etwas mehr an die Soldaten gewöhnt, doch es fiel ihr immer noch schwer, die verzerrten Fratzen anzublicken.

„Zum Glück sind es keine Todbringer", raunte sie Minna zu, die unmerklich nickte.

Nun trat auch Ashram aus dem Gewölbe und ein Soldat steuerte direkt auf ihn zu. Ashram stand still wie eine Statue, als er dem Soldaten zuhörte, nur seine Augen bewegten sich hin und her. Dann blies er abermals in seine Pfeife und versammelte die Raupen um sich. Der Soldat ritt zu Crystals Erleichterung weiter.

„Es schmerzt mich zu sagen, aber eine Auftragsgruppe ist gescheitert. Drei der vier ausgesandten Raupen sind gestorben. Ihr werdet zur Beisetzung gerufen. Erweist euren Schwestern diese letzte Ehre und findet euch umgehend auf dem Festplatz ein."

Crystals Magen krampfte sich zusammen. Da die Aufträge im Geheimen vergeben wurden, hatte sie keine Ahnung, welche Gruppe bei welcher Mission gescheitert war. Sie wusste nur, dass der Brauch in Gemma es gebot, dass man die Toten möglichst schnell beisetzte.

Auf dem Weg zum Schloss hielt sich Crystal dicht an Minna. Es war noch hell draußen, die Frühlingsluft hatte die dunklen Winterabende weggeblasen, genauso schnell und jäh, wie die Nachricht der gescheiterten Gruppe sie aus der Idylle der Feiertage gerissen hatte.

Minna griff ihre Hand fester und Crystal war dankbar für die Freundin an ihrer Seite. Gemeinsam mit den anderen Raupen strömten sie dem Versammlungsplatz entgegen und Crystal sah sich nervös nach ihren alten Bekannten aus dem Kloster um. Sie drückte Minnas Hand, als sie sich zwischen den anderen hindurchschoben, auf dem Weg zu einem Areal, das von den Wächtern abgeriegelt worden war.

„Es waren eh nur die Landpomeranzen. Man hat gleich gesehen, dass die nicht wirklich zur Libelle taugen", hörte Crystal eine der älteren Mädchen sagen. Ihr Magen zog sich zusammen. *Nein. Oh nein.*

Minna kämpfte ihnen den Weg energisch frei und dann standen sie ganz vorn. Die drei Leichname lagen nebeneinander aufgereiht. Fast friedlich und doch schrecklich reglos. Und zwei der Gesichter waren Crystal vertraut! Ein Schluchzen entfuhr ihr, so laut, dass die umstehenden Raupen argwöhnisch herüber blickten. Minna presste ihren Mund an Crystals Ohr.

„Sei stark, hörst du. Gibt ihnen keinen Grund, dich zu verspotten, sonst wird es noch schlimmer für dich." Minnas Stimme klang seltsam rau und verzerrt.

Crystal blinzelte die Tränen weg und zwang sich, die Leichname der drei Mädchen anzusehen. *Zumindest das bin ich ihnen schuldig, nach allem, was Romana für mich getan hat.* Ihr langes schwarzes Haar war zu einem Zopf geflochten, der sich zur Hälfte gelöst hatte. Direkt am Haaransatz glänzte es verdächtig nass. Romanas Leichnam trug noch ein schwarzes Gewand, ähnlich dem, das Crystal bei ihrem ersten Auftrag angehabt hatte. Es war im Brustbereich zerrissen und an den nackten Armen waren blutige Schrammen zu sehen. Das Schlimmste aber war Romanas Gesicht. Auf der rechten Seite klaffte eine offene Wunde wie von einer Streitaxt. Das aufgerissene Fleisch gab den blanken Wangenknochen frei.

Crystal stützte sich schweratmend auf Minna. Sie biss sich in die Innenseiten ihrer Wangen, um den Würgereiz zu unterdrücken. Für einen Augenblick sah sie auf ihre eigenen Füße, bevor sie die Leiche des nächsten Mädchens anschaute. *Ferva. Das Haar etwas heller, der Körper etwas kräftiger als der ihrer Freundin.* Ferva war nicht ganz so brutal zugerichtet, doch vielleicht verdeckte das schwarze Gewand auch nur die schlimmsten Spuren.

Crystal atmete tief ein. „Wer auch immer das getan hat, er wird dafür bezahlen", flüsterte sie Minna zu.

Das dritte Mädchen war nicht Irina, wie Crystal schnell feststellte, als sie das blasse Gesicht und die blonden Haare betrachtete. Diese Raupe kannte sie nicht. Das Mädchen schien etwas älter als die anderen beiden zu sein. Vermutlich war sie auf der Flucht gestorben, denn ihr Körper lag seltsam verdreht auf dem bereitgelegten Tuch und unter ihr hatte sich eine dunkle Blutlache gebildet, die nur auf eine Verletzung am Rücken hinweisen konnte.

Irina! Crystal würde Irina finden und diese würde ihr alles erzählen, sobald sie dazu in der Lage war. Dann würde sie mit ihr gemeinsam die Freundinnen betrauern können, die nun, nachdem alle versammelt waren, das Begräbnis erwartete.

Crystal bemerkte kaum, dass sie aus der vordersten Reihe weggedrängt wurde, sie hörte die Worte der anderen nicht mehr. Einzig Minnas Anwesenheit gab ihr den Halt, den sie brauchte, damit ihre Beine sie weitertrugen, damit sie aufrecht stehen blieb. Sie sah sich nach Hunt um. Nach seinen silberen Haaren und dem muskulösen Körper. Wie gern hätte sie sich in seine Arme geflüchtet und geweint, bis sie keine Träne mehr hatte. Nur war er nicht da oder mit etwas anderem beschäftigt.

Vielleicht rächt er die Morde an meinen Schwestern bereits, dachte Crystal und sah wie aus weiter Ferne den König auf seinen Balkon treten und den Wachen zunicken. Auf sein Handzeichen wurden die Leichname der Mädchen in weiße Laken eingeschlagen und drei Männer auf schwarzen Pferden kamen herbeigeritten. Zu Crystals Schrecken trugen sie die Totenkopfmasken, weiß, mit blauen Diamanten besetzt. Die Augen lagen wie bei einem echten Schädel zwei schwarze Höhlen. Sofort fühlte Crystal, wie sich ihr Körper versteifte, wie die bloße Anwesenheit der Reiter sie lähmte. Zusätzlich kam mit den Todbringern der seltsame Eiswind, den sie das erste Mal zu Beginn ihrer Ausbildung gespürt hatte. Er schien die Luft wie tausend kalte Nadeln zu durchdringen und fuhr ihr direkt in die Glieder.

Sie bemerkte, dass das Gemurmel der Umstehenden erstarb. Die Reiter schwangen sich elegant von ihren Rappen und luden die eingewickelten Körper vor sich auf die Pferde. Crystal wollte an etwas Schönes denken, schaffte es aber nicht. Erst als die schrecklichen Reiter davon galoppierten, konnte Crystal wieder einen klaren Gedanken fassen.

„Wo bringen sie die drei hin?", fragte sie Minna gedämpft.

„An einem geheimen Ort nahe Mekynaa. Menschen, die im Dienst des Königs gestorben sind, sollen dort angeblich bis über den Tod hinaus an ihn gebunden sein."

„Bis über den Tod hinaus? Das ist echt gruselig!", entfuhr es Crystal.

„Ja. So genau weiß ich es auch nicht. Falls ich eines Tages sterbe, hoffe ich allerdings, woanders begraben zu werden. Selbst wenn ich nicht an solche Geistergeschichten glaube."

„Du wirst nicht sterben", flüsterte Crystal, denn der Gedanke, das alles ohne Minna ertragen zu müssen, erschein ihr unsagbar grausam.

KAPITEL 24
Olley

„Streng dich noch ein bisschen mehr an. Ich weiß, dass du es kannst."

Olley kniete auf allen vieren und konzentrierte sich so stark, dass ihm kleine Schweißperlen über die Stirn rannen. Vor ihm hatte Lorella eine Ameisenkolonie ausgesetzt, die vor seinen Augen über die staubige Ebene kroch. Olley erkannte das Muster auf dem Rücken der kleinen Tiere genau. Es waren Wüstenameisen. Starke, wendige Insekten, die in einer Reihe an ihm vorbeizogen.

„Verschmilz mit dem Gefühl, eine Ameise zu sein. Du musst deinen Geist bezwingen!" Lorellas schneidender Befehlston war die letzten Wochen nicht freundlicher geworden. Mithilfe der Feuerbohnen konnte Olley sich mühelos in eine Ameise verwandeln und hatte so bereits andere Ameisen hinter sich hergeführt. Auch der Weg zurück in seine Jungengestalt war kein Problem mehr für ihn, aber ohne die Bohnen hatte er es noch nie geschafft, sich zu verwandeln. Er hatte sich an Lorellas Gesellschaft wie an ein lästiges Hühnerauge gewöhnt. Gemeinsam lebten sie in einer abgelegenen Hütte am Fuße des roten Gebirges, doch bisweilen kam ihm seine Lehrzeit immer noch wie ein bedrückender Albtraum vor.

„Ich kann das nicht ohne die Bohnen", presste Olley hervor.

„Die Bohnen sind nichts als eine Stütze, ein drittes Bein. Wenn du sagst, du schaffst es nicht, wirst du es nicht schaffen." Um Lorellas schwarze Pupillen waren ihre Augäpfel gelblich verfärbt, sie funkelte ihn wütend an. „Die Feuerbohnen sind selten und dort, wo du hingehen wirst, musst du dich auf dich selbst verlassen können."

Tränen traten Olley in die Augen. „Ich will nicht an die Schwarze Mauer", brachte er schließlich hervor. Alle Kraft hatte ihn verlassen und er ließ sich auf den Hintern fallen. Eine Ameise krabbelte auf seinem Bein herum.

„Autsch! Nicht mich anpinkeln." Olley wischte das Tierchen vorsichtig weg.

„Ich kann dich auch bei Wasser und Gerstensuppe hier sitzen lassen, bis dich eine der Schattenkatzen findet und sich deiner erbarmt. Ist das die bessere Lösung?"

Olley biss sich auf die Innenseite seiner Wange. „Ich meine ja nur. Es gibt bestimmt geeignetere Menschen als mich. Meine Eltern brauchen mich für die Ziegen und ich …" Er stockte.

Lorella sah ihn herausfordernd an. „Ja?"

„Ich will doch nichts anderes als in mein Dorf zurückkehren. Dort mit den anderen ein friedliches Leben führen. Ich bin der Falsche für dieses Unterfangen."

„Jungchen!" Lorella pikste ihm mit ihrem spitzen Fingernagel in die Brust. „Wir suchen uns unsere Aufgaben im Leben nicht aus, die Aufgaben suchen uns aus. Und nein, es gibt niemand Geeigneteren. Meinst du, Magie fällt vom Himmel? Ich habe ein langes, unsägliches Leben hinter mir, bin durch die Lande gezogen von den Roten Bergen bis an die Grenzen von Navas, bin durch die verruchten Straßen von Stravoos gewandert und habe die Skar-Inseln bereist. War an der Quelle des heiligen Ryomadra in Nebrusk und ich habe das Reich Gemma von Nord nach Süd durchquert. Meine Augen haben viel gesehen. Überall habe ich nach der alten Magie Ausschau gehalten und sie nur in lachhaften Ansätzen gefunden. Und nun verhöhnen die Urahnen mich, denn hier ist ein Junge, in dem die alte Kraft schlummert, der aber nichts weiter will, als seine verdammten Ziegen zu hüten. Werde von mir aus selbst eine Ziege! Bitteschön!" Lorella knallte ihm den Lederbeutel mit den Feuerbohnen vor die Füße. Rote Erde wirbelte auf. „Hoffentlich kommst du nie wieder aus der Ziegenhaut raus und weißt am Ende, wie es sich anfühlt, von einem Raubtier in Stücke gerissen zu werden. Denn das, mein Lieber, droht uns allen, wenn wir die Zeichen ignorieren." Lorella wandte sich mit einem letzten, von Abscheu durchtränkten Blick ab.

„So war das doch auch nicht gemeint", hob Olley an. Doch Lorella schritt davon, ohne sich noch einmal umzusehen. Olley stieß den Beutel mit den Füßen zur Seite. *Verdammte Magie, verdammte Zauberkraft.* Warum musste die Welt sich ausgerechnet jetzt verändern? Zeit seines Lebens hatte es ein stabiles Gleichgewicht zwischen den Reichen gegeben, und nur, weil der König von Gemma einen Krieg mit Stravoos anzettelte und ein paar Sterne vom Himmel gefallen waren, musste das noch lange nicht heißen, dass nun alles im Chaos versinken würde.

„Von wegen Ziege", sagte Olley und holte eine der schwarzroten kichererbsengroßen Bohnen aus dem Beutel. „In einen Löwen verwandle ich mich oder in eine Schattenkatze. Und dann werde ich Lorella das Fürchten lehren." Doch schon als er die gemusterte Kugel in seinen Händen betrachtete, wusste er, dass er das niemals könnte. Lorella mochte eine alte Hexe sein, aber im Moment war sie trotz allem sein einziger Halt. Olley blinzelte einige Tränen fort. Er konnte nicht zurück in sein Dorf, zu seinen Schwestern, seiner Mutter und den Ziegen. Selbst wenn er von hier floh und es allein quer durch die Wüste schaffte, würde er fortan heimatlos sein. Was also blieb ihm, als sich am Fuße der Roten Berge seinem Schicksal zu stellen und Lorella zu gehorchen? Olley steckte die Bohne zurück in den Beutel und betrachtete eine Ameise, die über einen hohen Stein kletterte. Nichts geschah.

Nachts träumte Olley wieder, dass er ein Adler war. Von seinen mächtigen Schwingen getragen, flog er über die Wüste, weg von den Roten Bergen. Er überquerte Mompeto, die Hauptstadt Kayols, die Tausenden ein Zuhause bot. Von oben sah sie so klein und unbedeutend aus wie ein winziger Stern. Immer weiter trugen ihn seine Flügel bis an den Fuß eines fremden Gebirgszuges. Hoch oben saß eine Krähe und Olley konnte das nagende Hungergefühl eines Raubvogels verspüren. Schon wollte er sich auf den schwarzen, kleineren Vogel stürzen. Er richtete seinen Blick auf die Beute und schwang sich auf. Die Krähe saß ganz ruhig in den kahlen Ästen eines toten Baumes und funkelte ihn an. Ihre Augen waren rot wie fein geschliffene Rubine und selbst er, als Adler, wich vor ihnen zurück. Die Krähe stieß einen markerschütternden Schrei aus, nickte ihm mit ihrem zerzausten Köpfchen zu und stieg in die Lüfte. *Folge mir,* schien sie zu sagen und er flog ihr hinterher.

Die Bergkuppen ragten wie verkohlte Spitzen in den Himmel, doch die Krähe führte sie mutig an. Gemeinsam schwebten sie über einsame Landstriche bis hin zu einem schwarzen Schloss. Vor den Mauern saß ein Mann und weinte über einem frischen Grab. Als er zu ihm hinaufsah, erschrak Olley, denn das Gesicht des Mannes war im Mondlicht das behaarte Antlitz eines Dämons. Er suchte die Krähe, fand sie nicht, hörte nur ihre durchdringenden Schreie, die aus der Burg zu kommen schienen. Der Dämonenmann richtete sich auf und starrte ihn an. Er nahm einen Speer auf und schleuderte ihn Olley entgegen.

Er wachte schreiend auf. Um ihn herum war es tiefste Nacht, doch er wusste sofort, dass er nicht allein war. Lorellas fauliger Atem waberte über ihm. Er hörte zwei Glutsteine aneinanderschlagen. Eine kleine Flamme glomm auf und Lorella entzündete eine Kerze daran.

Wahrscheinlich hatte er ihre Anwesenheit gespürt und geträumt, dass sie ein Dämon war, versuchte Olley sich eine logische Erklärung für seinen Traum zurechtzulegen. Lorella sah ihn erwartungsvoll an.

„Es war nur ein Traum. Nichts von Bedeutung. Ich meine, wer glaubt denn an so was?" Er lächelte zittrig. „Krähen mit leuchtenden Augen, Dämonen und verbrannte Erde?"

„Was hast du gesehen? Welches Tier warst du?"

„Wieder der Adler", gab Olley zu. „Ich bin über die schwarzen Berge bis nach Navas geflogen. Einer Krähe mit roten Augen hinterher. Am Rande einer Burg hat mich ein Mann angesehen, der an einem Grab stand. Nur war es kein Mann, sondern ein Monster. Er hatte ein behaartes Gesicht und die Schnauze einer Bestie. Er hat einen Speer nach mir geworfen, also nach dem Adler, da bin ich aufgewacht."

Lorella seufzte. „Du erinnerst dich noch genau an deinen Traum? Wie es sich angefühlt hat, ein Adler zu sein?"

Olley nickte.

„Dann werden wir es jetzt anders versuchen. Die Burg, die du gesehen hast, die gibt es tatsächlich. Es ist die Burg Schwarzflügel. Heimat des wahren Königs von Navas. Du kennst seine Geschichte?"

„Ja, jedes Kind weiß davon."

„Eny" - *Ja,* sagte Lorella. „Zumindest jedes Kind in Kayol. Damals, nachdem der König von Gemma die Schwarze Mauer errichtet hat, sind die Nachkommen der Dämonenbannerin hierher geflüchtet. Du weißt, wie es war. Eine Schwester hat sich auf den Weg in den Süden gemacht, in das Grasland der Nebrusk und später das Kloster des Lichts in Gemma errichtet. Danach wollte sie sich wieder mit ihrer älteren Schwester vereinen. Diese allerdings hat unterdessen die letzten Menschen von Navas um sich geschart, diejenigen, die an der großen Schlacht teilgenommen hatten und durch das Erscheinen der Götter etwas von deren Magie abbekommen hatten."

Olley nickte. Er kannte die Geschichten von Jade, der älteren der beiden Töchter Madras, und von Phi, der jüngeren. „Jade hat nicht auf Phi gewartet, sondern wollte Rache an Skade nehmen."

„Eny", sagte die Alte erneut. „Sie hat den Gedanken an ihre in Stein geschlossene Mutter nicht verkraftet, das dumme Mädchen. Aber so ist es: Wir Menschen besitzen eine große

Kraft, doch entscheiden müssen wir letztendlich selbst. Genau wie du.“ Lorella starrte ihn voller Entschlossenheit an. „Schließe deine Augen, denke an deinen Traum, an den Adler, an das Gefühl, hoch oben über den Wolken zu schweben, deinen scharfen Blick nach vorn gerichtet, und daran, auf dem Wind zu reiten.“

Olley tat, wie Lorella ihm geheißen. Er rief in sich das Gefühl hervor, der König der Lüfte zu sein, den Stolz und die Erhabenheit, über allem anderen zu kreisen. Nicht mal die Schattenkatzen konnten ihn hoch oben erwischen, kein Mensch, kein Tier konnte ihm etwas anhaben. Die Haut an seinen Schultern begann zu prickeln, erst leicht, dann immer stärker. Sein Körper wurde heißer, zu eng für den Geist des Adlers, der sich langsam in ihm ausbreitete. Die ganze Welt begann zu schrumpfen, obwohl er eigentlich kleiner wurde, aber er fühlte sich zu beengt in der winzigen Höhle. Berge waren kein Hindernis mehr für ihn, ebenso wenig wie die großen Entfernungen zwischen den Dörfern Kayols. Aus seinem Hals drang ein Schrei der Freude, mischte sich mit den scharfen Gerüchen um ihn herum und mit aller Kraft stieß er sich ab und schoss dem Himmel entgegen. Das war etwas anderes, als eine Ameise zu sein, das war pure Freiheit, reine Lebenslust. Erneut stieß er einen Schrei aus, der sagen wollte, *hier komme ich, hier bin ich, macht Platz für den Herrscher der Lüfte!* Lorella war nur noch ein kleiner Gedanke in einer viel größeren Welt, er konnte sie mit Leichtigkeit unter sich zurücklassen und seiner Wege fliegen. Seine Schwingen trugen ihn immer höher. Er kreiste über die Gipfel der Roten Berge. Was es dort auf der anderen Seite wohl alles zu sehen gab? Er würde es herausfinden. Schon setzte er dazu an, auf einem kalten Luftstrom in das von den Menschen gemiedene Land zu segeln, doch während er flog, spürte er einen heftigen Stich in der Brust.

Er zuckte zusammen, trudelte und konnte sich gerade noch fangen. Wie an einer unsichtbaren Leine wurde er von der Erde angezogen, wirbelte willenlos auf die kleine Hütte zu, vor der ein altes Weib mit ausgestreckten Armen vor sich hinbrummelte. Er konnte seinen Sturz noch gerade so abfangen, seine scharfen

Krallen schlugen auf dem trockenen Boden auf, suchten Halt und im nächsten Augenblick war sein Federkleid verschwunden und er war wieder Olley, ein einfacher Ziegenhirte.

„Bei der großen Mutter!", stieß Lorella aus. „Du hast es geschafft, mein Junge. Jetzt müssen wir nur noch etwas Feinschliff in die Sache bringen, dann kannst du an die Mauer ziehen."

Olley lag vor Lorella im Staub, das Gewand zerrissen, jeder einzelne Muskel in seinem Körper schmerzte. Er wusste nicht, ob er lachen oder weinen sollte. Lorella jedenfalls schien das erste Mal wirklich zufrieden mit ihm zu sein.

KAPITEL 25
Crystal

Crystal,

du erhältst einen neuen Auftrag. Statt der Wildnisprüfung wurdest du auserwählt, zu Ende zu bringen, woran deine Schwestern gescheitert sind. Der König vertraut auf deine Fähigkeiten. Begib dich mit der ersten Gebetsglocke zum Osttor. Dein Schatten wird dich ausrüsten. Nun kannst du beweisen, was in dir steckt, der Dank des Königs ist dir gewiss.

Der Bote des Königs

Immer wieder überflog sie die Sätze in der geschwungenen Schrift. Die Gedanken rasten hinter ihrer Stirn dahin, sprangen von Zeile zu Zeile. Hatte sie Angst? *Und ob,* gestand sie sich ein. Sie wollte nicht so enden wie Romana und die anderen Mädchen, denn gegen was auch immer sie gekämpft hatten, es musste schrecklich gewesen sein. Katta trat an ihre Seite, eine dampfende Tasse mit Tee in der Hand. Sie deutete mit dem Finger darauf.

„Du meinst, das hilft, wenn ich es austrinke."

Katta nickte. Klopfte dreimal rasch hintereinander auf den Holztisch, was so viel wie *keine Widerrede* bedeutete.

„Ich verstehe. Danke. Du hast wahrscheinlich genug ähnliche Situationen erlebt. Aber ich habe mich noch nicht an diese Gewalt gewöhnt." *Und natürlich habe ich Angst, zu sterben oder verkrüppelt zu werden, egal, was man mir über den Tod beigebracht hat.*

Crystal nippte an dem heißen Tee. Tatsächlich wirkte der intensive Geschmack der Kräuter beruhigend.

„Mit dem Erklingen der Morgenglocke soll ich am Osttor sein", sagte sie zu Katta, die gebührenden Abstand gehalten hatte, während Crystal den Brief des Boten las. „Aber darüber bist du wahrscheinlich schon informiert." Sie sah Katta nur kurz an, denn sie würde in ihrem regungslosen Gesicht sowieso nichts lesen. Stattdessen rührte Crystal in ihrem Tee, pustete, trank erneut und überlegte, ob sie sich vor ihrem Auftrag noch einmal hinlegen sollte.

Sie hatte immer noch nichts von Hunt gehört oder gesehen seit der letzten Nacht, in der er sie zu sich ins Schloss eingeladen hatte. *Ob ich einen Fehler gemacht oder ihn verärgert habe?* Aber das war Unsinn, entschied sie. Wie schön war es in seinen Armen gewesen und wie viel Überwindung hatte es sie gekostet, vor Morgengrauen sein Gemach zu verlassen. Langsam machte sich die Erschöpfung bemerkbar. „Ich glaube, ich sollte mich noch etwas ausruhen", sagte Crystal, nachdem sie ihren Tee ausgetrunken hatte. „Weckst du mich rechtzeitig?"

Katta nickte. Doch statt das Zimmer zu verlassen, blieb sie in der einsetzenden Dunkelheit neben dem Schreibtisch stehen, und es kam Crystal fast so vor, als ob sie Wache über ihren Schützling halten wollte. In diesem Moment war sie dankbar für die Anwesenheit ihrer Schattengefährtin, denn auch wenn die schrecklichen Bilder sie einholten, sobald sie ihre Augen schloss, wusste sie doch, dass sie nicht allein war.

• • •

Als die Zeit zum Aufstehen gekommen war, fühlte sie sich seltsam leer. Katta zündete mehrere Kerzen an und Crystal sah, dass sie ein schneeweißes Gewand mit blauen Steinen bereitgelegt hatte. Die stumme Gefährtin hielt ihr eine Schüssel mit ein paar Kräutern hin.

Crystal erkannte Muttersliebling, eine Pflanze, die Frauen bei der Geburt half, die Schmerzen auszuhalten, wenn die Wehen zu schlimm wurden. Eine ihrer Wirkungen war außerdem die Entspannung der Nerven. Unter der Pflanze lagen blutrote Beeren, die sie als Kriegersglück identifizierte. Sie wusste, dass viele Schwertkämpfer diese Beeren vor einem Duell aßen, um gegen die Schmerzen immun zu sein. Im Kloster waren sie verpönt. Die Mädchen hatten sie zwar gesammelt, aber immer bei Schwester Christine abgeben müssen. Diese hatte sie zu schmerzstillender Medizin verarbeitet und einen Großteil davon in den Straßen Bel Armyys verkauft.

„Das brauche ich nicht", erwiderte Crystal deshalb, als sie die Blätter von Muttersliebling gekaut hatte.

Katta funkelte sie an und nickte energisch, wobei sie ihre eine Hand zum Mund führte, als würde sie selbst essen. Der Ausdruck in ihrem Gesicht duldete keinen Widerspruch.

„Meinetwegen", murmelte Crystal und zuckte mit den Achseln.

Katta schien zufrieden und hielt ihr zum Abschluss ein Glas mit einer durchsichtigen Flüssigkeit hin. Ohne weitere Fragen zu stellen, nahm Crystal es und trank es in einem Zug aus. Das Zeug schmeckte so bitter, dass sie sich schütteln musste. Katta deutete auf die Kleidung.

„Ja, ja, ich beeile mich schon", sagte Crystal, ging aber noch mal ins Badezimmer, um ihr Gesicht mit kaltem Wasser zu waschen und auf die Toilette zu gehen. Anschließend zog sie sich rasch an, denn sonderbarerweise wuchs in ihr das Bedürfnis, schnell hinauszugehen und die Sache zu beenden. Sie hatte gerade ein Paar Stiefel aus weichem Leder übergezogen, als Katta eine Maske unter einem Umhang hervorzog und ihr reichte. *Nein. Alles, nur das nicht.*

Die Maske, die sie offensichtlich aufsetzen sollte, war schwarz mit einer goldenen Narbe auf der Wange. Der Mund war klein und blutrot gefärbt. So eine hatte Crystal noch nie gesehen. Sie erinnerte an einen Racheengel und in dem Moment, als ihr dieser Vergleich durch den Kopf ging, reichte Katta ihr einen Säbel mit geschwungener schwarzer Klinge und drei kleinen schwarzen Edelsteinen am Griff. Crystal nahm die Waffe ehrfurchtsvoll entgegen und bewunderte sie im Kerzenlicht. Katta räusperte sich, und als Crystals Aufmerksamkeit wieder bei der stummen Gefährtin war, übergab sie ihr eine weitere Pergamentrolle. Crystal erkannte sofort die geschwungene Schrift des Boten.

Das ist Nachtbringer, ein leichter Säbel aus Dämonenstahl. Er wird dir helfen, deinen Auftrag zu erfüllen. Zögere nicht, ihn zu benutzen. Wenn du den Mord an deinen Schwestern gerächt hast, darfst du Nachtbringer behalten. Es ist Zeit, dass du uns beweist, was in dir steckt.

Der Bote des Königs

Nachtbringer, dachte Crystal. Sie hatte von Dämonenstahl gehört, aber nie geglaubt, dass es ihn tatsächlich gab. Angeblich war er so scharf, dass er Knochen mit einem bloßen Schnitt spalten konnte. Mit der Waffe am Gürtel und dem Bild von Romanas geschundenem Leichnam vor Augen fiel Crystal der Weg zum Osttor erstaunlich leicht. Sie hatte sich die Maske aufgesetzt, wenn auch widerwillig. Wie schon bei ihrem letzten Auftrag traf sie die anderen direkt vor dem Aufbruch. Ihre Gesichter waren ebenfalls von schwarzen Masken verhüllt, doch an ihren Körperumrissen erkannte Crystal, dass keiner der Teilnehmer Hunt sein konnte. Ihr Herz sank, denn insgeheim hatte sie gehofft, dass er sie ebenso wie bei ihrem ersten Auftrag begleiten würde. Stattdessen ergriff eine Frau das Wort.

„Wir sind heute hier versammelt, um den Tod unserer Schwestern zu rächen. Unser Ziel ist die Rebellenfamilie in Bel Armyy, die schon Bastiaan Lemour Unterschlupf gewährt hat. Sie sind äußerst gut bewacht und sehr hinterlistig. Unser Auftrag lautet, niemanden der Sippschaft am Leben zu lassen. Deshalb hat der König auch sieben von uns ausgewählt. Mir wurde das Kommando übertragen, also seht zu, dass ihr gehorcht und seine Hoheit mit Stolz erfüllt."

Crystal versuchte, die Stimme der jungen Frau wiederzuerkennen, scheiterte aber. Wahrscheinlich war es eine Raupe, die ihren dritten und letzten Auftrag auszuführen hatte und Crystal war froh, nicht die Führung übernehmen zu müssen.

Sie fanden das Haus der verräterischen Familie ohne Umwege. Zu Crystals Überraschung war es eine schöne Villa in einem reicheren Teil Bel Armyys. Auf dem Zufahrtsweg hingen Laternen an gespannten Fäden, allerdings waren sie nicht beleuchtet. Auch hinter den Fenstern brannte kein Licht. Das Haus sah verlassen aus.

„Scheint, als wären sie weg", sprach eine der anderen Raupen ihre Überlegung aus.

„Natürlich sind sie abgehauen, aber nicht weit", entgegnete die kalte Stimme der Frau, die das Kommando übernommen hatte. „Also haltet eure Waffen bereit. Keine Gefangenen, keine Verluste und keiner unserer Feinde soll überleben, verstanden?"

Zustimmendes Gemurmel machte sich breit und Crystal beschlich ein ungutes Gefühl. Warum wurde so oft erwähnt, dass es keine Gnade geben würde? Schnell rief sie sich Romanas Gesicht ins Gedächtnis und schloss die Finger um den Griff ihres Säbels. *Ich werde nicht zögern,* schwor sie sich, während sie gemeinsam mit den anderen ihrer Anführerin ins Haus folgte.

Die prachtvollen Räume lagen verlassen da, nur durch die hohen Fenster fiel etwas Mondlicht. Die Anführerin schien sich auszukennen und lief durch ein Empfangszimmer eine Treppe hinab. In der unteren Etage lag eine Bibliothek und sie schritt auf ein hohes Bücherregal zu, das die Stirnseite des Raumes säumte. Die Raupe neben ihr hielt eine Sturmlaterne in der Hand, mit der sie das Regal ableuchtete.

„Hier ist es", flüsterte die Anführerin und deutete auf ein gemaltes Porträt, das den König von Gemma zeigte.

Für einen Moment betrachtete Crystal das Bild. Es stellte den König ohne Maske dar und sie erkannte ihn nur daran, dass er die mit Eiskristallen besetzte Krone auf dem Haupt trug. Er erinnerte sie an jemanden, doch fehlte ihr die Zeit darüber nachzudenken, denn die Anführerin nahm das Porträt aus dem Regal und zog an einem dahinter verborgenen Hebel. Das Regal ächzte. Eine Seite schob sich nach links und gab einen Durchgang frei.

Jemand muss den Unterschlupf vorher gründlich durchsucht haben, überlegte Crystal, während sie erst mehrere Stufen hinunteeilten und dann in einen unterirdischen Gang einbogen. Sie eilten schweigend dahin, unter der Stadt hindurch. Vor einer weiteren Tür blieben sie endlich stehen. Ihre Anführerin hob die Laterne höher und ließ ihren goldgelben Schein über das Holz der Tür gleiten. Ihr maskiertes Gesicht blickte in die Runde und nickte Reiherum jeder Raupe zu. Dann knackte sie mit einem geübten Griff das Schloss und bedeutete den anderen, ihre Waffen zu ziehen. Leise schlichen sie nach oben. Zusammen mit ihren Schwestern gelangte Crystal in einen leeren Raum, an dessen Ende eine Treppe weiter hinaufführte. Über sich vernahm sie Stimmen und Schritte, die eilig umherliefen.

„Schnappt sie euch", flüsterte die Anführerin. Sie hatte die Laterne an eine Raupe, die etwas weiter hinten lief, abgegeben und stürmte selbst als Erste voran.

Crystal befand sich unmittelbar hinter ihr. Wie in einem Traum nahm sie die Anstrengung, die die Treppenstufen mit sich brachten, kaum wahr. *Das müssen die Beeren oder der Trank sein,* dachte sie noch, als sie in einen Raum voller Schatten einfielen. Die Reste eines Feuers im Kamin beleuchtete eine Gruppe von

Rebellen, die mit gezückten Waffen auf sie warteten. Die hohen Fenster deuteten auf eine andere Villa hin. *Romana, hier kommt deine Rache.* Crystals Krummsäbel fand sein erstes Ziel, einen Hünen von einem Mann, dessen Gesicht sie im fahlen Mondlicht nicht sehen konnte. Nach dem Zusammenprall mit *Nachtbringer* strauchelte er und fiel vornüber. Warme, klebrige Flüssigkeit benetzte Crystals Hände, sie sah neben sich einen weiteren Gegner zu Boden gehen.

„Vorwärts Raupen! Das sind nur dreckige Söldner, die die Rebellen angeheuert haben. Durchkämmt ihr ganzes Nest!“, drang die Stimme der Kommandantin an ihr Ohr. Eine Tür barst auf und weitere Kämpfer brachen in das Zimmer herein. Crystal hatte sich an das spärliche Licht gewöhnt. Sie wirbelte herum, stach instinktiv zu und spürte kurz den Widerstand von Muskeln unter ihrer Klinge. Hörte einen Schrei. Zog *Nachtbringer* zurück. Sah eine massige Gestalt fallen. Ihre Gegner wirkten tatsächlich wie brutale Schläger, aber trotz deren körperlicher Überlegenheit waren ihre Schwestern und sie geschickter und flinker und hackten sich einen Weg durch die Ungetüme. Wie in einem Rausch hieb und stach Crystal links und rechts zu und nichts schien ihre Dämonenstahlklinge stoppen zu können.

„Weiter! Wir haben die bezahlten Grobschlächter der Rebellen besiegt, nun holen wir uns ihre Köpfe! Unsere Beute hält sich versteckt!“, rief die Anführerin ihren Mitstreiterinnen zu.

Crystal folgte ihr genau wie die anderen. Sie stürmten in den nächsten Raum, wo sie von weniger furchtsamen Gestalten erwartet wurden. Ein Bolzen sauste an Crystals Ohr vorbei, dann noch einer.

Sie erkannte eine Armbrust und einen hageren Mann, der gerade nachlud. Ein Sirren, dann bohrte sich der nächste Bolzen in eine von Crystals Schwestern. Das Mädchen stöhnte auf und brach zusammen. Die Erinnerung an Romanas blutiges Gesicht blitzte kurz vor Crystals innerem Auge auf. Sie stürzte vor. Ihre Klinge schlitzte die Kehle des Rebellen mit einem einzigen

Streich auf. Ein gurgelndes Geräusch, Blut strömte aus der Wunde. Auch ihre Mitstreiterinnen waren nicht zimperlich und so war der Widerstand schnell gebrochen. Crystal atmete auf. Als sie die getöteten Rebellen genauer betrachtete, sah sie, dass es sich um drei Männer handelte, einer davon ein älterer Herr und zwei Erwachsene, die in roten Lachen auf dem gekachelten Boden lagen.

Crystal dachte, damit hätten sie ihre Schuldigkeit getan. Doch die Kommandantin trieb sie an, jeden weiteren Raum zu durchsuchen. Die Anführerin stürmte voran, die anderen Raupen drängten ihr hinterher. Es schien, als ob jede die andere überbieten wollte, und so merkten sie nicht, dass Crystal zurückfiel. Sie hörte das Flehen von Frauen, ihre kurzen Schreie, ein weinendes Kind und dann Stille. Keine friedliche Ruhe, sondern ein düsterer Vorbote des emotionalen Sturms, der auf Crystal zuraste.

Mit aller Kraft zwang sie sich, hinzuschauen, als die anderen Raupen triumphierend die blutigen Leiber von zwei Frauen und drei getöteten Kleinkindern zu den männlichen Rebellen auf den Haufen warfen. Crystal blickte in die blutverschmierten Gesichter der Kinder, auf die durchtrennten Kehlen. Es kam ihr grausam vor, dass wehrlose Frauen und Kinder ermordet worden waren. Aber was hatte sie erwartet?

Nicht das, gestand sie sich ein. Auch die eigentlichen Rebellen waren lächerliche Feinde. Ein alter Mann und zwei normale Bürger. Wahrscheinlich hatten sie den Schlägern viel Geld für ihren Schutz bezahlt. Auch ihre Leichen hatte die Anführerin in den Raum zerren lassen. Insgesamt waren es acht Männer, die mit ihren langen Haaren an nordische Krieger erinnerten, allerdings waren ihre Waffen eher schlicht. Ein rostiges Schwert lag auf dem Boden, daneben ein Hackebeil und ein Streitkolben mit eingeschlagenen Nägeln. Crystal sah an sich herunter und bemerkte, dass ihr weißes Gewand rot gefärbt und zerrissen war. Wann das passiert war, wusste sie nicht. Auch hatte sie, ohne es zu merken, einen tiefen Schnitt an ihrem linken Oberarm davongetragen. Die Stimme der Anführerin riss sie aus ihren Gedanken.

„Mist. Wir haben eine verloren. Wir müssen ihren Leichnam mitnehmen", stellte sie nüchtern fest und deutete mit dem Kopf auf die Raupe, die von dem Bolzen der Armbrust getroffen worden war. Crystal steckte ihren Säbel weg und schnappte sich ein Bein. Eine andere Raupe musste gestützt werden. Sie hatte einen Hieb auf den Kopf abbekommen, der ihre Maske auf der einen Seite zertrümmert hatte. Trotzdem machte das Mädchen keine Anstalten, sie abzunehmen. *Geheim, unsere Aufträge sind geheim und auch wer daran teilgenommen hat, bleibt ein Rätsel.*

Die Anführerin schnappte sich das andere Bein und eine weitere Raupe griff unter die Arme der Toten.

„Wir sollen das Haus anzünden, mitsamt der Villa. So lautet mein Befehl", erklärte die Anführerin knapp, nachdem sie die verstorbene Raupe an die Luft gebracht hatten. „Das sollte als Zeichen genügen. Wer Rebellen hilft, für den wird es keine Gnade geben." Crystal war noch immer wie benommen, als die Anführerin das Feuer legte. Die Flammen breiteten sich gierig aus. Sie verschlangen erst den vorderen Teil des Hauses und wanderten knisternd an der Fassade hinauf, bis sie auch das Dach erreichten. Im rotgoldenen Widerschein des Feuers glänzten die Masken der Raupen, und für einen Moment starrten sie alle auf das Flammeninferno. Nur die andere verletzte Raupe war auf den Boden gesunken und hielt sich den Kopf.

„Reiß dich noch ein bisschen zusammen, bald sind wir am Hof und sie werden dir einen Heiler schicken", sprach die Kommandantin mit harscher Stimme. „Und bei der da werden wir zumindest nachsehen dürfen, um wen es sich handelt", entscheid sie und löste der Toten die Maske vom Gesicht.

Dahinter lag ein bleiches, starres Gesicht, das aussah wie das Antlitz einer Puppe. *So jung und so unscheinbar. Es hätte genauso gut ich sein können, die da von dem Bolzen durchbohrt liegt.* Crystal biss sich unter ihrer Maske auf die Lippen. Wenigstens war es keine Raupe, die sie kannte. Als die Anführerin den Befehl gab, die tote Kameradin abwechselnd zu zweit zu tragen, nahm

Crystal ihre letzte Kraft zusammen. Sie wollte nur noch weg. Weg von diesem schrecklichen Ort, weg von den anderen Raupen und vor allem weg von den Leichen der Kinder. Sie biss sich noch stärker auf die Lippen, so fest, dass sie Blut schmeckte. Sie musste sich irgendwie ablenken oder sie würde verrückt werden.

KAPITEL 26
Kimberley

Es war ein heißer, sonniger Tag, was Kim erst feststellte, als sie die Strohjalousien nach oben zog und die Sonnenstrahlen auf ihren staubigen Boden fielen. Sie streckte sich und ihr Blick blieb an einem übrig gebliebenen Stück Käse hängen, das in der Hitze zu schmelzen begann. Daneben stand ein Glas Wasser, nach dem sie die Finger ausstreckte, um gierig davon zu trinken. In ihrem Kopf hämmerte eine seltsame Melodie. Was war letzte Nacht bloß passiert? Ihre Erinnerung war höchstens bruchstückhaft. Plötzlich fuhr ihr eine feuchte Hundezunge über das Gesicht und trotz all ihrer Sorgen musste sie lächeln.

„Jack, mein Bester. Guten Morgen. Na, hast du gut geschlafen?“ Ihr Hund war zu ihr auf die Strohmatte gesprungen und wedelte kräftig mit dem Schwanz.

„Kannst du mir verraten, warum ich solche Kopfschmerzen habe?“, fragte Kim, doch leider antwortete Jack nur mit seinem gutmütigen Hundeblick. Kim trank noch einen Schluck Wasser, sah, dass sie ihre Kleider wohl über Nacht angelassen hatte, und durchquerte mit zwei Schritten den Raum bis zu einem Eimer. Darüber hing ein zersprungener Spiegel, in dem sie notdürftig ihre verstrubbelten Haare zurechtzupfte. „Bei der heiligen Mutter! Wenn mich der alte Gabbalon jetzt sehen könnte, dann würde er mich bestimmt nicht mehr für sein Singvögelchen halten." Mit einem Blick zu Jack fuhr sie fort. „Aber zum Glück nutzt er die Frühlingsbrise auf einer der singenden Inseln und wir haben unsere Ruhe."

Damit, dass ihr das Geld vom alten Gabbalon fehlte, wollte sie Jack nicht behelligen. Sie hatte ihre eigene Vorstellung von der Zeit, in der ihr Freier abwesend war und wollte diese möglichst gut nutzen. „Und dazu gehört auch eine ausgiebige Spazierrunde mit dir, mein Freund." Dass diese in Daniels Taverne enden würde, wusste bestimmt auch Jack, den das aber nicht zu kümmern schien. Kim wusch sich Gesicht und Hände mit lauwarmem Wasser aus dem Eimer. Ihrer Meinung nach half das am besten, um wach zu werden, dann erneuerte sie den schwarzen Kohlestrich um ihre Augen. Zum Abschluss strich sie sich die Lippen mit rotem Kakipulver nach und verließ ihre heruntergekommene Schlafkammer. Sie hatte sich bewusst für das kleine Loch entschieden, das sie als ihre Wohnung bezeichnete. Warum sollte sie auch teures Geld für ein hübsches Zimmer ausgeben, wenn sie es eh nur zum Schlafen nutzte? Außerdem war es ihr lieber, zwischen dem Gesindel unterzutauchen, als neben den reicheren Bürgern zu wohnen.

Eines Tages, wenn Lu gesund war, würde sie zusammen mit Mama ein schönes Haus kaufen. Vielleicht am Stadtrand mit einem eigenen Garten, wo ihre Mutter Gemüse anbauen konnte. Das war immer Mamas größter Traum gewesen. Aber bis dahin war es noch ein weiter Weg und sollte tatsächlich ein Krieg zwischen Gemma und Stravoos ausbrechen, dann würde es noch ewig dauern, bis sie ihn verwirklichen konnte.

Kim trat ins Freie. Die Straßen von Stravoos kamen ihr manchmal wie ein riesiges, unübersichtliches Labyrinth vor. An jeder Ecke lauerten Monster, bereit, einen bei der kleinesten Unaufmerksamkeit aufzufressen. Jack hob an einem umgestürzten Mülleimer sein Bein.

„Du hast recht, wenn du auf diese Stadt pisst", murmelte sie und tätschelte seinen Kopf. Der Hund kannte den Weg entlang der abgewohnten Häuser. Trotz der Sonne hatte sich Kim einen schwarzen Überwurf mit Kapuze angezogen. Sie hielt beim Laufen ihren Kopf bedeckt und den Blick gesenkt. Sie wollte nicht auffallen und von den wenigen Menschen, die um diese Uhrzeit unterwegs waren, nahm niemand Notiz von ihr. *Das ist der Vorteil der heruntergekommenen Viertel. Jeder ist zu sehr mit seinem eigenen Elend beschäftigt, um sich um jemand anderen zu kümmern.* Nur nachts erwachte der Stadtteil zum Leben. In versteckten Schenken trafen sich Hehler, Diebe und Auftragsmörder, Spieler und Mädchen wie sie, um sich die Zeit zu vertreiben. Kim war das nur recht. Mit dieser Sorte Mensch kannte sie sich bestens aus und sie wusste, dass sie sich vor ihnen nicht zu fürchten brauchte, denn sie war eine von ihnen, auch wenn sie es bevorzugte, ihr Geld woanders zu verspielen.

Manhaum, das Viertel, in dem Daniel seine Taverne hatte, lag ebenfalls auf der schlechter situierten Seite des großen Kanals, der ins offene Meer mündete und Stravoos wie ein scharfes Messer durchtrennte. Zwar waren die beiden Stadthälften durch mehrere Brücken verbunden, aber während auf der einen Seite die Oberschicht residierte, hauste der Pöbel auf der anderen.

Jack bog ganz von allein links ab, in die Gasse zu Daniels Taverne. Noch war sie offiziell geschlossen, aber Kim wusste, dass Daniel hinter der verriegelten Tür bereits eifrig zugange war. Sie klopfte dreimal energisch an, zweimal kurz, einmal lang, ihr vereinbartes Zeichen. Jack bellte auf und wedelte in Vorfreude mit dem Schwanz, als er die vertrauten Schritte von Daniel hörte.

„Hi! Wer hätte das gedacht. Du siehst furchtbar aus“, begrüßte der Wirt Kim und öffnete die Türe einen Spalt breit.

„Und dir auch einen wunderschönen guten Morgen“, sagte sie und umarmte ihn.

Daniel holte einen Knochen aus seiner kühlen Lagerkammer und brühte Kim einen Kaffee auf dem alten Ofen, der sein ganzer Stolz war. „Lass es dir schmecken“, sagte er, während er für sich ebenfalls eine Tasse eingoss. „Das ist eine ganz frische Lieferung, direkt auf dem Schwarzmarkt gekauft. Und hier habe ich noch ein Honighörnchen von gestern. Das hat mir Tamsie mitgebracht."

„Oh, Tamsie", sagte Kim mit hochgezogener Braue. „Dann läuft es also richtig gut für dich."

Daniel sah sie grinsend an. Er nahm einen tiefen Schluck Kaffee und seufzte. „Ja. Du hattest wirklich recht. Ohne dich hätte ich sie niemals angesprochen und wir wären kein Paar geworden. Dafür werde ich dir ewig dankbar sein."

„Eines Tages wirst du mich dafür verfluchen, wenn sich die erste Verliebtheit gelegt hat."

Daniel schüttelte den Kopf. „Nein. So etwas wie mit Tamsie ist mir noch nie passiert. Sie ist die Eine, das spüre ich genau."

Kim rollte mit den Augen und vergrub sich hinter ihrem Becher. Als sie wieder zu Daniel blickte, sah sie, dass er sie intensiv musterte.

„Was?", fragte Kim.

„Ich weiß nicht. Du solltest es nur auch mal probieren, dich auf jemanden einzulassen. Ich meine, nicht mit einem Freier oder so. Aber wenn dir jemand begegnet, der dein Herz berührt …"

„Stopp. Halt. Nur weil du jetzt auf rosaroten Wolken schwebst, heißt das nicht, dass die Liebe etwas für mich ist. In meinem Leben ist kein Platz dafür. Und ehrlich gesagt, würde ich das auch nicht wollen. Stell dir vor, eine Klette, die auf Ewigkeit an dir hängt? Nein danke."

Daniel atmete schwer aus und schüttelte den Kopf. Doch zu ihrem Glück hakte er nicht weiter nach. „Was hast du heute noch vor? Tamsie wird nachher vorbeikommen, wenn sie mit ihrer Arbeit in der Bäckerei fertig ist. Vielleicht kannst du sie bei der Gelegenheit besser kennenlernen?"

Kim schüttelte den Kopf. „Ich habe meiner Mutter versprochen, dass ich sie besuchen komme."

„Oh", stieß Daniel aus. „Dann bist du wahrscheinlich gekommen, um deine Geldreserven von gestern abzuholen."

„Gibt es denn welche?", fragte Kim und ihre Nervosität wich einer aufkeimenden Hoffnung.

„Du weißt es schon nicht mehr, oder? Mann Kim. Bitte trink nicht so viel. Irgendwann wird dir das sonst zum Verhängnis."

„Ich habe keinen Schnaps in meinen Kaffee verlangt, oder?", fragte sie schärfer als beabsichtigt. „Entschuldigung", fügte sie an. „Ich komme schon klar. Auch ohne Kindermädchen, in Ordnung? Wie viel ist es?"

„Drei goldene Drachen und ein paar Silberstücke. Weiß der Geier, mit wem du dich wieder eingelassen hast, aber es wird dir auf jeden Fall viele Gulden bescheren, ein goldener Drache ist wertvoll."

„Drei Drachen?" Selbst Kim schnaufte schwer. Wenn sie nur wüsste, wie sie das gemacht hatte! Aber wie so oft hatte sie nach einer Nacht voller Schnaps und Kartenspiel keine Erinnerung mehr an die Details. Gleichzeitig war sie froh, denn dann würde ihre Mutter sich freuen. „Danke, Daniel. Ich könnte mir keinen besseren Freund als dich wünschen. Danke, dass du das alles für mich machst. Behalt das Silber. Ich werde die Drachen gleich eintauschen."

Daniel ging nach hinten und holte ihr die glänzenden Münzen. Sie stammten unverkennbar aus Gemma und Kim verdrängte den Gedanken daran, mit welcher Art von Verbrechern sie sich letzte Nacht abgegeben haben musste.

„Das Schicksal war mir wohl gewogen", sagte sie langsam, aber sie bemerkte die Sorgen in Daniels Blick. „Mir passiert schon nichts. Ich habe notfalls auch noch meine Messer, das weißt du doch."

Daniel ersparte ihr eine Antwort und drückte sie nur kurz an sich. Jack hob den Kopf, wandte sich dann aber wieder seinem Knochen zu und blieb liegen, als sie Daniels Taverne verließ.

Bis zum Hafen waren ihre Schritte noch leicht und unbeschwert. Sie tauschte die drei Drachen in der Wechselstube ein, zwackte sich ein paar der Münzen für sich selbst ab und steckte sie in ihren Stiefel. Den Rest verbarg sie in der Innentasche ihres Umhangs. Ihre Mutter lebte mit Lu in einer schöneren Gegend als Manhaum oder Gorg, wo sie wohnte. *Noch,* ermahnte sich Kim. Gerade erst hatte der Besitzer die Miete erhöht und Kim hatte schwer an sich halten müssen, als ihre Mutter ihr das gebeichtet hatte. Dafür waren in dieser Gegend die Straßen sauber, Kinder konnten draußen spielen und Kim musste keine Angst haben, dass ihrer Mutter oder Lu etwas zustieß. Sie erkannte das kleine, rosafarbene Haus schon von Weitem. Mama wohnte mit Kims kleiner Schwester im Erdgeschoss. Die Wohnung über ihnen hatte eine ältere Frau gemietet und ganz oben lebte ein Junggeselle, den ihr ihre Mutter mal vorgestellt hatte, wohl in der Hoffnung, dass Kim einen netten Mann abbekam. Kim seufzte schwer, als sie gegen die Holztür klopfte. Augenblicke später erschien das besorgte Gesicht ihrer Mutter.

„Oh Kim, mein Mädchen, dem Himmel sei Dank, dass du da bist."

„Hallo Mama!", antwortete Kim und löste vorsichtig die Hand ihrer Mutter, die sich schwer auf ihre Schulter gelegt hatte.

„Ich habe noch etwas Eintopf von gestern. Mit ganz frischem Fisch, so wie du es als Kind schon immer gemocht hast", sagte ihre Mutter und hielt ihr die Tür auf.

„Ich wollte dir eigentlich nur kurz etwas geben", entgegnete Kim und holte das Geld aus ihrer Innentasche hervor.

„Bitte", sagte ihre Mutter mit Nachdruck und hielt ihr Handgelenk fest. „Du kannst ihr nicht immer ausweichen. Komm mit rein."

Kim betrachtete ihre Füße. Sie sah sich weit wegrennen, bis ans Ende von Favoria und noch viel weiter.

„Ich kann das nicht", flüsterte sie, als sie ihren Blick wieder hob und ihrer Mutter in das ausgezehrte Gesicht blickte. Eine Träne schimmerte in ihren Augen und verdammt noch mal, Kim hatte ihre Mutter selten weinen gesehen, deshalb nickte sie schließlich doch und folgte ihr in die dunkle Stube. Sogleich schlug ihr unerträgliche Wärme entgegen.

„Die Wintertage sind vorbei, Mama. Du brauchst nicht mehr so viel heizen. Und diese Dunkelheit. Hier hält man es ja kaum aus."

„Psst“, machte ihre Mutter. „Im Moment verträgt Lu das grelle Sonnenlicht nicht und ihr ist ständig kalt.“

Kim schob trotzdem einen der Vorhänge zur Seite, damit ein bisschen Licht in die Wohnung fiel. Sie sah Staubkörnchen auf dem Boden tanzen, ein Haufen schmutziger Wäsche lag in einer Ecke. Das war sie von ihrer Mutter nicht gewohnt, deshalb sah sie sich genauer um. In der Küche stapelte sich auch das dreckige Geschirr.

„Mama? Was ist hier los? Es ist zwar schon eine Weile her, seit ich das letzte Mal hier war, aber so unordentlich war es noch nie.“

Ihre Mutter sah sie betrübt an. „Es geht Lu so schlecht. Ich weiß nicht mehr, was ich machen soll.“

Kim fasste sich ein Herz. „Dann bring mich zu ihr“, sagte sie heiser. Die Wohnung hatte zwar ein Obergeschoss, das über eine wacklige Stiege zu erreichen war, aber nur zwei Zimmer. Die Stube unten, ein Bad und eine kleine Küche mit angrenzender Vorratskammer. Lus Schlafzimmer lag im oberen Stock.

Nichts von dem bleichen Gesicht mit den eingefallenen Wangen und den hervortretenden Augen erinnerte Kim mehr an den kleinen Sonnenschein, der Lu früher einmal gewesen war. Anders als sie hatte Lu blondes Haar, das ihr als Kind in Engelslöckchen über die Schulter gefallen war. Kim zuckte beim Anblick ihrer Schwester zurück. In dem Moment machte Lu die Augen auf und sah sie an.

„Kim?“, hauchte sie. Ihre Stimme war brüchig wie ein vertrocknetes Herbstblatt. Kim nickte und zwang sich, näher ans Bett zu treten und nach Lus Hand zu tasten.

Lus dünne Fingerchen waren kaum stark genug, die Bettdecke anzuheben. Kein Wunder, dass sich ihre Mutter solche Sorgen machte. Lu musste husten. Ihr ganzer Körper erzitterte vor Anstrengung.

„Meinst du nicht, sie braucht frische Luft?“, fragte Kim ihre Mutter. „Es ist so stickig hier.“

„Dann lüfte ich kurz. Lu, mein Liebes, du musst die Augen schließen."

Kim hätte selbst am liebsten weggesehen, als ihre Mutter den Vorhang beiseiteschob und Licht auf das Krankenbett fiel. Ihr Atem stockte beim Anblick von Lus grau überzogener Haut. Das war die Steinkrankheit, bei der ein Patient nach und nach starb, wenn er nicht rechtzeitig die richtige Medizin bekam. Kim sah zu ihrer Mutter, doch die legte einen Finger an die Lippen und schüttelte leicht den Kopf. Lus Hand umklammerte die ihre in einem erstaunlich festen Griff. Nach wenigen Augenblicken schloss die Mutter das Fenster wieder, zog den Vorhang zu und gab Lu behutsam etwas von dem Getränk, das auf dem Nachttisch stand. Lu seufzte und ihre Hand entspannte sich.

„Wir sollten sie jetzt schlafen lassen", erklärte ihre Mutter. Kim folgte ihr nach unten und ließ sich auf die hölzerne Eckbank sinken. Ihre Mutter stellte ihr eine Schüssel Fischeintopf hin, doch Kim war der Hunger vergangen.

„Ist es das, was ich denke?", fragte sie leise.

Ihre Mutter nickte beklommen. „Die Steinkrankheit", flüsterte sie. „Als ob sie mit ihrem anderen Leiden nicht schon gestraft genug wäre. Nein, jetzt hat es sie auch noch damit erwischt. Die Heilerin meinte, das kommt daher, dass ihre Abwehrkräfte sowieso schon so geschwächt sind."

„Und was können wir dagegen tun?", fragte Kim.

„Ich zünde für Lu jeden Abend eine Kerze an, aber ich weiß nicht, wie lange sie noch durchhält."

„Eine Kerze? Mama, das ist wohl ein Witz. Ich habe dir genug Geld gegeben. Lu braucht Medizin!"

„Ich habe das ganze Geld für ihre anderen Mittel ausgegeben. Die sind durch die Seeblockade noch teurer geworden. Wie hätte ich mir da den Rat einer Heilerin leisten können?"

„Mama! Wenn man die Steinkrankheit rechtzeitig behandelt, kann man sie besiegen. Das ist im Moment doch wichtiger."

Für einen kurzen Moment verdunkelte sich das Gesicht ihrer Mutter und Kim meinte schon, dass sie ihr böse sein würde.

„Die Krankheit ist erst im Anfangsstadium. Ich hatte gehofft, nun ja, du warst schon so lange nicht mehr da, aber heute …“ Ihre Mutter fing zu stottern an.

„Ich habe Geld dabei“, sagte Kim knapp, besah sich aber noch einmal das Chaos in der Wohnstube. „Sag mir, wo diese Heilerin zu finden ist, dann hole ich die Medizin und du kannst in der Zeit etwas aufräumen. Ich verspreche dir, dass ich bald wieder zurück bin.“

Im ersten Moment schien es, als wollte ihre Mutter widersprechen, doch dann nickte sie und erklärte Kim den Weg. Kim lief unverzüglich los und war froh, wieder an der Luft zu sein.

„Morgen kommt sie zu euch nach Hause und sieht nach Lu. Du sollst ihr von dieser Flasche zwei Löffel jetzt und einen heute Abend geben, danach drei Löffel über den Tag verteilt. Ich habe auch noch dafür gezahlt, dass die Heilerin eine Paste anfertigt, mit der man die befallenen Hautstellen behandelt.“

Ihre Mutter, die wie versprochen etwas Ordnung gemacht hatte, schien nicht begeistert über die Aussicht auf Besuch.

„Das ist doch alles zu anstrengend für Lu. Warum kann ich die Salbe nicht einfach abholen?“

„Sie möchte sich eben ein Bild davon machen, wie weit die Krankheit fortgeschritten ist. Ich verstehe nicht, was mit dir los ist. Du möchtest doch, dass Lu gesund wird, oder?“

Kim war lauter geworden, was ihre Mutter sofort monierte.

„Natürlich will ich das! Ich gebe hier mein Leben für ihre Pflege und das schon seit Jahren. Nichts würde ich mir mehr wünschen“, zischte sie.

Kim taten ihre Worte sofort leid. „Ich weiß. Entschuldige“, murmelte sie. „Ich habe ihr gesagt, dass Lu noch eine andere Erkrankung hat und dafür spezielle Medizin benötigt. Vielleicht kann die Heilerin sie uns etwas günstiger besorgen, als wenn du sie auf dem Schwarzmarkt kaufst. Hier hast du noch etwas Geld für Lebensmittel“, sagte Kim und zog den Rest der Gulden, die für ihre Familie gedacht waren, hervor. „Pass gut darauf auf. Ich weiß nicht, wann ich wieder kommen kann." Damit erhob sie sich. „Halte Lu die Hand für mich."

„Möchtest du dich noch von ihr verabschieden?"

Kim schüttelte den Kopf. Sie wusste nicht, ob sie es überstehen würde, Lu noch einmal so zu sehen und stürzte fast aus dem rosafarbenen Häuschen hinaus.

Der Abendstern war aufgegangen und Kim wanderte immer noch ziellos durch die Straßen umher. Nicht einmal zu Daniel wollte sie gehen, denn der würde Besuch von Tamsie haben und dann mit Sicherheit nichts von ihrer traurigen Begegnung mit Lu hören wollen. *Verdammter Mist, wieso sind wir vom Leben nur so gestraft?*, fragte Kim sich das tausendste Mal an diesem Tag. Sie dachte an das grau überzogene Gesicht ihrer Schwester. An das Geld, das sie der Heilerin gegeben hatte, an den kläglichen Rest, der ihrer Mutter blieb, um für sich und Lu etwas zu Essen zu kaufen. *Drei goldene Drachen.* Es waren drei goldene Drachen gewesen, die sie in Gulden eingetauscht hatte. Fast wünschte sie sich, dass Gabbalon schnell von seinem Frühlingsurlaub zurückkehrte.

Vielleicht hatte er allerdings auch längst ein anderes Turteltäubchen auf den singenden Inseln gefunden. Dann würde Kim in den Dienst von Alec zurückkehren und sich die Nächte mit drei oder vier Freiern rumschlagen müssen, um auf den gleichen Lohn zu kommen. Mit aller Kraft drückte sie sich ihre Faust an die Stirn, eine Methode, die sie ruhig werden ließ, wenn die Angst sie wieder übermannte. Was würde sie machen, wenn sie erst älter war? Wenn Mama womöglich nicht mehr da war, um sich um Lu zu kümmern? Was wäre, wenn Lu nicht überlebte und sie dann ihre Mutter versorgen müsste?

Kim blieb stehen und lehnte sich an eine Hauswand. „So geht das nicht mehr weiter", flüsterte sie. „Ich muss zusehen, dass ich mir mehr Geld auf die Seite lege, dass ich Lu öfter besuche und ein Auge darauf habe, dass sie ihre Medizin bekommt."

Etwas war sonderbar gewesen heute, aber es konnte durchaus sein, dass sie ihrer Mutter vor lauter Wut Unrecht tat. Kim zog die letzten Münzen aus ihrem Stiefel. Heute Nacht würde sie alles auf eine Karte setzen.

Sie fand sich am Spieltisch des *Goldenen Palastes* wieder. Normalerweise mied sie diesen Club, der auf der betuchten Seite der Stadt am Hafen lag. Sie hasste die Dekadenz und die Hochnäsigkeit, welche die feinen Geschäftsmänner und ihre Begleiterinnen wie ein Dunsthauch umwehte. Kim hatte sich extra eines der hauchdünnen Oberteile aus bester Seide angezogen. Gabbalon hatte es ihr geschenkt, kurz nachdem sie sich kennengelernt hatten. Ihre schwarze, enganliegende Lederhose und die hohen Schnürstiefel konnten sich ebenfalls sehen lassen und der ein oder andere Besucher warf ihr neugierige Blicke zu. Sollten sie sich alle nur schön an ihrem Anblick weiden, dann würden sie ihr weniger auf die Finger schauen, dachte Kim und rückte ihren Ausschnitt zurecht.

Sie hatte bereits ein paar Spielmünzen bei den Kartenspielen im Untergeschoss gewonnen, bevor sie sich in den oberen Stock vorgearbeitet hatte, um sich an der Königsdisziplin zu versuchen. Ein großer, runder Tisch thronte in der Mitte des prächtig eingerichteten Saals, darum verteilt standen mehrere Zuschauer, Spieler und sie. Bis jetzt hatte sie nur beobachtet. Der Spielleiter, ein elegant angezogener Mann mit dunklem Teint und dezentem Goldschmuck, warf vier verschiedene Würfel. Einer davon war aus schwarzem Opal, ein anderer ein rotscheinender Rubin. Die Spieler konnten auf eine der beiden Farben setzen und der Würfel, der die höhere Zahl aufwies, gewann.

Dann gab es noch einen Steinwürfel und einen Holzwürfel, die entschieden, in welchem Abschnitt die Gewinnzahl lag, und eine Murmel, die genau in einer Vertiefung in der Umrandung des Tisches liegen blieb. Paradiesfinder, wie dieses Spiel genannt wurde, konnte in ganz Stravoos nur an drei Orten gespielt werden, denn die wenigsten Spelunken konnten sich einen Spielmacher leisten. Und noch viel weniger die Sicherheitsleute, die dafür sorgten, dass das Ganze nicht in einen tödlichen Streit ausartete.

Kim klatschte bei jeder Runde mit gespielter Begeisterung in die Hände und schließlich kam es, wie sie es sich erhofft hatte.

„Na, willst du meine Glücksbringerin sein?", fragte ein Mann in einem feinen Anzug, der ebenso graumeliert war wie sein Haar.

„Ach, ich verstehe von dem Spiel eigentlich nicht viel, aber ich kann gern die Daumen drücken", sagte Kim mit vorgetäuschter Bescheidenheit und zeigte ihr, wie sie hoffte, umwerfendstes Lächeln. Dabei hielt sie eine Hand mit gedrücktem Daumen hoch. Der Mann zählte fünf Münzen ab. Darunter war eine, die Kim noch nie gesehen hatte. Sie beobachtete genau die Reaktion des Spielmachers, der für einen Augenblick seine Überraschung nicht kaschieren konnte, obwohl er den ganzen Abend über ein stoisches Gesicht aufgesetzt hatte.

„Es tut mir leid, mein Herr, aber diese Münze darf ich nicht annehmen", sagte er freundlich, aber bestimmt. Der Mann, dem die Münze gehörte, zuckte gelangweilt mit den Achseln und zog drei Goldstücke hervor.

„Aber das hier werde ich doch setzen können, wenn ich schon einmal eine Glücksfee bei mir habe?"

Der Spielmacher nickte.

„Also, auf welche Farbe sollte ich setzen?", fragte der Mann Kim.

„Rot", antwortete sie, ohne zu zögern.

Der Mann schob zwei Münzen nach links. „Holz oder Stein?"

„Holz." Warm wie ein Schiff und nicht kalt wie die Felsen.

Der Mann schob eine Münze ans obere Ende. „Und jetzt das Loch, in das die Kugel fällt."

Kim wählte eins aus und kreuzte ihre Finger. Der Mann legte die verbleibenden zwei Goldtaler daneben auf den Rand.

Der Spielmacher wartete die Einsätze der anderen ab, dann rollte er die Würfel in seinen Händen und ließ sie gekonnt auf den Spieltisch fallen. Der Würfel aus Opal zeigte eine höhere Zahl als der Rubinwürfel, Stein schlug Holz, aber die Kugel kreiselte in das von Kim ausgewählte Loch, was dem grauhaarigen Mann ein Lächeln entlockte. Er erhielt vom Spielmacher einen Sack, nahm diesen mit einem leichten Nicken entgegen und gab Kim einen Wink, ihm zu folgen.

„Hat meine Glücksfee Lust auf einen Drink?“, fragte er. Seine Stimme war warm und weich wie flüssiger Honig.

„Gern.“

Er führte sie zu einem abseitsgelegenen Tisch und bestellte zwei Gläser Perlwein.

„Auf dich“, sagte er und sie stießen an.

Der Mann war seltsam, beschloss Kim, denn er fragte sie nicht wie andere aus, sondern redete über ganz alltägliche Dinge wie ein schmerzendes Knie oder ein lahmendes Pferd. Trotzdem schien es ihr, als beobachte er sie die ganze Zeit und als würde er ihre vorgetäuschte Selbstsicherheit durchschauen.

Als ihre Gläser leer waren, zog er den Sack mit seinem Gewinn hervor und reichte ihr eine Handvoll Goldmünzen über den Tisch.

„Die hast du dir verdient, ich danke dir.“

Er wollte sich schon erheben, da fasste Kim sich ein Herz. „Warte. Darf ich dich noch etwas fragen?“

Der Mann schien nicht überrascht zu sein. Vielmehr sah er ihr direkt in die Augen.

„Was war das für eine Münze vorhin? Ich habe so eine noch nie gesehen.“ Sie zögerte. „Mein Onkel war Seefahrer und hat mir schon viele Münzen gezeigt“, fügte sie schließlich hinzu.

Der schmale Mund ihres Gegenübers verzog sich zu einem dünnen Lächeln. „Die Menschen aus Nebrusk nennen sie Himmelsöffner. Man sagt, sie hat die Kraft, jemanden umzubringen, der dem Besitzer Schaden zufügen will. Mir war klar, dass ein Mann, der von dort stammt, ihre Annahme verweigern würde. In Nebrusk ist der Glaube daran hoch und der liebe Spielmacher stammt zweifelsohne aus diesem Reich. Jeder andere, der meinen Gewinn bezeugt hat, wird ebenfalls auf der

Hut sein und mir nicht bei nächster Gelegenheit das Messer in den Rücken rammen." Er zwinkerte ihr zu. „Aber du solltest auf dich aufpassen, junge Seemannsbraut."

„Woher wusstest du, dass ich auf das richtige Loch tippe?", fragte sie noch.

Der Mann legte den Kopf schief. „Das wusste ich nicht. Aber ich habe es mir gewünscht", sagte er und lächelte erneut, bevor er sich von ihr verabschiedete.

Kim blinzelte kurz und schon war der Mann verschwunden. Ohne die zwei Gläser auf ihrem Tisch und die schweren Goldtaler in ihrer Hand, hätte Kim glatt geglaubt, dass sie sich den Fremden nur eingebildet hatte. *Das sind mindestens sieben Goldmünzen.* Sie ließ ihre Finger über die glatte Oberfläche ihres Gewinns gleiten und schloss die Augen. Zum ersten Mal hatte sie nicht das Bedürfnis, sich komplett zu betrinken, sondern wollte nach Hause. Sie erhob sich und verließ den *Goldenen Palast*.

Die Nachtluft erfrischte ihre Gedanken und Kim war frohen Mutes, als sie über die Sprottenbrücke ging, die ihren Namen ihrer unscheinbaren Größe zu verdanken hatte. Kim war dieser Weg am liebsten. Sie war ihn schon oft gelaufen, wenn sie den Abend mit einem Herrn im vornehmeren Teil der Stadt verbracht hatte. Sie pfiff ein leises Lied vor sich hin und seit langer Zeit war ihr sogar danach zu Mute, die Brücke hopsend zu passieren, als sie hinter sich ein Scheppern und kurz darauf ein Fluchen hörte.

„Scheiße!", stieß eine heisere Männerstimme aus. Sofort griff Kim nach ihrem Krallenmesser und drehte sich um. Zwei düstere Gestalten traten hinter ihr auf die Brücke. Instinktiv wusste Kim, dass die beiden Typen bestimmt nichts Gutes im Sinn hatten, und setzte zur Flucht an. Im Laufen drehte sie sich noch mal nach den Finsterlingen um, wunderte sich, wieso die Männer ihr nicht nachsetzten, und fand sich im nächsten Moment auf dem harten Steinboden wieder. Ein dritter Mann beugte sich über sie. Kim begriff, dass sie auf einen uralten Trick hereingefallen war und wahrscheinlich über das Bein eines dritten Angreifers gestolpert war, der auf der anderen Seite der Brücke gelauert haben musste. Das laute Gelächter genügte ihr als Bestätigung.

Kim tastete nach ihrem Krallenmesser und fand es nicht. Es musste ihr beim Sturz aus der Hand gefallen sein. Rasch griff sie nach dem Dolch, den sie immer in ihrem Stiefel trug und tat, als sei sie bewusstlos.

„Na, das ging ja schnell, Glücksfee", sagte der Mann, der neben ihr stand, spöttisch. „Lass mal sehen, was der Graubart dir vom Gewinn abgegeben hat. Oder hast du gedacht, so etwas bleibt unbeobachtet?"

Kim presste die Lippen aufeinander und versuchte, anhand des Gelächters der anderen Männer auf der Brücke abzuschätzen, wie viel Zeit ihr noch blieb.

Zu wenig, beschloss sie und zögerte deshalb nicht, als der Beinsteller ihr seinen Fuß unter den Bauch schob und sie auf den Rücken rollen wollte. Mit aller Kraft stieß sie ihm ihren Dolch in die Wade, sprang auf die Beine, zog blitzschnell ihr anderes Messer aus dem Gürtel und rammte es dem schreienden Mann in den Leib, wo sie es einmal kräftig umdrehte. Sie riss das Messer wieder aus dem Sterbenden heraus und rannte. Hinter ihr war Bewegung in die beiden anderen Männer gekommen und ihr Schnaufen sowie ihre trommelnden Schritte halten hinter Kim zwischen den Lagerhallen. Sie hatte sich beim Sturz das Knie aufgeschlagen, ihr linkes Bein schmerzte, aber sie wusste, dass sie es schaffen musste, bis in eine belebtere Gegend zu kommen. *Daniel,* dachte sie und schlug den Weg zu seiner Taverne ein. Noch waren die Männer ihr auf den Fersen und holten langsam auf. Kims Bein pochte bei jedem Schritt heftiger. Mit letzter Kraft bog sie in die Seitengasse ein, die zu Daniels Taverne führte. Sie verfluchte die Absätze ihrer Schnürschuhe, schrie erschrocken auf, als sie stolperte und erneut der Länge nach hinschlug. Schon spürte sie den keuchenden Atem ihrer Verfolger, schaler Biergeruch mit Tabakgemisch blies ihr ins

Gesicht. Jemand zog sie auf die Knie, kaltes Metall presste sich an ihre Kehle.

„Gib uns das Gold, Mädchen. Und keine Tricks, sonst bist du schneller tot, als du ein Gebet sprechen kannst."

„Warum streckst du sie nicht einfach nieder? Du hast doch gesehen, was sie mit Zwille gemacht hat."

„Zu viel Aufmerksamkeit. Sieh, da hinten ist ein Licht angegangen. Also mach schnell, Mädchen."

Heiße Tränen rannen Kim über die Wangen. Sie würde das ganze Gold verlieren! All ihre frischgeschmiedeten Pläne wären zerstört. Aber wenn sie jetzt hier starb, war auch niemandem geholfen. Mit zwei Männern würde sie allein nicht fertig werden. Mit vor Wut zitternden Händen tastete sie nach dem Säckchen voller Münzen.

„Schneller!", drängte der Mann und presste die Klinge fester an ihren Hals. Sie spürte einen kurzen Schmerz. Hielt ihren Gewinn in den Händen und nahm sich vor, zumindest noch einen Blick in das Gesicht der beiden Räuber zu erhaschen, denn dann würde sie nach ihnen suchen und sich rächen können. Das schwor sie sich.

„Hier", presste sie hervor und hielt den Beutel hoch. Zu ihrer Erleichterung ließ der Druck der Klinge nach. Langsam drehte Kim sich um und blickte in ein vollbärtiges Gesicht, an dem verschwitzte, lange Haare klebten. Der zweite Angreifer trat heran und entriss ihr das Geld.

„Das wurde auch Zeit", sagte er und das letzte, was Kim sah, war ein schwerer schwarzer Stiefel, der sie mitten zwischen die Augen traf. In ihrem Kopf explodierte der Schmerz und von weit, weit weg meinte sie noch ein Hundebellen zu hören, bevor sie in die Finsternis hinüberglitt.

KAPITEL 27

Crystal

Die Tage nach ihrem zweiten Auftrag waren grauenvoll. Crystal schreckte morgens schweißgebadet aus Albträumen hoch und konnte sich kaum auf das Training konzentrieren. Sie fragte sich immer wieder, ob es ihre Berufung sein sollte, wehrlose Kinder abzuschlachten. Ein Hieb traf sie am Kopf und für einen Moment tanzten Tausende kleiner Sternchen vor ihren Augen. Dann traf sie ein zweiter Schlag, dieses Mal in den Rücken.

„Reiß dich zusammen, Raupe!“ Zornesrot tauchte das Gesicht von Ashram vor ihr auf. Minna stand neben ihr und sah sie kummervoll an.

„Du!“, rief Ashram aufgebracht in Richtung Minna, „sorg dafür, dass sie sich endlich reinwäscht, dann läuft das Training vielleicht wieder besser. Hier ist kein Platz für solche Empfindsamkeiten.“

Wortlos nahm Minna Crystal am Arm und führte sie hinaus. Im hellen Sonnenlicht blieben sie stehen und Minna betrachtete sie schweigend.

Sag irgendwas, komm schon, verdamm mich, oder mach sonst was. Ich ertrage es hier nicht mehr!

„Du solltest dich wirklich in den Quellen baden. Dieses Ritual gibt es nicht umsonst“, sagte Minna ernst, doch Crystal schüttelte nur den Kopf. Wie konnte sie Minna auch von dem Dämon erzählen, den sie bei ihrer ersten Reinwaschung gesehen hatte? Damals wäre sie fast ertrunken, wenn Hunt sie nicht gerettet hätte, aber der war in letzter Zeit ständig unterwegs. Außerdem würden die Quellen sie an ihre erste Nacht mit Hunt erinnern, daran, wie zärtlich er gewesen war. Seit ihrem Auftrag hatte er ihr mehr oder weniger die kalte Schulter gezeigt und gemeint, sie solle sich nicht so anstellen, das Töten gehöre nun mal zum Leben einer Libelle dazu.

„Danach wird es dir besser gehen, glaub mir", sagte Minna sanft. Ihre Freundin schien die Einzige zu sein, die sie einigermaßen verstand. „Ich werde dich begleiten. Es wäre doch schön, wenn du einen Teil deiner Sorgen wieder abgeben kannst."

Crystal nickte. Sie wusste, dass sie in diesem Punkt keine Wahl hatte, und beim nächsten Mal würde es nicht Minna sein, die sie zu den Quellen begleitete, sondern vielleicht ihr Trainer oder eine fremde Raupe.

Ein Wächter mit einer goldenen Maske und zwei eingerollten Widderhörnern stand vor dem Eingang. Minna trat auf ihn zu und wechselte ein paar Worte mit ihm. Der Wächter ließ sie passieren.

„In welches der Becken willst du?", fragte Minna.

Crystal deutete auf das kleinste, dessen schwarzes Wasser sie an einen tiefen Schlund erinnerte. *Soll er mich einsaugen und an einem lichteren Ort wieder ausspucken,* dachte sie und ließ sich von Minna beim Ausziehen helfen.

„Die Kupfermünze hast du?", fragte Minna. Crystal nickte und holte das Geldstück wortlos aus einer eingenähten Tasche hervor. Sie hatte sie seit ihrem Auftrag stets mit sich herumgetragen, aber ohne den Befehl von Ashram wäre sie wohl noch tagelang unbenutzt geblieben. Crystal wollte sie schon in das Becken hineinwerfen, doch Minna hielt sie zurück.

„Warte noch kurz." Ihre Freundin lief zu einer Hecke und riss ein Büschel Moos aus. „Das dürfte reichen", sagte Minna zufrieden und kehrte zu Crystal zurück. Zu ihrem Erstaunen zog sie sich ebenfalls aus. Ihr sehniger Körper war makellos bis auf eine lange Narbe an ihrer rechten Seite und unzählige Sommersprossen. Ein dichter Vorhang aus feuerroten Haaren floss über ihre Schultern.

„Geh du zuerst rein. Ich werde da sein, wenn du mich brauchst", sagte Minna.

Crystal warf ihre Münze in das Wasser, woraufhin es zu schäumen begann. Es leuchtete tiefrot, als würde das Wasser zu Blut werden. Als Crystal hineinstieg und das warme Nass sie umfing, meinte sie, aus der Ferne Kinderstimmen zu hören. Dann sah sie die Gesichter ihrer Opfer vor sich im Becken schwimmen. Sie wollte sofort umkehren, doch Minna legte ihr die Hände auf die Schultern und hielt sie fest. Das Wasser fühlte sich nun wie eine zähe, klebrige Maße an. Nur mit Mühe konnte Crystal eine Hand heben. Zwischen ihren Fingern rann träge ein roter Strom hindurch.

„Minna! Minna!", schrie sie in heller Panik und ihre Freundin reichte ihr ein Büschel von dem Moos, das sie vorhin gepflückt hatte. Noch während Crystal es fest in ihrer Hand knetete, verfärbte sich der Teich und nahm ein angenehmes Blau an. Sie atmete tief durch. Ihre Angst ließ nach, das Wasser floss jetzt wieder geschmeidig zwischen ihren Fingern hindurch. Sie formte mit ihren Händen eine Schale und wusch sich das Gesicht, um die stillen Tränen wegzuwaschen, die an ihren Wangen hinunterliefen. Nun konnte sie sogar den Grund des Beckens erkennen. Es war nicht so tief, wie es von außen schien. Crystal machte einen Schwimmzug auf die gegenüberliegende Seite und setzte sich dort auf eine Steinstufe. Minna war dicht hinter ihr.

„Dreh mir deinen Rücken zu", sagt sie zu Crystal und tauchte den Rest des Moosbüschels ins Wasser.

Anschließend fuhr sie damit in sanften Bewegungen über Crystals Schultern. Es wäre ein angenehmes Gefühl gewesen, wenn Crystal nicht schon wieder von Bildern überflutet worden wäre. Vor ihrem inneren Auge sah sie nun Kinder, Mädchen und Jungen, die sie in stummer Anklage anstarrten. Kinder, an deren Tod sie beteiligt gewesen war. *Das ist Irrsinn,* dachte sie und gleichzeitig verfärbte sich das angenehme Blau in ein dunkles Violett. Gelbe Schlitze tanzten wie ein Augenpaar auf der Wasseroberfläche. Eine raue Stimme sprach zu ihr: „Crystal, Crystal, Crystal", hallte es. „Rette mich, ich brauche dich!"

Crystal schrie auf und wollte aus dem Becken springen, doch wieder hielt Minna sie fest.

„Sieh hin", flüsterte sie. „Stell dich deiner Angst!" Mit weit aufgerissenen Augen und einem tiefen Schmerz in der Brust, beobachtete Crystal, wie die Dämonenfratze sich langsam auflöste und die Kinder aus ihrer vorigen Illusion näherkamen. Sie streckten die Arme nach ihr aus. Bevor sie Crystal berühren konnten, löste sich die zarte Haut von ihren Gesichtern und kahle Schädel glotzten ihr entgegen, bis auch diese, wie das Wasser zwischen ihren Fingern, zerronnen. Crystal zitterte am ganzen Körper. Ihre Brust hob und senkte sich im Rhythmus ihres Schluchzens. Minna hielt sie dicht an sich gedrückt und strich ihr über das Haar.

Im Nachhinein hätte Crystal nicht mehr sagen können, wie lange sie in dem Becken verweilten. Erst als die letzte Träne geweint, der letzte Seufzer verklungen war, nahm Minna ihre Hand und half ihr hinaus. Ihr rotes Haar hing ihr in Strähnen über die Schultern, als sie Crystal voller Mitgefühl ihren Kapuzenumhang zum Abtrocknen reichte.

„Das ist doch deiner", sagte Crystal matt, weil ihr nichts Besseres einfiel, doch Minna winkte ab.

„Mir ist warm genug, die Nachmittagssonne wird mich trocknen."

Dankbar wickelte Crystal sich in den Umhang.

„Ashram hat uns heute frei gegeben. Wir könnten also noch irgendwo hingehen. Außer du möchtest dich ausruhen? Ich weiß, wie anstrengend das Reinigungsritual sein kann."

Crystal schüttelte den Kopf. Sie war froh um Minnas Gesellschaft. Auf keinen Fall wollte sie jetzt wieder allein sein.

„Dann lass uns etwas laufen. So trocknen wir am schnellsten", beschloss Minna und sie zogen sich an.

Sie liefen durch die weiten grünen Wiesen, weg vom Schloss und von den Trainingsplätzen. Die Sonne wärmte sie und rasch fanden sie sich am Fuße des Hügels wieder, auf dessen Kuppe sie vor dem Winterfest die Rosen gepflückt hatten. Unweigerlich musste Crystal an Hunt denken. Nach dem zweiten Auftrag hatte sie es kaum erwarten können, ihn endlich wiederzusehen. Doch sein Gesicht war ihr hart vorgekommen und auch wenn sie sich geliebt hatten, war es nicht die zärtliche Vereinigung gewesen, die sie gebraucht hätte, sondern fordernd und schnell. Crystal seufzte. Minna, die vorausging, blieb stehen.

„Soll ich langsamer laufen?", fragte sie.

Crystal schüttelte den Kopf. „Ich habe nur gerade an Hunt gedacht und mich gefragt, wieso er seit meinem letzten Auftrag so komisch ist", gestand sie.

Minna war stehengeblieben und Crystal holte sie mit ein paar großen Schritten ein. Der Weg führte sie in einer sanften Steigung den grasbedeckten Hügel hinauf. Minna hakte sie unter.

„Männer sind manchmal komisch", sagte sie tröstend.

„Ich meine nur. Die Nacht im Schloss, und so …" Sie stockte. Minna sah sie mit hochgezogener Braue an.

„Also, er kann so liebevoll sein und jetzt ist er auf einmal anders. Fast, als ob etwas vorgefallen wäre."

„Er ist bestimmt nur angespannt. Wahrscheinlich warst du die letzten Tage so sehr in Gedanken, dass du gar nichts mitbekommen hast. Wie ich gehört habe, will der König bald in Stravoos einfallen. Das würde einen offenen Krieg bedeuten und da wird Hunt alle Hände voll zu tun haben."

„Kannst du dir vorstellen, was er in Stravoos will? Du kommst doch von dort", fragte Crystal deshalb vorsichtig, während sie sich den versteckten Rosenbüschen näherte.

„Der König erklärt es mit der Verrohung der Sitten. Damit, dass er nicht will, dass sich der Sumpf aus Gier und Verbrechen über ganz Favoria ausbreitet, aber wenn du mich fragst, steckt etwas anderes dahinter."

„Wie meinst du das? Hast du eine Idee?"

Minna schien mit sich zu ringen. Crystal glaubte, Furcht in

ihren Augen zu erkennen. Beruhigend legte Crystal eine Hand auf die Schulter ihrer Freundin. Minna sah sich um, als ob sie sichergehen wollte, dass sie allein waren. Dann holte sie tief Luft.

„Es gehen einige merkwürdige Sachen vor. Ich wollte schon länger mit dir darüber sprechen. Aber irgendwie schien nie der geeignete Zeitpunkt dafür zu sein."

Was redet sie da? Crystal blieb ganz still und zog nur ihre Hand zurück.

„Hunt war bei mir. Er hat mir einige komische Fragen gestellt. Ich dachte, er will dich vielleicht besser kennenlernen und er ist immerhin der Hauptmann der Königsgarde. Ihm schlägt man keinen Wunsch ab."

Crystal spürte, wie sich ein dicker Kloß in ihrem Hals bildete.

Minna sah sie eindringlich an. „Du bist sehr jung, um die Ausbildung zur Libelle zu beginnen. Es muss etwas Besonderes an dir sein, dass er dich mitgenommen hat." Sie machte eine Pause. „Weißt du, was genau geschehen ist, bevor du hierherkamst?"

„Ich war für das Mittsommerfest jagen und wollte für die auserwählten Mädchen etwas Besonderes beisteuern. Auf meinem Streifzug ist mir ein silberner Hirsch begegnet. Ich bin ihm bis auf ein Bergplateau gefolgt und dort bin ich in Ohnmacht gefallen. Später bin ich aufgewacht und Hunt direkt in die Arme gelaufen. Er hat mich zum Kloster zurückgebracht. Wir hatten eine Verletzte …"

Minna unterbrach sie mit einer unwirschen Geste.

„Warte. Du hast eines der silberfarbenen Tiere gesehen und danach ist Hunt aufgekreuzt? Kam dir das nicht sonderbar vor? Was hat man dir darüber erzählt?"

Crystal stockte. Sie wollte das irritierende Buch von Oberschwester Christine nicht erwähnen. „Hunt hat mir ein bisschen was erklärt, aber erst, als ich schon eine Zeit lang hier war."

„Was hat er darüber gesagt?" Minnas Stimme klang heiser.

Crystal wich zurück, weil ihre Freundin gar so aufgebracht schien. Sie versuchte, sich an die genauen Worte zu erinnern.

„Er hat mir von den eingesperrten Seelen unserer Ahnen

erzählt, die uns helfen wollen, Favoria zu lenken, und dass der Hirsch ihn zu mir geführt hätte."

„Was hast du gemacht, bevor du den Hirsch gesehen hast?", fragte Minna weiter.

„Ich war am Fluss", erinnerte sich Crystal. „Habe getrunken und na ja, dort habe ich ein Schmuckstück gefunden, besser gesagt einen Teil davon. Aber ich habe es wieder verloren, also denke ich nicht, dass es eine große Rolle gespielt hat."

Minnas Gesicht war bleich geworden. Ihre sonst so strahlenden Augen hatten sich verfinstert und ihr Mund war ein schmaler Strich geworden.

„Madras Amulett", flüsterte sie. „Es ist also tatsächlich wahr."

„Was ist wahr?"

Doch Minna war aufgestanden und lief einfach weiter.

Crystal hatte Mühe mit ihr Schritt zu halten.

„Was ist wahr?", wiederholte sie ihre Frage etwas lauter, doch ihre Freundin schien sie nicht mehr zu hören. Erst bei den wild wachsenden Rosen blieb sie stehen.

„Der Legende nach gibt es ein Amulett, mit dem die Gottesmutter Gaya den Menschen helfen wollte, ihren Weg zurück in die Freiheit zu finden. Damit hat Madra aus Navas den Feuerdämon gebannt, den Talamud geschickt hat, um Skade in ihre Schranken zu weisen. Ich hätte wissen sollen, dass der viele Schnee zum Winterfest kein Zufall war, ebenso wenig, wie deine Anwesenheit."

Crystal zuckte bei Minnas Worten zusammen. Was hatte sie bitte mit all dem zu tun?

Minna ließ sich in die Hocke sinken und berührte eine der Rosenblüten. Mit einem Ruck riss sie das Haupt ab. „Wenn es stimmt, was ich denke, bist du in großer Gefahr. Und Favoria ebenso", sagte sie leise.

„Könntest du bitte normal mit mir sprechen?", verlangte Crystal aufgebracht. „Ich habe keine Angst vor irgendwelchen alten Legenden und auch nicht vor der Wahrheit. Also, wenn du etwas weißt, dann sag es mir. Wenn es jedoch nur irgendwelche Ammenmärchen sind …"

„Ammenmärchen? Pah! Ich wünschte, es wäre so einfach." Minna schnaubte leise. „Dieses Amulett hat die Kraft, über das Schicksal aller Menschen zu entscheiden - vorausgesetzt, dass es Madras Amulett ist, was du gefunden hast. Etwas hat sich verändert in der letzten Zeit. Die Menschen hinter der Mauer erzählen, dass die Erde aufbricht und der Dämon erwachen wird."

Crystal erinnerte sich an Oberschwester Christines verstörendes Buch. Hatte ihre Freundin wohl ebenso blasphemische Vorstellungen wie Christine?

Crystal schluckte. „Bitte, Minna, woher willst du das alles wissen?"

Minna sah sie an, als wäre sie aus einer Trance herausgerissen worden. „Entschuldige. Aber es macht plötzlich alles einen Sinn. Crystal, versprich mir, dass du ein Geheimnis bewahrst."

Crystal nickte, obwohl sie ein ungutes Gefühl beschlich.

„Ich bin nicht aus Zufall hier. Es gibt Menschen, die für ein freies Favoria kämpfen. Ich muss ihnen sagen, dass das Amulett tatsächlich gefunden wurde. Es gibt noch direkte Nachfahren von Madras und Caios' Stamm. Männer und Frauen, in deren Macht es liegt, Favoria zu befreien."

Crystal unterdrückte einen Aufschrei. Was Minna ihr da anvertraute, war Hochverrat! Dafür würde man ihren Kopf neben den von Bastiaan Lemour stecken.

„Minna, das kannst du unmöglich ernst meinen. Von was für Leuten redest du?"

„Hör zu, wenn mir irgendwas passiert, dann versprich mir, dass du ein Schiff nach Nebrusk nimmst. Frag nach einem Captain Robinson und sag, dass du mich kennst. Er wird wissen, was zu tun ist. Der König sucht den Krieg mit Stravoos, um die Mauer zu sichern, die er einst gebaut hat."

Crystal wich vor Minna zurück. Sie kam ihr vor wie ein völlig fremder Mensch. Wo eben noch ihre gutgelaunte, beste Freundin gewesen war, stand jetzt eine Frau, die offenbar gefährliche Geheimnisse hatte.

Minna musste erkannt haben, dass sie Crystal verschreckt hatte, denn sie ruderte sofort zurück. „Hör zu, vergiss, was ich gesagt habe. Ich will dich auf gar keinen Fall da mit hineinziehen. Wenn du nicht mehr darüber wissen willst, bin ich jetzt still. In Ordnung?"

In Ordnung?

„Nichts ist in Ordnung!" Wütend verschränkte Crystal ihre Arme. „Ich glaube, ich habe ein Recht darauf, endlich zu erfahren, was hier gespielt wird. Wenn ich eine Libelle werden will, muss ich die Wahrheit aushalten."

Minna nickte zögernd. „Vorausgesetzt, du willst danach noch eine Libelle werden", fügte sie leise hinzu.

„Also, vor langer Zeit gab es ein Amulett, das den Menschen von Navas heilig war. Es ist in drei Teile gebrochen worden und ein Teil ist verloren gegangen. Man sagt, wenn eines Tages jemand das Herzstück findet, dann ein Erbe Madras, zu dem auch die anderen beiden Teile gelangen und der unsere Welt vom Fluch der Mauer erlöst."

Crystal brauchte einen Moment, bis sie ihre Sprache wiederfand. „Und du glaubst, das war das Amulett? Du musst dich täuschen, das kann nicht sein."

Minna sah sie nachdenklich an. „Es heißt, die eingesperrten Seelen der silbernen Tiere wollen Skade den Weg zurückweisen, damit diese sie befreien kann. Sie kommen, wenn der Erbe kommt. Magie kehrt mit ihm oder ihr zurück und die Welt wird eine andere sein."

Crystal wollte Minna schütteln. „Was redest du da? Ich bin ein ganz normaler Mensch, genau wie du. Genau wie ihr alle!"

„Und trotzdem hatten wir so viel Schnee wie nie, magische Tiere sind gesichtet worden und der Hauptmann der Königsgarde ist scharf auf dich."

Hätte Minna sie direkt ins Gesicht geschlagen, wäre das nicht so schmerzhaft gewesen wie diese letzte Bemerkung. Die Worte ihrer Freundin trafen sie mitten ins Herz. Minna schien zu merken, dass sie zu weit gegangen war, denn sie streckte die Hand nach ihr aus.

Crystal wich zurück. „Lass mich bloß in Ruhe. Woher solltest du das auch alles wissen? Hunt liebt mich und das bestimmt nicht wegen eines alten Schmuckstücks, das ich gar nicht mehr besitze!"

Minna schluckte.

„Crystal", presste sie zwischen ihren Lippen hervor. „Bitte, ich wollte dich nicht verletzen …"

„Nein. Ich will nichts mehr hören. Auf so eine Freundin kann ich verzichten." Sie sprang auf, lief den Hügel hinunter und blieb erst stehen, als sie an ihrer Unterkunft angekommen war. Es war später Nachmittag und die anderen waren noch beim Training, so fand sie den kleinen Palast verlassen vor und ging geradewegs in ihr Zimmer. Dort angekommen warf sie den Umhang von Minna in eine Ecke und war froh, ihn nicht mehr auf der Haut zu spüren. *Hunt liebt mich,* bekämpfte sie die aufkeimenden Zweifel. *Das hat er selbst gesagt, er liebt mich!*

Kraftlos ließ sie sich auf ihr Bett sinken. Sie verkroch sich unter der Decke, in ihrer eigenen, schützenden Höhle. In Gedanken ging sie zu jenem Bach zurück, in dem sie das Amulett gefunden hatte. Kurz darauf war tatsächlich der Hirsch aufgetaucht und Hunt. *Aber Hunt liebt mich um meinetwillen.* Sie spürte, wie ihr Tränen über die Wangen liefen und die Bettlaken benetzten. Wie lange sie so dalag, wusste sie nicht, irgendwann musste sie in einen unruhigen Dämmerschlaf geglitten sein.

Als sie wieder aufwachte, strich ihr jemand eine Haarsträhne aus dem Gesicht. Eine raue Handfläche fuhr ihren Arm entlang. Weiche Lippen küssten ihren Hals.

„Hunt?"

„Psst", klang seine vertraute Stimme. Noch etwas umnachtet drehte sich Crystal ihm zu. Seine Wärme umfing sie.

„Ich dachte schon, du hast mich vergessen", flüsterte sie.

„Wie könnte ich das schönste Wesen in ganz Favoria vergessen? Nein. Es tut mir leid, dass ich nicht da war, ich glaube, du hättest mich gebraucht."

Mehr als du denkst. Die Erinnerung an das Gespräch mit Minna versetzte ihr einen Stich. Doch Hunt zog sie näher zu sich heran. In seinen starken Armen fühlte sie sich geborgen. Ihre Finger vergruben sich in seinen Haaren. Er küsste sie voller Leidenschaft. Crystal fühlte die Hitze in sich aufsteigen und den Wunsch, Hunt zu spüren, zu fühlen, dass er der ihre war. Ihn in sich zu haben. Eins zu werden. Begierig schoben seine Hände ihre Bluse nach oben, streiften sie ab. Rasch löste er sein Wams, das zu Boden glitt. Crystal schmiegte ihre Haut an seine, gab sich den drängenden Küssen hin, mit denen er sie bedachte. Keuchte, als er mit seinem Mund an ihrem nackten Bauch hinabglitt und sie zwischen den Schenkeln mit seiner Zunge liebkoste. Schließlich hielt sie es vor Verlangen nicht mehr aus und zog ihn hoch, damit er in sie eindringen konnte. Ihr Körper erschauderte unter seinen Stößen. Ihr Liebesrausch war kurz, aber intensiv und ließ Hunt außer Atem in ihren Armen ruhen. Sie lauschte seinem gleichmäßigen Herzschlag, der kräftig wie sanfte Trommelschläge in seiner Brust hämmerte.

„Es tut mir leid, dass ich so lange weg war", sagte er erneut. Crystal nickte nur. Sie hatte sich unter der Decke hervorgeschält und sah aus dem Fenster. Es war eine helle Nacht, der Mond stand fast in seiner ganzen Fülle. Hunt betrachtete sie.

„Hast du geweint?", fragte er.

Crystal sah beschämt nach unten. Hunt hatte sie nach ihrem zweiten Auftrag schon ermahnt, dass sie nicht so sensibel auf alles reagieren dürfe.

„Hey", sagte er und küsste ihren Hals. „Ich war zu hart zu dir. Vergiss, was ich gesagt habe. Du hast deine Prüfung mit Bravour bestanden und es tut auch mir leid, wenn dabei Kinder sterben müssen. Es ist trotzdem besser so. Sonst würden wir immer Angst haben, dass sie eines Tages zu Verrätern heranwachsen."

„Ist schon gut. Ich habe mich reingewaschen und glaube, das hat geholfen."

Hunt atmete erleichtert aus. „Dann gibt es ja jetzt auch keinen Grund mehr zum Weinen, oder?"

Crystal dachte wieder an Minna und seufzte. Konnte sie Hunt ihre Sorgen anvertrauen? Oder besser ein anderes Mal?

Er hatte sich unterdessen aufgesetzt und schnitt mit seinem Rücken das einfallende Mondlicht ab. Crystal war gezwungen, ihn anzusehen. Ein Schauder lief ihr über den Rücken.

„Hunt?“, fragte sie leise, wie um sich zu vergewissern, dass mit ihrem Liebsten alles in Ordnung war. Er kam ihr auf einmal anders vor. Kälter, distanzierter.

„Sag mir endlich die Wahrheit. Dich plagt irgendwas, das sehe ich dir genau an. Also bitte rück mit der Sprache raus, Crystal.“ Er sprach ihren Namen so eindringlich, dass sie unmerklich zusammenfuhr. Hatte sie überhaupt eine Chance, diesem Mann etwas vorzuenthalten?

„Es ist wegen Minna“, gab sie kleinlaut zu. „Wir haben uns gestritten. Sie meinte, dass du nur wegen eines dämlichen Schmuckstücks mit mir zusammen bist. Keine Ahnung, warum sie das glaubt.“

Für einen Moment verengten sich Hunts Pupillen, wie bei einem Tier, das Beute wittert. Doch sein darauffolgendes Lachen war warm und glücklich. Es ließ Crystal daran zweifeln, dass da vorher noch etwas anderes gewesen war.

„Minna ist wohl eifersüchtig. Von welchem Schmuckstück hat sie denn gesprochen?“

„Es kann nicht besonders wichtig sein, denn ich habe es nur kurz gehabt. Es war etwas, das ich beim Jagen gefunden und gleich wieder verloren habe.“

„Verstehe“, sagte Hunt leise. „Ich liebe dich ganz so, wie du bist, und kein Schmuckstück der Welt könnte daran etwas ändern.“

Crystal sah in Hunts Gesicht. Da war ein glückliches Lächeln auf seinen Lippen und seine grünen Augen glänzten. Erleichtert ließ sie ihren Kopf gegen seine Brust zurücksinken. Er streichelte ihr über das Haar und auch wenn sie es sich noch so sehr wünschte, ganz konnte sie einen leisen Zweifel nicht verdrängen.

KAPITEL 28
Raynold

Da. Bitte schön. Du hast mir gute Dienste geleistet. Ich danke dir von Herzen."

Trisha sah ihn mit zusammengekniffenen Augen an. Sie wog den Beutel, den Raynold ihr gegeben hatte, in der Hand. „Dann lässt du mich tatsächlich gehen?", fragte sie.

Raynold nickte. „Ich möchte dich nicht wie eine Gefangene behandeln, denn das bist du nicht. Du hast dir nichts zu Schulden kommen lassen. Außerdem muss ich mich im Namen meines Bruders dafür entschuldigen, dass wir dich in unser Reich geschleift und bedroht haben."

Trisha atmete tief aus. „Soll ich noch mal zu ihm?"

Raynold sah sie an und lächelte dankbar. „Das wäre wirklich nett von dir."

Die Heilerin nickte.

Gemeinsam stiegen sie in die dunklen Kellergewölbe hinab. Vor der Zelle standen zwei Schwarzflügelmänner in schweren schwarzen Rüstungen, die ehrfürchtig zur Seite wichen, als Raynold herantrat. Ramires lag wie schlafend in einer Ecke seiner Zelle zusammengerollt. Er war mit massiven Eisenketten an die Wand gefesselt. Gerade außerhalb seiner Reichweite stand ein Eimer mit Wasser, so wie Trisha es angeordnet hatte. Der Anblick brach Raynold das Herz.

„Geh nicht zu dicht ran“, warnte die Heilerin ihn. Raynold suchte den richtigen Schlüssel an seinem Bund und sperrte die Gittertür auf. Ramires hob wie benommen den Kopf. Seine Augen leuchteten violett und er zog die Lippen zurück, wie ein knurrender Hund seine Lefzen.

„Ho“, sagte Trisha. „Wir haben dir etwas zu essen mitgebracht!“ Ramires gab ein Grummeln von sich, das sich anhörte wie eine weitentfernte Steinlawine hoch oben in den Bergen. Trisha kramte unbeeindruckt in ihrer Tasche und zog ein eingewickeltes, gegrilltes Stück Fleisch heraus, das sie von dem Tuch befreite und Ramires hinhielt. Die Ketten rasselten. Blitzschnell riss Ramires ihr das Essen aus den Fingern und schlug seine Zähne hinein, als hätte er schon seit Tagen nichts mehr gegessen.

„Zeigst du mir deine Hand?“, fragte Trisha und trat einen weiteren Schritt auf Ramires zu.

Der sah von seinem Essen auf und schlang gierig das letzte Stück herunter. Danach schien er ruhiger zu werden.

„Klaiberkraut“, flüsterte Trisha. „Es wächst bei euch in der Nähe der Königsgräber. Wahrscheinlich saß dein Vater deshalb so oft dort. Es beruhigt schon durch den lieblichen Duft, den es verströmt. Wenn man es isst, wirkt es noch besser. Aber man muss aufpassen, zu viel kann tödlich sein.“

„Du hast ihm aber doch hoffentlich nicht …“, setzte Raynold erschrocken an.

„Nein. Natürlich nicht. Ich bin eine Heilerin, keine Mörderin.“

„Ich dachte nur, weil er gar so benommen schaut“, entschuldigte Raynold seine erschrockene Reaktion.

Trisha beachtete ihn nicht weiter, sondern schien nur auf Ramires konzentriert zu sein. „Zeig mir deine Hand“, bat sie erneut mit ruhiger Stimme.

Zu Raynolds Erstaunen öffnete Ramires bereitwillig seine linke Hand, mit der er in der Dämonenhöhle auf den Stachel gefallen war. Der Kreis auf seiner Handfläche war größer geworden und glänzte so schwarz wie ein ausgelaufener Tintenfleck. Nur an den äußeren Rändern war ein dunkelroter Umriss zu sehen. Trisha seufzte schwer.

„Was ist?“, fragte Raynold, dem ein Schauer über den Rücken lief. „Manche Wunden verheilen nicht so leicht“, murmelte die Heilerin. Sie kramte ein weiteres Bündel aus ihrer Tasche hervor. Darin war ein Fläschchen mit einer klaren Flüssigkeit, von der sie ein paar Tröpfchen auf den schwarzen Fleck träufelte. Es zischte, sobald sie Ramires' Haut berührten und Raynold erschrak, als Ramires' Gesicht bleich vor Schmerz wurde.

„Psst. Ist ja gut. Ich will dir nur helfen.“ Trishas Stimme war ruhig und gütig, so als spräche sie mit einem verwundeten Gaul. „Hier. Ich verbinde dir die Hand, dann wird es bald besser.“ Sie kniete sich neben Ramires, der schweratmend auf dem Rücken lag und an die Decke seiner Zelle starrte. Raynold überlegte, wie lange sein Bruder nicht mehr gesprochen hatte. *Seit jenem Abend in der Winternacht, an dem ich ihm die Kette mit dem Amulett abgenommen habe.*

Raynolds Gedanken schweiften zu dem Ort, an dem die Kette verborgen war. *Asylas* Scheide. Er hatte die Schwerthülle extra neu anfertigen lassen, damit das Amulett einen Platz darin hatte. Es lag in ein weiches Tuch eingewickelt ganz unten. *Es tut mir so leid,* dachte Raynold und fragte sich, ob es Ramires besser gehen würde, wenn er ihm das verdammte Amulett zurückgab. Doch er brauchte sich nur an die Winternacht zurückerinnern, um zu begreifen, dass Ramires in seiner Zelle im Moment am besten untergebracht war.

Trisha hatte seinem Bruder einen dicken Verband angelegt und winkte Raynold aus der Zelle heraus. „Mehr kann ich im Augenblick nicht tun“, sagte sie. Raynold schwieg, bis sie die Hallen der Burg verlassen hatten und auf dem Hof standen.

„Wird er sich je wieder von dem Unfall erholen?“, sprach er seine dringendste Sorge aus.

Trisha musterte ihn. Ihr Gesicht kam ihm weise vor, obwohl sie nur ein paar Jahre älter sein konnte als er.

„Wenn es so war, wie du es mir erzählt hast und er tatsächlich in den Stachel eines Dämons gefallen ist …“

„Natürlich war es so. Weshalb sollte ich dich anlügen? Du hast selbst gesagt, dass es eine unnatürliche Verletzung ist."

„Da hast du wohl recht. Wenn er ein Hund wäre, würde ich ihn von seinem Leid erlösen."

„Was?"

Ihr Gesicht war wie in Granit gemeißelt.

„Er ist mein Bruder", sagte Raynold etwas leiser.

Trisha zuckte mit den Schultern. „Nun dann. Stell dich auf lange, schwierige Jahre ein. Alles, was du tust, wird nur einen temporären Effekt haben. Im Laufe meines Lebens habe ich gelernt, dass es mehr zwischen Himmel und Erde gibt, als das, was wir sehen. Aber wo immer so etwas Sonderbares im Spiel ist, wird es schwierig, den Betroffenen von seinem Leid zu befreien. Ich könnte mir vorstellen, dass man diesen *Dämon*", sie sprach das Wort mit hochgezogener Augenbraue aus, „erst mal töten muss, damit er seine Macht über deinen Bruder verliert."

„Machst du Witze?", fragte Raynold.

„Sehe ich so aus? Du wolltest die Wahrheit hören, hier hast du sie. Eins würde mich aber tatsächlich noch interessieren, wenn ich nun schon mal hier bin." Sie sah ihn erwartungsvoll an. „Der Dämonenfelsen selbst. Es gibt die kuriosesten Gerüchte und ich würde mir gern ein eigenes Bild davon machen."

Raynold rang mit sich. Eigentlich hatte er geschworen, sich diesem Ort nicht mehr zu nähern, andererseits hatte Trisha ihm mit ihrer Heilkunst sehr geholfen. „Die Wagen aus Stravoos treffen bald ein. Du wolltest in deine Heimat zurückkehren", sagte er stattdessen.

„Ja, so hast du es mir erzählt. In fünf Tagen. Ich bin eine gute Reiterin. Wenn ich deiner Erzählung trauen darf, werden wir rechtzeitig zurück sein."

„Also abgemacht. Ich zeige dir das Verbotene Tal und du zeigst mir, wie ich die Medizin für Ramires zubereite."

Trisha schlug in seine dargebotene Hand ein. Es war das erste Mal, dass Raynold sie lächeln sah.

Trisha hatte nicht zu viel versprochen. Sie ritt, als ob sie nie etwas anderes getan hätte. Für Raynold war es schwer, seinen kranken Vater und Ramires auf der Burg zurückzulassen, allerdings hatte ihm Zerbus, der alte Heiler, zugesichert, die Medizin so zu verabreichen, wie Trisha es empfohlen hatte. Was Ramires betraf vertraute Raynold auf seine sechs Wächter und nahm vorsichtshalber den Schlüssel zu der Zelle mit. Seine größte Sorge war, dass Philippa in der Zwischenzeit Unruhe stiften könnte, aber als er mit Trisha durch das Hinterland preschte, vergaß er seine Befürchtungen bald. Sie nahmen einen direkteren Weg, als den, den sie mit seinem alten Vater eingeschlagen hatten. Geradewegs auf den Dämonenfelsen zu.

„Diese Mauer, sie riecht förmlich nach Magie“, sagte Trisha. Sie hatten eine kurze Pause eingelegt, um die Pferde zu tränken. Von ihrem Platz konnte man ein Stück der hohen, schwarzen Steinmauer sehen, die sich wie eine gewundene Schlange durch die Landschaft zog.

Raynold hasste diese unnatürliche Begrenzung wie jeder andere Bewohner in Navas, deshalb nickte er nur und ging nicht weiter auf Trishas Bemerkung ein.

„Habt ihr nie versucht, darüber zu klettern?“, fragte sie weiter. Anscheinend war ihr Raynolds abwehrende Haltung dabei völlig egal.

„An den Toren und auf der Mauer sind Wachen postiert, wie du weißt. Es gab früher ein paar Schmugglerpfade über die Berge, aber es ist lange her, dass sie benutzt worden sind.“ Voller Unbehagen dachte Raynold an die sonderbare Verwandlung seines Bruders in eine schwarze Krähe. Davon hatte er Trisha nichts erzählt. Er rang mit sich.

„Hast du schon mal davon gehört, dass ein Mensch sich in ein Tier verwandeln kann?“, fragte er schließlich.

Trisha musterte ihn neugierig. „Du meinst wie ein Gestaltwandler in den alten Geschichten?“

„Ja, in der Art."

„Ich kann nicht ausschließen, dass es so etwas nicht geben kann", begann sie langsam, „allerdings habe ich das noch nie gesehen. Die Tiere, die ich behandle, sind, na ja, sie sind Tiere. Wollen wir weiter?"

Raynold nickte. Einerseits war er erleichtert, dass er Ramires nicht verraten hatte, andererseits hätte er gern gehört, was die Heilerin dazu zu sagen gehabt hätte.

Trisha war schon aufgestiegen und Raynold folgte ihr. Er hatte vor, mit ihr bis zu der Anhöhe zu reiten, von der aus man auf das Tal hinabsehen konnte. Bei ihrem letzten Besuch hatten sie Pete dort mit den Pferden zurückgelassen. Schon als die Hügelkette sich vor ihnen erhob, bemerkte Raynold die Veränderung in der Luft. Auch Trisha zügelte ihr Pferd und kam neben ihm zum Stehen.

„Was ist das für ein Rauschen?", fragte sie. Schweißtropfen glitzerten auf ihrer Stirn und Raynold klebte das leichte Reitergewand ebenfalls auf der Haut. Zu spät erkannte er, dass aus *Asylas* lederner Scheide Dampf aufstieg. Trisha stieß einen entsetzten Schrei aus, als die Schwaden ihre Hand streiften. „Verdammter Mist, dein Schwert raucht!"

So schnell er konnte, sprang Raynold von Andrex' Rücken, löste seinen Gürtel, riss *Asyla* heraus und ließ die Scheide ins karge Gras fallen. Ein Beben erschütterte den Boden, als ob die Erde sich aufbäumen wollte. Die Hügelkette schien zu wanken und der größte Gipfel brach auf und spie Funken. Trishas Pferd tänzelte nervös und die Heilerin lenkte es mit sicherer Hand aus dem Rauch.

„Wir müssen umdrehen. Nimm du Andrex' Zügel und reite voraus!"

Raynold sah die Fragen in Trishas Augen, doch zu seiner Erleichterung gehorchte sie ihm, nahm seinen Hengst und wendete ihr eigenes Pferd. Raynold wusste nicht, woher er die Gewissheit hatte, dass die Kette mit dem Amulett ihn nicht verbrennen würde. Er griff mit seinen Lederhandschuhen nach der Schwertscheide und schüttelte das Amulett daraus hervor.

Kleine Aschereste segelten zu Boden. Die Hitze hatte das Tuch verbrannt, in das das Amulett eingeschlagen gewesen war. Das Schmuckstück selbst war so wie immer.

Er nahm es auf und für einen Moment vergaß er die Angst vor dem feuerspuckenden Berg. Ein spitzer Schrei durchbrach die Luft. Als Raynold nach oben blickte, kreiste in weiter Ferne ein silberfarbener Adler. Ein unnatürlich kalter Wind erfasste seinen Umhang und blies über die Ebene, bis der Berg einen Feuergeysir ausspie und der Adler in einer grauen Rauchwolke verschwand. Raynold ließ *Asylas* Scheide zurück, wickelte sich die Kette mit dem Amulett um das Handgelenk und kehrte der Hügelkette den Rücken. In einiger Entfernung wartete Trisha auf ihn, ihr schneidender Blick fiel sofort auf das Amulett.

„Das war also das Ding, das ihr zusätzlich zum Dämonenstachel in der Höhle gefunden habt?“, fragte sie.

„Ja.“

Trisha starrte zurück in Richtung der Feuerberge und schien zu überlegen. „Ich hätte dieses Tal wirklich gern gesehen“, gestand sie schließlich. „Allerdings ist das wahrscheinlich gar nicht mehr nötig, denn ich glaube dir auch so, dass es hier mit seltsamen Dingen zugeht.“

Raynold schnaubte. „*Seltsame Dinge* ist wohl leicht untertrieben. Wir stecken in einem riesengroßen Schlamassel.“

Trisha musterte ihn mit ihren durchdringenden blauen Augen. „Da hinten ist eine Stelle zwischen ein paar Felsen, an der man gut rasten kann. Wenn du willst, kannst du mir alles erzählen.“

Und entgegen seiner zurückhaltenden, vorsichtigen Natur, sprach sich Raynold die Dinge, die ihm so schwer auf den Schultern wogen, von der Seele.

Trisha hörte einfach zu. Wenn sie überrascht war, zeigte sie es nicht. Weder zuckte sie bei Ramires' Verwandlung auch nur mit der Wimper, noch bei dem Geständnis, dass Raynold ein Dämonengesicht plagte. Nur, als er schließlich, von seiner Sorge erzählte, Philippa endgültig zu verlieren, lachte Trisha kurz und schüttelte den Kopf.

„Ich an deiner Stelle würde ihr keine Träne nachweinen", gab sie trocken zurück.

„Sie ist meine Verlobte. Nach dem Gesetz von Navas muss ich sie stets ehren, denn sie wird eines Tages an meiner Seite herrschen und mir Nachkommen schenken."

„Dann kannst du dich ja auch gleich mit einem Haifisch einlassen."

Raynold seufzte. „In meinen Träumen habe ich immer wieder ein Mädchen gesehen. Sie hat im dunklen Wasser gebadet und trug ein ähnliches Schmuckstück wie dieses hier." Raynold deutete auf das Amulett. „In meinem Traum hat sie um Hilfe gefleht, doch als ich auf sie zukam, ist sie erschrocken zurückgewichen, denn ich war der Dämon, den sie fürchtete. Meinst du, dass dieser Traum etwas zu bedeuten hat?"

Trisha zuckte mit den Achseln. „Ich bin nur eine einfache Heilerin. Aber manchmal sprechen die Träume tatsächlich zu uns. Wir sollten mehr über das Amulett herausfinden. Vielleicht kann ich in Stravoos Nachforschungen anstellen. Es gibt dort einen großen Hafen, in dem viele Neuigkeiten und Geschichten ankommen."

„Das würdest du machen? Danke."

Sie ritten schweigend weiter, bis das Tal außer Sichtweite war.

„Was war es, das du mir über den Mond erzählt hast?", fragte Trisha und deutete auf die schmale Sichel, die am Himmel stand.

„Du meinst, dass sich dein Gesicht in eine Dämonenfratze verwandelt?"

„Ja. Im Moment ist es ganz normal."

Raynold stutzte. Immer wieder hatte er sich nachts heimlich auf den Balkon gestellt, einen Spiegel in der Hand, und in seine Visage gestarrt, bis ihm fast schlecht davon wurde.

„So wie immer. Wie ein gefallener Gott", sagte Trisha mit spöttischem Unterton. Trotzdem lief Raynold rot an. Das schien der Heilerin zu gefallen, denn sie zeigte eine Reihe weißer

Zähne. „Keine Angst, ich werde trotzdem nicht über dich herfallen. Männer sind nicht so mein Ding."

„Oh", sagte Raynold erneut. „Dann bin ich ja beruhigt."

Der Abschied von Trisha einige Tage später fiel ihm schwer. Er hatte sie hinten in einen der Pferdewagen gesetzt, die Kornsäcke und Erz aus Navas nach Stravoos transportierten, im Austausch gegen andere Lebensmittel. Natürlich hatte Raynold dem Kutscher zwei extra Silbermünzen aus Stravoos gegeben, damit er Trisha sicher nach Hause brachte. Der hatte erst überlegt, dann aber sein Einverständnis gegeben, weil Trisha nicht aus Navas stammte und er somit auch nicht seinen Kopf riskierte, wenn er sie hinter die Mauer brachte. Trisha hatte Raynold genügend Medizin für einen Mondzyklus zubereitet und versprach, ihm zu schreiben, sobald sie in Stravoos angekommen war.

„Die Post wird gelesen und braucht manchmal ewig, bis sie uns erreicht", gab Raynold zu bedenken, doch Trisha lächelte nur.

„Glaube mir, ich weiß, wie ich eine verborgene Nachricht verfassen muss. Niemand wird die Wahrheit hinter meinen Worten erkennen, außer dir. Und mittlerweile solltest du ahnen, dass ich mich auf unsere tierischen Gefährten mehr verlasse als auf die Menschen." Sie zwinkerte ihm zu. „Und nun, Prinz von Navas, mach es gut. Ich bin gespannt, was hinter der Mauer geschehen ist, während ich weg war, und ich werde dir davon berichten."

„Danke." Er drückte ihre Hand zum Abschied und ließ die Plane eigenhändig über den Pferdewagen fallen. Trisha fuhr der Freiheit entgegen, während er dazu verdammt war, sich um das Erbe seiner Ahnen zu kümmern.

KAPITEL 29
Crystal

Dadurch, dass Hunt wieder öfter bei ihr war, blieb der Schmerz über ihren Streit mit Minna erträglich. In den Trainingsstunden ging Crystal ihr aus dem Weg. Sie konzentrierte sich ausschließlich darauf, besser zu werden. Ashram war mit ihrer Leistung zufrieden und auch, wenn sie des Nachts noch von Albträumen geplagt wurde, ging es ihr seit dem Reinigungsritual wieder besser.

„Warum habt ihr gestritten?“, fragte Lassaya, eine der Raupen aus ihrer Gruppe, in der Mittagspause.

Crystal zuckte mit den Schultern. „Eigentlich wegen nichts Wichtigem“, sagte sie leichthin, doch der Blick, den Minna ihr vom Nachbartisch zuwarf, ließ sie zu Boden schauen.

„Minna war immer gut zu dir“, sagte Lassaya. „Ihr solltet euren Streit begraben. So etwas hat in einer Schwesternschaft keinen Platz. Wenn es hart auf hart kommt, muss sich jede auf die andere verlassen können.“

„Ich würde niemals zulassen, dass ihr etwas geschieht!“, stieß Crystal lauter aus als beabsichtigt.

„Dann geh nachher noch einmal zu ihr. Ihre Wildnisprüfung beginnt morgen.“

Crystal seufzte. Während des restlichen Trainings überlegte sie, ob sie Lassayas Rat folgen sollte, oder ob sie darauf vertrauen durfte, dass sie sich mit Minna vor ihrer Kür zur Libelle aussprechen würde.

Crystal entschied sich schweren Herzens für Ersteres und fing Minna nach dem Training ab. Sie war in Begleitung zweier anderer Raupen und sah Crystal zunächst abweisend an. Doch dann verabschiedete sie sich von ihren Begleiterinnen und folgte Crystal auf einen einsamen Pfad, fernab der Hauptwege.

Eine Weile liefen sie stumm nebeneinander her, aber das Schweigen zwischen ihnen war härter auszuhalten als eine Nacht in der Winterkälte. Beide Mädchen setzten gleichzeitig zum Sprechen an und am Ende war es Minna, die sich durchsetzte.

„Tut mir leid, falls ich etwas Falsches über deinen Hauptmann gesagt habe. Es ist deine Sache, wem du dein Herz schenkst. Ich hoffe nur, dass er dich immer gut behandeln wird."

Crystal setzte ihrerseits zu einer schnippischen Bemerkung über den Bäckersjungen an, hielt sich aber im letzten Moment zurück.

„Ja, es ist meine Sache. Ich habe ihm von deiner Vermutung erzählt, dass du denkst, dass er nur auf das dämliche Schmuckstück scharf ist, und er hat mir versichert, dass das nicht der Fall sei."

Minna wurde plötzlich blass. Sie schluckte hart und wenn Crystal es nicht besser gewusst hätte, dann hätte sie fast vermutet, dass ihre Freundin Angst hatte.

„Was ist? Hast du gedacht, wir reden nicht miteinander? Dass ich Hunt nicht alles sagen kann, was mich bedrückt?"

Minna rang offensichtlich um Worte. Schließlich schüttelte sie den Kopf.

„Es war ein Fehler, dir zu vertrauen. Wenn ich weg bin, denk an meine Worte: Nichts ist, wie es scheint, und am Ende kommt es auf deine Entscheidungen an." Damit drehte sie sich um und beschleunigte ihre Schritte.

„Warte!", rief Crystal ihr hinterher, doch Minna sah nicht

mehr zurück. Crystals Herz wog schwerer als ein Felsbrocken. Sie fragte sich, was Minna damit gemeint hatte.

Hunts Arme waren ein Trost an diesem Abend. Er lachte, erzählte ihr Witze über den König und machte ihr Komplimente. Nicht einmal Katta störte sie heute. Wo immer sie auch war, sie hielt sich fern von Crystals Zimmer. Hunts warmer Körper ließ sie ihren Kummer vergessen und als sie, den Kopf auf seine Brust gebettet, einschlief, fühlte sie sich so wohl wie schon lange nicht mehr. In der Nacht jedoch wachte sie auf. Hunt war verschwunden. Die Stelle, an der er gelegen hatte, war noch warm, aber Crystal konnte ihn nirgends entdecken. Wahrscheinlich musste er zurück ins Schloss, dachte sie mit Wehmut und versuchte, wieder einzuschlafen. Doch so sehr sie sich auch bemühte, sie fand den Weg ins Reich der Träume nicht mehr.

Der Morgen war noch frisch und Crystal blies sich in die kalten Hände, während sie auf Hunt wartete. Um diese Zeit trafen sie sich zu ihrer Einzelstunde und auch wenn sie oftmals etwas früher Schluss machten, um noch kurz ihre Zweisamkeit zu genießen, begannen sie jedes Mal mit einem Lauf, um sich aufzuwärmen. Heute jedoch war von Hunt nichts zu sehen. Ob sie zu früh dran war? Crystal blickte zum Himmel, wo die Sonne bereits ein Meer aus orangefarbenem Licht zauberte. Ob es einen Notfall gegeben hatte?

Am Ende machte sie sich allein auf den Weg. Beschleunigte ihre Schritte, verfiel in ein leichtes Traben und steigerte ihr Tempo, als sie die sanften Hügel des königlichen Gartens entlanglief. In der Hoffnung, Hunt zu sehen, drehte sie sogar noch eine Runde an den Palastmauern vorbei, an denen zwei schwarzgekleidete Maskierte in schweren Lederrüstungen das Tor bewachten. Wie immer zuckte Crystal bei ihrem Anblick zusammen, zwang sich aber, weiterzulaufen. Doch sie konnte weder Hunts silbernen Haarschopf noch seinen königsblauen Umhang irgendwo entdecken.

Das Training mit den anderen Raupen verging wie gewohnt, abgesehen davon, dass die Abwesenheit von Minna sie irritierte. Auch zwei andere Gruppenmitglieder fehlten, die kleine Idara, die schnell wie ein Raubvogel war und Malessa, ein Mädchen aus Kayol mit Haut so braun wie Crystals Haar. Crystal hoffte, dass die Mädchen vielleicht mit Minna zusammen in der Wildnis ausgesetzt worden waren und dass sie sich gegenseitig helfen konnten. Aber schon im nächsten Moment fiel ihr wieder ein, dass jede Raupe die Wildnisprüfung allein ablegen musste. Sie fragte sich, wann sie selbst dran sein würde, denn dann könnte sie ebenfalls bald eine Libelle werden.

Hunt tauchte erst am Abend wieder auf, allerdings nicht allein, sondern in Gesellschaft seiner Todbringer, was Crystal einen gehörigen Schrecken einjagte. Sie war gerade dabei mit den anderen Raupen ihr Training beenden, als er mit seinem Gefolge auf schnellen Pferden angeprescht kam. Sofort gerieten die Mädchen in Unruhe. Sie blickten sich teils besorgt, teils erwartungsvoll an.

„Raupen“, rief Hunt vom Rücken seines weißen Hengsts herunter. „Tut euch in Fünfergruppen zusammen. Hier muss irgendwo ein gewaltiges Raubtier frei herumlaufen und ich möchte, dass ihr es jagt und erlegt. Jeder Gruppe gebe ich einen meiner besten Soldaten mit. Bewaffnet euch!“

Crystal suchte den Augenkontakt zu ihrem Liebsten, doch der gab seinem Pferd schon die Sporen und ritt weiter, ohne sie eines Blickes zu würdigen.

Im ersten Moment war Crystal wie versteinert. Doch jemand stieß sie von hinten an und sie erwachte aus ihrer Starre. Sie drehte sich um.

„Kitty“, stieß sie aus, doch die andere schob sie auf einen der

Todbringer zu. Eine Brosche mit einem kahlen Schädel glotzte ihr von seinem schwarzen Umhang entgegen. Die Luft wurde kälter und Crystals Lungen zogen sich zusammen. Sie zwang sich, an etwas Schönes zu denken, so wie Hunt es ihr beigebracht hatte. Es gelang ihr nicht, sein Gesicht heraufzubeschwören, dafür dachte sie an die Wälder des Klosters und wie die Morgensonne im Sommer ihre Strahlen zwischen den Stämmen hindurchwarf.

„Welche Waffe nimmst du mit?", fragte Kitty sie und Crystal war dankbar für die pragmatische Frage.

„Meinen Bogen. Er ist auf meinem Zimmer."

Mittlerweile hatten sich noch drei andere Mädchen in ihrer Fünfergruppe eingefunden. Keine davon kannte Crystal näher. Sie alle trugen schon Waffen, die die Kampfmeister gerade verteilt hatten.

„Nimm dir einen der Trainingsbögen, die sind genauso gut", riet ihr Kitty.

Crystal schüttelte den Kopf. „Ich hole meinen eigenen. Wenn wirklich ein gefährliches Raubtier in den Gärten unterwegs ist, dann ist das meine beste Waffe. Könntest du mir einen Gefallen tun?"

Kitty sah sie fragend an.

„Brecht schon mal auf! Ich werde euch einholen."

Crystal wartete die Antwort von Kitty nicht ab, sondern gab dem Todbringer Bescheid, dass sie noch eine Waffe holen wollte. Dieser nickte ihr hinter seiner starren Maske zu. Dann rannte Crystal los. Viele der Raupen waren bereits ausgeschwärmt. Diejenigen, die noch keinen Auftrag bekommen hatten, waren in ihre Unterkünfte geflüchtet. Crystal sprintete zu ihrem Zimmer, das leer und verlassen dalag. Hinter den Kleidern holte sie den Bogen hervor und steckte sich ihren Säbel *Nachtbringer* an den Gürtel. Geistesgegenwärtig griff sie auch noch nach einem Umhang und schlang sich den Köcher mit ihren Pfeilen um. In der Hoffnung, ihre Gruppe noch einholen zu können, war sie schon wieder auf dem Weg zurück, als sie innehielt.

Ein riesiges Raubtier? Etwas, das dem Hauptmann der Königs-

garde solche Angst bereitet, dass er sämtliche Raupen mobilisiert? Sie dachte an den Wolf, den sie zusammen mit dem silbernen Hirsch gesehen hatte. Wo würde sich solch ein Tier verstecken? Sicherlich nicht dort, wo lauter Trubel herrschte. Wenn sie das Raubtier erlegte, dann wäre Hunt bestimmt stolz auf sie! Crystal würde ihm endlich beweisen, dass sie genau wie die anderen Mädchen ihren Platz hier verdient hatte. Kurzentschlossen schwenkte sie in die andere Richtung um. Weg vom Trainingsgelände, hoch in die unwegsameren Anhöhen. Sie bewegte sich leise wie eine Katze, hielt immer wieder inne und lauschte. Sie meinte, ein Knacken zu hören, und folgte dem Geräusch. Die Gegend kannte sie inzwischen gut, denn hier war sie mit Minna gewesen.

Leise schlich sie den Pfad zum Wildrosenversteck hoch, machte erneut eine Pause, um einen Pfeil einzulegen, und lief geduckt weiter. Als sie ihr Ziel fast erreicht hatte, hörte sie plötzlich Stimmen. Jemand war schon vor ihr hier gewesen! Sie ließ den Pfeil enttäuscht sinken. Doch dann würde sie eben woanders nach dem Raubtier suchen. Crystal wollte gerade umkehren, als sie Hunts vertraute Stimme hörte.

„Packt sie da rein. Wir müssen sie mit nach unten nehmen!"

Crystal hielt den Atem an. Zwischen den Zweigen erkannte sie den Todbringer mit der goldenen Maske, der Hunt damals den Pfeil aus dem Arm gezogen hatte und einen weiteren Todbringer. Anscheinend zogen sie jemanden aus dem Unterholz hervor. Ein roter Haarschopf erschien wie ein Flammenmeer auf einem brachen Feld und Crystal schloss für einen Moment die Augen. *Nein!*

„Nein!", schrie sie entsetzt auf. Ihre Angst vor den maskierten Männern war für den Moment vergessen. „Hunt! Oh nein! Was ist hier geschehen?" Die Todbringer hatten Minnas bleichen Körper aus den weißen Rosen gezogen. Ihre Freundin lag in seltsam verdrehter Haltung vor ihr. Arme und Beine waren von blutigen Kratzspuren übersät. An ihrem Hals klaffte eine tiefe Wunde, als hätte ihr ein wildes Tier ein Stück Fleisch herausgerissen. Crystal war neben Minna auf den Boden gesunken und klammerte sich verzweifelt am reglosen Körper ihrer Freundin fest. „Minna! Wach auf. Bitte, ich brauche dich doch!" Tränen rannen ihr die Wangen hinunter, sie schmeckte Salz auf ihrer Zunge, betastete Minnas klamme Haut. *Zu kalt, zu starr, zu tot,* dachte Crystal, während sie sich gleichzeitig verbot, sich einzugestehen, dass sie ihre Freundin verloren hatte. Zwei Hände packten sie an den Schultern. Hunt riss sie nach oben.

„Was machst du hier?", fragte er harsch. Zwischen seiner Stirn hatte sich eine steile Falte gebildet, doch Crystal brachte kein Wort heraus, so sehr wurde sie von Trauer geschüttelt.

„Wickelt den Leichnam in das Tuch und bringt sie zum königlichen Heiler ins Schloss. Ich möchte wissen, was sie so zugerichtet hat!"

Die Todbringer beeilten sich, Hunts Befehlen zu folgen. Derjenige mit der goldenen Maske ließ seinen Blick auf Crystal ruhen und auch wenn sie seine Augen nicht erkennen konnte, fühlte sie, wie sie sich in sie hineinbohrten.

„Nun mach schon!", forderte Hunt ihn energisch auf und es klang wie das dunkle Grollen eines Donners. Hilflos musste Crystal mitansehen, wie man ihre tote Freundin in ein weißes Laken mit dem Königswappen wickelte und davontrug. Überwältigt von ihren Gefühlen begann sie, hemmungslos zu weinen. Hunt zog sie zu sich heran und sprach nun etwas sanfter auf sie ein, doch all seine beruhigenden Worte perlten an ihr ab.

„Ich hätte mich nicht mit ihr streiten sollen", schluchzte Crystal. „Nun werde ich sie nie wiedersehen, dabei war sie doch meine beste Freundin hier!"

„Psst. Ist ja gut", sagte Hunt, hielt sie fest umschlungen und streichelte ihr den Rücken. „Es war ein Unfall. Das Tier muss sie überrascht haben, als sie gerade auf dem Weg zu ihrer Prüfung war. Ich hoffe, sie haben es mittlerweile gefunden und erlegt."

Unmöglich! Minna hätte jedes Tier besiegt. Sie war immer auf der Hut und niemand hätte sie überraschen können. Doch Crystal war zu betäubt, um das auszusprechen.

„Ich muss ihr wenigstens die letzte Ehre erweisen", sagte sie mit schwacher Stimme.

„So gefällst du mir schon besser", meinte Hunt. „Das Leben

ist hart. Mit allem, was uns bevorsteht, brauchen wir jede gut ausgebildete Kriegerin und es ist eine Schande, dass so ein Unfall auf dem Palastgelände geschehen konnte. Minna war zu mehr berufen." Sanft strich er Crystal eine dunkle Haarsträhne aus dem Gesicht. „Ich habe mir Sorgen gemacht, als ich dich hier ganz allein gesehen habe. Was meinst du, was passiert wäre, wenn das Tier dir begegnet wäre?"

„Ich hätte es getötet", sagte Crystal überzeugt.

„Ich hoffe, du hast recht. Trotzdem muss ich in Zukunft besser auf dich aufpassen." Er tippte ihr mit dem Zeigefinger auf die Nasenspitze, dabei rutschte der Ärmel seines Hemdes ein Stück nach unten.

„Was ist das?", fragte Crystal und deutete auf die langen roten Striemen auf Hunts Unterarm.

„Das? Ach, das ist nichts. Muss gerade passiert sein, als wir Minna in den Rosen gefunden haben. Wahrscheinlich ein Dorn, an dem ich mich gekratzt habe. Komm, lass uns jetzt gehen."

Crystal folgte ihm wie betäubt. *Die Winterrose ist die einzige Rose, die keine Dornen hat,* hörte sie Minnas Stimme durch ihre Erinnerung hallen.

Teil Drei

Und wenn du eines Tages nicht mehr erkennen kannst, welcher Weg für dich bestimmt ist, dann schließe deine Augen und lausche tief in dich hinein. Denn nur in dir selbst wirst du die Wahrheit erkennen!

(Aus den Gebetsschriften des heiligen Klosters des Lichts)

KAPITEL 30
Crystal

Minnas Leichnam wurde ähnlich dem von Romina auf dem Festplatz vor dem Königsschloss aufgebahrt. Die Wachmänner und die ausgeschwärmten Raupen brachten die Kadaver zweier Hütehunde, die aus den Zwingern ausgebrochen und unbeaufsichtigt auf dem Schlossgelände umhergestreunt waren. Crystal warf einen Blick auf die armen Tiere und war sich sofort sicher, dass sie nichts mit Minnas Tod zu tun hatten. Selbst zu zweit wären sie zu schwach gewesen, um jemanden wie Minna ernsthaft zu verletzen. Nach ihrem anfänglichen Schock stand Crystal nun mit den anderen Raupen auf dem abgesperrten Platz. Ein neuer Tag war angebrochen und der königliche Heiler hatte offensichtlich die ganze Nacht damit zugebracht, Minna einigermaßen herzurichten. Sie lag fast wie eine schlafende Prinzessin aufgebahrt auf einem Podest und hatte das weiße Gewand der Königsraupen an. Crystal fielen Minnas Worte wieder ein. *Falls ich eines Tages sterbe, will ich nicht im Tal der Toten begraben werden.* Würde sie in der Lage sein, das zu verhindern? Crystal sah zu Hunt hinüber, der ausdruckslos neben der aufgebahrten Minna stand. Er hatte sie gestern Abend noch mit auf ihr Zimmer begleitet und Katta Anweisungen gegeben. Doch danach hatte er Crystal mit einem flüchtigen Kuss und der Bemerkung, dass er selbst noch einmal den Schlossgarten durchsuchen wollte, verlassen. All ihr Flehen, mitkommen zu dürfen, hatte nichts genutzt. Hunt war hart geblieben und Katta hatte ihr einen Beruhigungstrank verabreicht, der sie bis in die Morgenstunden hatte schlafen lassen.

Oben auf dem Balkon standen nun der König und seine Frau Queste. Seine Hoheit war in den Farben des Reiches Gemma gekleidet. Das schwarze Trauerkleid, das Queste trug, ließ ihr Gesicht noch bleicher wirken. Ashram erhob seine Stimme und lobte Minna in den höchsten Tönen.

„Sie war eine außergewöhnliche Raupe, auf dem besten Weg zur Libelle. Sie hatte ihr Leben dem Königreich Gemma verschrieben und sich bewusst von ihrer zwielichtigen Heimat Stravoos distanziert. Nun möge ihr Geist die Ruhe finden, die ihr im Leben nicht vergönnt war. Durch unsere Gedanken werden wir sie unsterblich machen."

Ein Priester trat heran und schwenkte ein Kupfergefäß, aus dem heller Rauch aufstieg. Es roch herb nach Weihrauch. In feierlichem Singsang rezitierte er Verse aus den alten Schriften Gemmas. Crystal verstand nur einen Bruchteil davon. Sie hatten im Kloster zwar Unterricht in den alten Sprachen der ersten Menschen gehabt, aber sie merkte doch, wie sie ohne Übung den größten Teil davon wieder vergessen hatte. Brennender als die monotonen Gebete des Priesters legte sich Crystal die richtigen Worte für später zurecht. Wenn sie Hunt darum bat, dafür zu sorgen, dass Minnas Leichnam anderswo begraben wurde, konnte sie ihrer Freundin vielleicht wenigstens diesen letzten Wunsch erfüllen.

So wartete sie, bis sich die anderen Raupen von Minna verabschiedet hatten und trat dann zu ihrem Hauptmann. Ihr fiel auf, dass unter Hunts Ärmel ein Verband zu sehen war. Wo er sich die Wunde wohl in Wahrheit zugezogen hatte?

Während sie das wächserne Gesicht ihrer toten Freundin betrachtete, fragte sie leise: „Wie lange bleibt Minna noch aufgebahrt?"

„Bis zur Abenddämmerung. Falls du hier Totenwache halten

möchtest, kann ich dafür sorgen, dass du heute vom Training freigestellt wirst."

„Das ist es nicht", entgegnete Crystal und spürte in ihrem Hals einen dicken Kloß. Sie fand nur mühsam den Mut für ihre nächsten Worte. „Minna hat mich gebeten, also sie hat sich gewünscht, dass sie nicht an dem Ort begraben wird, an den Romina und Ferva gebracht wurden."

Hunts Körper versteifte sich. Ohne ihn anzusehen, konnte sie sich genau ausmalen, wie er seinen Kiefer anspannte und sich seine Augenbrauen zusammenzogen.

„Nun, das wird nicht möglich sein. Jede im Dienst des Königs gefallene Raupe oder Libelle findet dort ihren letzten Ruheplatz", erklärte er knapp.

„Vielleicht gibt es doch einen anderen Weg", entgegnete Crystal mit mehr Zuversicht in der Stimme als in ihrem Herzen. „Sie hat sich das gewünscht und wenn es einer schafft, dann du. Ich wäre dir wirklich dankbar. Und eigentlich würde ich doch gern eine Weile hier verbringen und das Training ausfallen lassen."

Aus den Augenwinkeln sah sie, wie Hunt nickte. Als die letzten Raupen sich von Minna verabschiedet hatten und der König mit seiner Frau längst wieder vom Balkon getreten war, löste Hunt sich aus seiner Starre.

„Deine Freundin war tapfer. Es muss ein Missgeschick mit diesen zwei Hunden gegeben haben. Ich habe dafür gesorgt, dass der Aufpasser der Hunde augenblicklich aus dem Dienst entlassen wird. Wenn du willst, lasse ich ihn für seine Unvorsichtigkeit hinrichten."

Crystal schüttelte den Kopf. Das letzte, was sie wollte, war noch mehr Blut zu vergießen. Sie biss sich auf die Unterlippe. Eigentlich hätte sie Hunt gern davon erzählt, wie sehr sie daran zweifelte, dass zwei einfache Hunde Minna überwältigt hatten.

„Etwas ganz Komisches scheint in die Tiere gefahren zu sein", redete Hunt weiter, als ob er in Crystals Gedanken lesen könnte. „Wahrscheinlich haben sie von den giftigen Wildbeeren gegessen, die unten an den Hügeln wachsen. Ihre Mäuler haben geschäumt, als meine Todbringer sie erlegt hat."

Gibt es Hunde, die Beeren fressen? Crystal war des Debattierens müde, deshalb schwieg sie. Minnas Haar war so rot und kraftvoll wie immer, aber in der Sonne schmolz langsam die Schminke, mit der man ihre Verletzung am Hals überpinselt hatte. Die hässlichen blauen und roten Flecken traten nach und nach wieder hervor. Gern hätte Crystal die Wunden mit einem Tuch bedeckt, aber natürlich durfte sie nicht einfach den Leichnam berühren. Hunt verließ sie irgendwann, doch Crystal sah ihm nicht nach. Sie stand bei Minna, bis die Sonne ihren Zenit längst überschritten hatte und sich langsam wieder senkte. Als es Zeit war, Abschied zu nehmen, strich sie ihrer Freundin verstohlen über das Haar.

„Mach's gut und ich hoffe, du triffst deinen Bäckerjungen irgendwann wieder", flüsterte sie.

Mitten in der Nacht wurde sie aus einem unruhigen Schlaf gerissen. Ihre Tür schob sich auf und Crystal starrte ins Halbdunkel. Ihre Hand glitt zu *Nachtbringer*, dem Säbel aus Dämonenstahl, der seit dem zweiten Auftrag unter ihrem Kissen ruhte, wenn sie allein schlief. Sie atmete tief und gleichmäßig weiter und lauschte. Vielleicht war es Katta, die nach ihr sehen sollte? An den schweren Schritten erkannte sie, dass es nicht ihre stumme Gefährtin sein konnte, die nähertrat.

„Crystal? Bist du wach? Ich bin's."

Erleichterung durchflutete sie. *Hunt.*

„Ja. Ich habe dich gehört."

„Gute Nachrichten, meine Liebste", flüsterte er und setzte sich auf ihre Bettkante. „Ich habe es geschafft und dir deinen Wunsch erfüllt. Meine Todbringer werden Minnas Leichnam in Richtung Norden bringen. Zum Sidafluss, der direkt in die offene See führt. Dort wird man ihr eine letzte Ruhestätte geben."

„Tatsächlich?“ Im Mondschein, der durch die Vorhänge fiel, glänzten Hunts Haare wie der Silberschweif eines Kometen. Sein Gesicht war bleich und kantig, die Augen zwei dunkle Punkte, die auf sie hinabsahen.

„Ich habe es für dich getan. Weil du es dir so sehr gewünscht hast.“ Er drückte ihr sanft einen Kuss auf die Wange, seine Lippen wanderten zu ihrem Ohr. „Und jetzt möchte ich, dass du auch etwas für mich tust.“

Crystals Körper spannte sich an. Sie hielt sogar die Luft an, während sie in die Stille der Nacht lauschte, die nur von Hunts ruhigen Atemzügen durchbrochen wurde.

„Es ist sehr wichtig, dass du mir sofort Bescheid sagst, wenn dir noch einmal so ein Schmuckstück in die Hand fällt.“

Seine Worte krochen ihr wie Eisfinger die Wirbelsäule empor. *„Er ist nur auf das Amulett scharf“*, hörte sie Minnas Stimme in ihrer Erinnerung.

Crystal atmete einmal tief ein. „Natürlich mache ich das“, versprach sie und fast hätte sie ihre eigene Lüge geglaubt.

Hunt schien zufrieden, denn er streichelte ihr mit der unverletzten Hand über den Rücken.

„Was ist mit deinem Arm passiert?“, fragte Crystal.

„Angeknackst. Ich bin gestern blöd gefallen.“

„Blöd gefallen?“

„Ja. Es war eine Wurzel im Weg und ich bin gestolpert.“

Crystal strich ihm tröstend über die Wange. Hunts Augen loderten wie ein kaltes Feuer und zu gern hätte sie ihm geglaubt. Sie küsste ihn auf den Mund, spürte, wie er ihr nachgab und seine Lippen leicht öffnete. Ihre Zungenspitzen berührten sich. *Schmecken so Lügen?*, fragte sich Crystal. *Schmeckt so Verrat?* Sie hatte schon bei der Totenwache beschlossen, dass sie den Mord an Minna aufklären würde, und sie hatte einen grausamen Verdacht. Doch wenn sie nicht selbst umkommen wollte, dann musste sie sich ab sofort eine Maske zulegen, die ihre wahren Gedanken verbarg.

KAPITEL 31
Esra

Esra dankte den Göttern, dass sie es noch rechtzeitig geschafft hatte, den Seidenkanal zu überqueren. Wie sie allerdings eines Tages den Weg zurück aus diesem verdammten Königreich finden sollte, das wusste sie nicht. Sie sah in den strahlend blauen Himmel zu ihrem Falken hinauf. Seit sie vor ein paar Wochen die Wälder von Gemma erreicht hatten, hatten sie gut gespeist. Hier gab es Wild und Beeren, Wurzeln und Pilze im Überfluss, dazu klare Bäche, von denen sie trinken und in denen sie ihre verschmutzte Kleidung auswaschen konnte, ohne zu erfrieren. Esra dachte an Fenrir, dem diese weite Landschaft bestimmt gefallen hätte. *Suchst du mich schon, mein Liebster?*

Sie seufzte. „Jetzt müssen wir nur noch das Wolfsmädchen finden, was Jarl?" Ihr Falke flog in Kreisen tiefer und landete schließlich auf der Spitze einer Tanne. Wie immer verfolgten seine wachen Augen jede ihrer Bewegungen. Mit Jarl fühlte sie sich relativ sicher, denn er würde einen Schrei ausstoßen, wenn Gefahr drohte. Aus den luftigen Höhen konnte er jeden, der sich ihnen näherte, rechtzeitig erkennen. Esra hatte sich schweren Herzens ihrer Felle entledigt und diese in einem Dorf verkauft. Schnell war ihr klar geworden, dass sie die einfachen Bewohner nicht verstand. Sie sprachen kein Stravoosi und erst recht nicht die nordische Sprache. Deshalb konnten sie ihr bei ihrer Suche nach dem Mädchen nicht helfen. In leichterem Gewand kam sie schneller vorwärts. Sie hatte die großen Städte Calaia und Bel Armyy mit ihrem Königsschloss gemieden. Fenrir hatte ihr erzählt, dass sich dort früher die Menschen aller freien Reiche an den Häfen getummelt hatten, um Handel zu treiben, doch das war, bevor der König damit begonnen hatte, Handelssperren gegen Stravoos zu verhängen. Angesichts der angespannten Stimmung gegenüber Fremden hatte sie einen großen Bogen um die beiden Städte gemacht und sich daran erinnert, dass die Visionen ihr ein Mädchen in den Bergen gezeigt hatten.

Nur deshalb hatte sie den beschwerlichen Weg bis in die Ausläufer des Orayo-Gebirgszugs auf sich genommen, der den Südosten des Landes durchzog. Seit dem Abschied von den zwei Stammesgeschwistern Tamik und Hayda hatte sie mit niemanden mehr gesprochen. Die beiden Jugendlichen hatten ihr von der anderen Seite des Seidenkanals zugewunken und ihr viel Glück für ihre weitere Reise gewünscht. Zu gern dachte Esra jetzt an den Pferderitt durch das verschneite Land zurück, an das Lachen ihrer jungen Gefährten und die wenigen gemeinsamen Abende, an denen sie Brot, Käse und gesalzenen Fisch geteilt hatten. Nun hatte sie schon etliche Meilen zu Fuß zurückgelegt, hatte mehr als eine Mondphase lang das fremde Reich durchquert, ohne auch nur einen Anhaltspunkt dafür zu finden, wo das Mädchen aus ihrem Traum sein könnte.

Sie streckte ihre nackten Beine im Gras aus und überlegte ihr weiteres Vorgehen. Es war für sie ausgeschlossen, unverrichteter Dinge nach Skar zurückzukehren, denn sie war sich noch immer sicher, dass die Ahnen sie nach Gemma geführt hatten.

„Nur wo finde ich das Mädchen?“, fragte sie leise. Ein Windhauch glitt durch die Kronen der umstehenden Bäume, als wollten sie ihr etwas in einer fremden Sprache mitteilen.

„Leider verstehe ich euch nicht“, murmelte Esra. Sie erhob sich und besah sich ihre Gestalt in der glänzenden Wasseroberfläche des Tümpels. Sie hatte an Gewicht verloren, trotz der reichlichen Beute, die sie in letzter Zeit erlegt hatte. Ihr breiter

Schwertgürtel saß nun deutlich lockerer um ihre Taille und sie spürte die Rippen, wenn sie ihren Oberkörper entlang strich. Wenn sie heimkam, würde Fenrir ihr seinen Wildschweineintopf vor die Nase stellen, bis sie wieder ihre alten Kurven hatte. Für einen kurzen Moment schwelgte sie in Erinnerungen daran, wie ihr Liebster ihren ganzen Körper geküsst hatte, an seine großen Hände auf ihrer warmen Haut. Jarl stieß einen dumpfen Schrei aus und sofort ging Esra in Lauerstellung. Sie versteckte sich hinter einem Baum und beobachtete, wie eine Gruppe jüngerer Mädchen mit ihren Angeln an den Tümpel kam und sich dort niederließ. Die Mädchen schienen unterschiedlichen Alters zu sein und Esra überlegte, ob eine davon das Wolfsmädchen sein konnte. Doch sie erschienen ihr allesamt zu jung. Deshalb gab sie Jarl ein Handzeichen. Der Vogel legte den Kopf schief. In dem Moment, als eine der Anglerinnen einen kleinen Fisch aus dem Wasser zog, stürzte Jarl wie ein Blitz von der Baumkrone herab und riss dem armen Mädchen ihren Fang aus den Händen. Esra hörte laute Rufe, Jarl hatte für einen ziemlichen Aufruhr gesorgt. Sie nutzte die Gelegenheit und zog sich tiefer in den Wald zurück.

Später saß sie mit Jarl an einem knisternden Feuer und zupfte das weiße Fleisch von der Forelle. Natürlich teilte sie schwesterlich mit ihrem Seelentier.

Vor dem Einschlafen löschte sie das Feuer und wickelte sich in ihren dünnen Umhang. Wie jeden Abend zog sie das Amulettstück hervor. Es hing sicher verwahrt an einer silbernen Kette um ihren Hals. Sie hielt es vor ihr Gesicht und zeichnete die eingravierten Runen darauf nach.

„Bring mich zu dem Mädchen mit ihrem Wolf. Wo immer sie auch ist", betete Esra leise. Das Amulett in der Hand und das Herz voll von Gedanken an Fenrir schlief sie ein - in der ewigen Hoffnung, dass ihr der nächste Morgen den rechten Weg weisen würde.

Als sie am nächsten Tag die Augen aufschlug, fuhr sie zusammen. Sie blickte in die Gesichter mehrerer Frauen, die um sie herumstanden und offensichtlich darauf warteten, dass sie aufwachte. Mit geübtem Griff ging ihre Hand zu ihrem Schwert, das sie auf ihren eigenen Beinamen, *Bärentöter,* getauft hatte. Ihr nächster Gedanke war die Frage, weshalb Jarl sie nicht geweckt hatte. Sie versuchte, ihn zwischen den Bäumen zu erspähen, was ihr aber nicht gelang. Misstrauisch beäugte sie die Frauen und setzte sich auf.

„Wo ist mein Falke?", knurrte sie. „Ihr habt ihm doch wohl nichts getan? Wenn doch, hat euer letztes Stündchen geschlagen!"

Vier der fünf Frauen sahen erwartungsvoll zu einer hochgewachsenen Frau in einer weißen Robe auf.

„Leg dein Schwert nieder, wir wollen dir nichts zuleide tun", sagte sie auf Skaran.

Esra war so überrascht, dass sie *Bärentöter* neben sich ablegte. „Ich habe einen Falken", hob sie erneut an und die Frau in der weißen Robe nickte und sagte etwas auf Gem, der Sprache der Bewohner Gemmas. Eine andere der Frauen hob einen Käfig hoch, der mit einem Jutesack bedeckt war, und zog den groben Stoff hinunter. Jarl saß auf dem Boden und spähte hilflos zwischen den Holzstäben hervor. Esra überlegte blitzschnell ihre nächsten Schritte, doch diejenige, die Skaran

beherrschte, hob beschwichtigend die Hand.

„Wir lassen den Vogel wieder frei, aber dafür erzählst du uns, was du in den Wäldern unseres Klosters suchst, denn dass du dich nicht einfach so verirrt hast, ist offensichtlich."

„Schön. Aber erst der Vogel", presste Esra hervor, dachte dann aber an ihr Gebet vom Vorabend. Was wusste sie schon von der Vorgehensweise derer, die sie leiteten? Vielleicht waren diese sonderbaren Frauen nützlicher, als sie aussahen. Die Käfigtür wurde geöffnet und Jarl flatterte rasch auf ihren Arm. Er sah beschämt darüber aus, dass er sich hatte einfangen lassen. *Zu Recht!* Dem Augenschein nach waren diese Frauen alt und langsam, aber das täuschte wohl.

„Mein Name ist Christine“, unterbrach die Sprecherin der Gruppe ihre Gedanken. „Ich bin die Leiterin eines Klosters, in dem Mädchen jeden Alters ausgebildet werden.“

Aha, daher war also die Gruppe der Anglerinnen gekommen, dachte Esra. Vielleicht hatten sie dieser Christine von dem stibitzten Fisch erzählt?

„Und du stammst von den nordischen Inseln Skars, wie es mir scheint.“

„Aye“, sagte Esra und beschloss, den Frauen zu folgen. Wo in diesem Hinterland würde sie sonst jemanden finden, der ihre Sprache kannte?

Das Kloster glich einer versteckten Tempelanlage. Das Haupthaus war aus Holz gebaut und hatte ein spitzes Dach. Die Eingangstür war bunt verziert und Esra fiel auf, wie gepflegt das Gelände drumherum aussah. Die Frauen hatten ihren eigenen Kräuter- und Gemüsegarten, aber keine Viehzucht. Mädchen jeden Alters liefen in verschiedenfarbenen Gewändern herum, saßen in Gruppen beisammen oder gingen ihren Tätigkeiten nach. Einige unterbrachen ihre Arbeit, blieben stehen und schauten sie neugierig an. Eine Geste von Schwester Christine reichte jedoch aus, damit sie beschämt die Augen niederschlugen. Die Frau schien eine Autoritätsperson zu sein. Esra dagegen lief hinter ihr und besah sich die Mädchen genauer. Die meisten hatten die typischen dunklen Augen und Haare der Menschen aus Gemma, sie sah jedoch auch einige Mädchen, die durch blonde Locken oder durch tiefbraune Haut herausstachen.

„Du musst entschuldigen, wir haben nicht oft Besuch von Menschen aus den fernen Nordinseln und obwohl unsere Schülerinnen aus fast allen Reichen Favorias stammen, ist eine vollbewaffnete Skar-Kriegerin mit einem Falken auf dem Arm ein allzu verlockender Anblick. Das lässt sie die Benimmregeln vergessen.“

Esra winkte ab. Auch wenn sie keine eigenen haben wollte, liebte sie Kinder sehr. Sie waren oft ehrlicher als erwachsene Menschen.

„Du musst hungrig sein von deiner Reise“, sagte Schwester Christine. „Darf ich dir eine Erfrischung anbieten?“

„Ja, gern“, sagte Esra, die nicht unhöflich sein wollte.

Christine gab ein paar Anweisungen. Dann klopfte sie an die massive Holztür und sprach mit der Frau, deren Kopf hinter der Luke erschien.

„Meine treue Gefährtin Schwester Sora wird dich in die Hallen begleiten. Sie wird dir einen Waschzuber vorbereiten lassen und dir saubere Kleider geben. Außerdem müsste ich dich bitten, deine Waffen abzulegen. Das Kloster ist ein heiliger Ort, an dem sie normalerweise nichts zu suchen haben. Deinen Falken kannst du ruhig fliegen lassen. Niemand wird ihm etwas zuleide tun.“

Esra sah erst zu Jarl und dann zu Schwester Christine. Fenrir hatte ihr oft gesagt, dass sie einen tödlichen Blick hatte, wenn sie sich über irgendetwas ärgerte, und sie hoffte, dass Schwester Christine nun die richtige Botschaft daraus lesen würde. Sollte Jarl etwas zustoßen, würde sie die ältere Frau eigenhändig dafür verantwortlich machen. Widerwillig ließ Esra ihren hölzernen Rundschild mit dem gemalten Bärenkopf und ihr Schwert zurück und folgte Schwester Sora ins Kloster. Eine angenehme Ruhe erfüllte die Räume. Sora führte sie durch eine große Halle, die wahrscheinlich für die gemeinsamen Mahlzeiten genutzt wurde, und dann einen Gang entlang. Esra merkte sich jede Abzweigung, jede Tür. Nur zur Sicherheit, falls sie in einen Hinterhalt geraten sollte. Die blinde Klosterdienerin machte allerdings einen gütigen Eindruck. Sie war etwas älter als Schwester Christine. Sora hielt einen Stock in der Hand, den sie jedoch hier drinnen nicht zu benötigen schien, denn sie schritt zügig und zielsicher durch das Kloster.

„Das hier sind die Schlafräume unserer Mädchen“, erklärte sie in brüchigem Stravoosi und klopfte mit ihrem Stock gegen eine der Türen. Stravoosi war eine Sprache, die Esra in den Grundzügen beherrschte. Sora hatte sich zu ihr umgedreht und Esra nickte, bis sie sich an die Blindheit der Frau erinnerte.

„Ja“, schob sie deshalb schnell nach.

Sora sagte noch etwas von einem Bad, aber das sah Esra selbst, denn ein lichtdurchfluteter Baderaum lag vor ihnen. Der Boden war aus dunkel geschliffenem Holz, das glänzte wie das Deck eines jungfräulichen Langbootes. Ein Fenster gab den Blick auf einen Blumengarten frei, in der Mitte stand ein Badezuber.

Sora sagte etwas über eine Zeremonie, aber Esra verstand es nicht so genau und sagte nur „Ja".

Auf einer Art Altar stand eine Figur der Eisgöttin Skade, umringt von bunten Blumen und Beeren. Ihr Gesicht war so weiß wie Milch, die Augen dunkler als das Holz des Bodens und ihre Haare funkelten silberweiß. Als könnte Sora Esras Blick erraten, drehte sie sich zu der Statue, verbeugte sich und murmelte ein paar Sätze, die sich nach einem Gebet anhörten.

„Wasser kommt", sagte Sora auf Stravoosi und verließ den Raum.

Esra staunte nicht schlecht, als sie Schritte auf dem Gang hörte und nach und nach Mädchen in Zweiergruppen eintraten und große Kessel mit warmem Wasser brachten. Niemand starrte sie an. Anscheinend hatte Schwester Christine mit ihren Schülerinnen gesprochen. Esra konnte sich ein Grinsen nicht verkneifen. Zwei rothaarige Mädchen blieben im Badezimmer zurück, bewaffnet mit Schwamm und Kamm und deuteten auf den vollen Zuber.

Nur zu gern legte Esra ihre reisegeplagte Kleidung ab und stieg in das dampfende Wasser. Das Amulett allerdings trug sie weiterhin um den Hals. Falls die Mädchen sich über ihren mit Narben übersäten Körper oder die dunkelblau eintätowierten Runen wunderten, merkte man ihnen das nicht an. Konzentriert schrubbten sie Esras Rücken, wuschen ihre Haare mit duftender Seife und rieben sie mit Öl ein, als sie die Wanne einige Zeit später verließ. Eines der beiden Mädchen reichte ihr ein weißes Leinentuch, mit dem sich Esra abtrocknete. Das andere trug einen Schemel heran, auf den sich Esra ihren Gesten nach setzen sollte. Immer noch in das Laken gewickelt, nahm sie Platz. Die beiden Mädchen begannen ihr Haar zu kämmen und ihre Nägel zu schneiden.

„Halt!“, rief Esra und wollte protestieren, doch die Mädchen sahen sie nur verständnislos an. „Ihr müsst diesen ganzen Firlefanz nicht machen. Ich will hier keinen Schönheitswettbewerb gewinnen oder so. Ich möchte nur nach dem Wolfsmädchen suchen. Kennt sie jemand von euch?“ Esra redete, obwohl sie wusste, dass man sie nicht verstand. Die Mädchen schrubbten unbeirrt weiter, so lange, bis Esra das Gefühl hatte, eine Puppe zu sein. Zum Höhepunkt steckte man sie noch in ein luftiges Kleid. Esra rollte mit den Augen und versuchte, ihren bösen Blick aufzusetzen, doch die Mädchen lächelten nur.

Dieser Fetzen würde in Skar keinen Tag überleben, dachte Esra grimmig. Sie bevorzugte ihre hart gegerbte Lederrüstung und hielt lieber eine Axt als einen Spiegel in der Hand. Aber Hauptsache, sie konnte noch mal mit der Oberschwester reden. Sie warf einen letzten Blick auf Skades Abbild, denn das war auch etwas, was man in Skar nicht finden würde. Die Nordmenschen verehrten ihre Ahnen, den Gottvater Talamud und die Gottesmutter Gaya, selbst wenn man versucht hatte, ihnen ebenfalls den Glauben an die Macht der Eisgöttin aufzuzwingen. Wieder war es Sora, die sie durch das Kloster führte. Sie stiegen eine Treppe hinauf und blieben vor einer geschlossenen Tür stehen. Esra lauschte, in der Hoffnung, Jarls Rufe von draußen zu hören, aber hier oben drangen kaum Geräusche herein. Sora sperrte auf und ließ Esra hinein. Mit einem tiefen Atemzug betrat sie das Zimmer. Hinter ihr fiel die Tür ins Schloss.

Esra unterdrückte ihren Fluchtinstinkt. Sie hasste geschlossene Räume. Schwester Christine saß an einem Schreibtisch, an der Wand befand sich ein vollbestücktes Bücherregal.

„Setz dich doch, mein Kind. Hier ist etwas Obst und frischer Tee.“

Esra griff zaghaft zu, ihren Blick stets auf Christine gerichtet. Die Ordensschwester schien ihr Misstrauen zu spüren, denn sie legte ihre beiden Hände auf den Tisch und sprach mit ruhiger Stimme weiter.

„Du bist wegen des Schmuckstücks da, nicht wahr?“, fragte Schwester Christine unverwandt. Esra blieb vor Überraschung fast eine Traube im Hals stecken. Geräuschvoll schluckte sie. Sie unterdrückte den Impuls nach dem Amulett zu greifen.

„Und woher willst du das wissen? Bist du eine Seherin? Oder gar eine Hexe?" Sie legte all ihre Verachtung in diese beiden Worte, denn es gab nichts, was Esra mehr hasste als die angebliche Vorsehung.

„Nein. Ich bin nur eine einfache Klosterdienerin", sprach Christine und sah Esra eindringlich an. „Aber ich hatte gehofft, dass du den Weg zu uns findest."

„Ich suche nicht euch, sondern nach einem Mädchen. Ein Mädchen mit dunklen Haaren und einem Wolf."

„Einen Wolf kann ich dir nicht bieten, doch ich ahne, welches Mädchen du meinst. Ihr Name ist Crystal. Und ich fürchte um sie, seit dem Tag, an dem man sie an den Königshof gebracht hat."

„Dann ist sie nicht mehr hier?"

Christine schüttelte betrübt den Kopf. „Nein. Sie soll zu einer Libelle ausgebildet werden."

„Oh", war alles, was Esra sagen konnte. Angeblich waren die Libellen die besten Kämpferinnen der Welt, auch wenn sich Esra sicher war, dass sie es in einem offenen Kampf mit ihnen aufnehmen konnte. Doch die weißen Attentäterinnen des Königs griffen oft hinterlistig an und ihre Methoden waren absolut tödlich.

„Wie komme ich von hier an den Königshof?", fragte sie ohne Umschweife.

„Davon würde ich dir dringend abraten", sagte Christine.

„Das war nicht die Frage", knurrte Esra.

„Du würdest dort keinen Tag überleben, Nordfrau", zischte Christine, in deren Augen jetzt echte Besorgnis lag.

„Weißt du, was du da um den Hals trägst?" Christine deutete mit ihrem Finger auf die Kette, die Esra um ihren Hals trug. Das daran befestigte Schmuckstück baumelte über ihrem Kleid.

„Mein Vater hat es mir gegeben, als ich noch kleiner war", sagte sie zögernd. Maskierte Männer, Schreie, Feuer. Das Dorf in

Flammen. Sie, allein im Wald. Das Amulett fest in ihrer Hand. *Genug! Ich bin kein wehrloses Mädchen mehr!*

„Es hat einst einer der besten Libellen unseres Reiches gehört. Ohne das Herzstück ist es bedeutungslos. Aber es scheint, die Zeiten haben sich geändert."

Esra verstand nicht, wovon die Ordensschwester redete. Allerdings hatte sie ja selbst eine Veränderung bemerkt. „Es fing an in der Nacht mit dem Sternenregen", gab sie zu. „Seitdem fühlt sich das Schmuckstück irgendwie anders an." *Bei den Ahnen, ich habe sogar Fenrir für dieses Stück Metall zurückgelassen.* „Ich habe das Wolfsmädchen in meinen Träumen gesehen und ihr meinen Teil des Amulettes gegeben."

Schwester Christine nickte. „So ist es geschrieben. Die drei Teile werden in der Zeit der drohenden Dunkelheit zusammenfinden und die Menschen werden über Favorias Schicksal gemeinsam entscheiden. Es heißt, dem Finder des Herzstücks werden auch die anderen beiden Teile in die Hände fallen und deshalb hat dich das Amulett hierher geführt."

„Aber das Mädchen ist nicht da. Und von einem Wolf weißt du auch nichts."

„Das stimmt. Es gibt Wölfe in den Bergen, allerdings hat mir Crystal in der Nacht vor ihrem Aufbruch nichts von einem solchen Tier berichtet."

„In meiner Vision waren Mädchen und Tier sich so nahe, wie ich meinem Falken."

„Es ist möglich, dass sie einem schwarzen Wolf begegnet ist, diesem Umstand aber keine Bedeutung beigemessen hat. Dein Geist ist offener für die Verbindung mit der Natur. Ich fürchte, Crystal hat das nie gelernt. Sie beherrscht viele andere Dinge, die hoffentlich ausreichend sind, um das schwere Schickal, das auf ihren Schultern liegt, zu tragen."

Esra sah in Schwester Christines Gesicht. In die grauen Augen, die so viel geheimes Wissen zu verbergen schienen.

Schwester Christine machte ein nachdenkliches Gesicht. „Wir haben lange in einem stabilen Gleichgewicht gelebt. Das Leben in den sieben Reichen war weitestgehend friedlich, wenn man von den ganz normalen Unruhen absieht. Nun gerät alles ins Wanken. Unser König bereitet sich auf einen Krieg mit Stravoos vor. Hinter der Mauer brennt das Land um den Dämonenfelsen. Ein schneereicher Winter liegt hinter uns und alte Magie erwacht erneut. Es scheint, dass wir einen langen Weg vor uns haben und es wird an uns liegen, ob Favoria in seiner Blüte weiterbesteht oder ob das Ende unserer Art gekommen ist."

Esra schluckte. Konnte es sein, dass die Ordensschwester recht hatte? War Esra einem Ruf gefolgt, der sie selbst in große Gefahr brachte? Das Amulett hier abzugeben war eine Sache, aber in einen Kampf hineingezogen zu werden, der womöglich göttlichen Gegebenheiten unterlag, war eine ganz andere. Natürlich war ihr Volk immer aufs Kämpfen bedacht, zu groß war die Gefahr vor den Übergriffen der Nebrusk! Aber wenn die Ordensschwester recht hatte, dann standen ihnen noch ganz andere Schlachten bevor.

„Und was soll ich deiner Meinung nach tun, wenn es zu gefährlich ist, am Königshof nach Crystal zu suchen?"

„Flieh. Verlasse Gemma auf dem schnellsten Weg. Kehre zurück nach Stravoos. Ihr seid ein tapferes Seevolk und fürchtet weder Sturm noch Meer. Suche dir Verbündete von deinen Heimatinseln und reise über das Eismeer nach Navas. Dort ist ein junger Prinz mit einem guten Herzen. Bringe ihm das Amulett und vergiss das Wolfsmädchen. Sie wird zu dir kommen, wenn es so weit ist."

„Hinter der Mauer ist nichts, was von uns für Bedeutung wäre", zitierte sie die Worte ihres Stammes.

„Hinter der Mauer liegt das Schicksal Favorias. In Gemma wartet nur der Tod, verkleidet in einem seidenen Gewand. Ich richte dir einen Schlafplatz für die Nacht und packe dir Proviant. Vertraue darauf, dass Crystal dich finden wird und nicht du sie. Hinter der Mauer liegt der dritte Teil des Amuletts und wenn ihr euch zusammenschließt, könnt ihr der Macht standhalten, die sich im Winterland zusammenbraut."

Schwester Christine erhob sich und läutete eine kleine Handglocke. Ein sicheres Zeichen für Esra, dass sie von der Ordensschwester keine Antworten mehr bekommen würde.

„Ich sehe dich morgen vor deiner Abreise", sagte Christine zum Abschied, bevor Schwester Sora eintrat.

An diesem Abend mangelte es Esra an nichts. Sie saß mit den Novizinnen und den Schwestern an der großen hölzernen Tafel in der Speisehalle und auch Jarl durfte mit hineinkommen. Der Falke fühlte sich sichtlich bedrängt durch das geschlossene Dach, denn er blickte von den Deckenbalken zu Esra hinunter und bewegte immer wieder unruhig seinen braunen Kopf. Esra saß an einem Ehrenplatz, wie ihr eines der Mädchen in der nordischen Sprache erklärte.

„Wie kommt es, dass du meine Sprache sprichst?", fragte Esra und war tatsächlich neugierig. Bis jetzt hatte nur Schwester Christine Skaran beherrscht.

„Ich bin vor vielen Monden hierhergebracht worden", sagte das Mädchen. „Eigentlich komme ich aus Kellje. Meine Familie hat Handel mit Bel Armyy getrieben. Unser Schiff ist vor der Küste gesunken und ich wurde aus dem Meer gefischt. Deshalb heiße ich nun Quella, das heißt Seepferdchen auf Gem."

„Was ist mit deiner Familie geschehen?"

„Ertrunken. Alle. Der Segen Skades und die Gnade des Königs haben mich gerettet. Mein Leben gehört nun dem Reich Gemma."

„Verstehe", murmelte Esra. Wie konnte die Novizin nur so hoch von Gemma sprechen, wenn Schwester Christine ihr das Gegenteil gesagt hatte? Ihre Grübelei wurde unterbrochen, als Jarl seinen Balkenposten verließ und direkt auf Esras Schulter landete. Seine Krallen bohrten sich schmerzhaft in ihre Haut, doch als der Vogel einen sicheren Halt hatte, löste er seine spitzen Klauen. Den Rest des Abends verbrachte Esra damit, den Mädchen die Kunststücke zu zeigen, die sie Jarl beigebracht hatte. Sie ließ den Vogel im Garten hochkreisen und auf einen

Pfiff zurückkommen und zeigte ihnen sogar, wie er zum Sturzflug ansetzen konnte.

Das Einschlafen fiel ihr trotzdem schwer. Sie lag in einer Nische vor dem Eingang des Klosters und lauschte dem leisen Plätschern eines Springbrunnens. Man hatte ihr ein Zimmer mit einer Strohmatratze angeboten, doch sie hatte dankend abgelehnt. Sie brauchte die Sterne über sich, wenn sie sonst schon nichts hatte, was sie in diesem fernen Land an die Heimat erinnerte. Ob Fenrir wohl gerade auf denselben Nachthimmel blickte und an sie dachte? Sie fragte sich, ob sie der Ordensschwester vertrauen und zurück nach Skar reisen sollte oder ob sie nicht doch lieber versuchen wollte, das Wolfsmädchen zu finden. Skar bedeutete Heimat, Meer und Fenrir. Fenrir am allermeisten. Über diese Gedanken fielen ihr die Augen zu.

Als sie wieder aufwachte, war es mitten in der Nacht. Der Mond stand hoch am Himmel. In der Ferne heulte ein Wolf. Esra legte ihren Schwertgürtel an und schlang ihren Schild über die Schulter. Gut, dass sie ihre Waffen und ihre Reisekleidung gestern Abend zurückerhalten hatte. Da sie außerhalb der Klostermauern schlief, war es ihr gestattet, sie bei sich zu behalten. Ein leiser Pfiff und Jarl war an ihrer Seite. Sollte Schwester Christine ihre Vorwarnungen für sich behalten und auch den Proviant brauchte sie nicht. Esra hatte sich gestern im Zimmer der Oberschwester die Landkarte von Gemma eingeprägt und wusste, welchen Weg sie einschlagen musste, um an den Königshof zu gelangen.

KAPITEL 32

Der Diener der Göttin

„Meine Gebieterin, du hast nach mir gerufen?“ Er kniete auf dem Boden der versteckten Berghöhle und wartete. „Lasst mich ein und ich werde euch jeden Wunsch erfüllen.“

Die Steine um ihn herum ächzten, als ob sie sich unter schweren Schmerzen bewegten. Endlich gaben sie einen schwarzen Spalt frei.

Der Diener senkte demütig den Kopf. „Du wirst stärker, Herrin.“ Die Dunkelheit umfing ihn wie wabernder Nebel, aber er hatte keine Angst. Raum und Zeit verloren ihre Bedeutung, wenn man erst die Schwelle überschritten hatte. Er konnte die Magie des Tunnels fühlen. Es waren nur ein paar Schritte bis zum Ausgang und doch strauchelte er, als die Hände der rastlosen Seelen an ihm zogen. Er stieß einen Schrei aus, der sich wie ein Brüllen anhörte, fühlte, wie sich sein Haar in eine Mähne verwandelte und ihm Krallen anstatt seiner Fingernägel wuchsen. Schon war er auf allen vieren und galoppierte zum Ausgang. Gleißendes Licht blendete ihn, als er aus dem dunklen Gang hinaustrat. Nur allzu gern blieb er in seiner tierischen Gestalt, einem stattlichen weißen Löwen. Es war noch nicht lange her, dass er das letzte Mal mit der Göttin gesprochen hatte, aber sie hatte ihn so eindringlich gerufen, dass er sofort aufgebrochen war. Der Palast wirkte kühl und verlassen, aber hinter der Eiswand war der Umriss der Frau jetzt noch deutlicher zu erkennen. Sein Herz pochte schneller, als sie es schaffte, ihn mit einer Handbewegung herbeizurufen.

„Du kannst dich bewegen, meine Herrin!“ Wie gebannt blieb er vor der gläsern wirkenden Wand stehen, schleckte mit seiner Zunge daran und betastete sie mit seiner Pfote. In einer demutsvollen Geste warf er sich schließlich auf den Boden.

„Steh auf, mein treuer Diener.“

Der Löwe tat wie ihm befohlen. Er sah die Spiegelung seiner eisblauen Augen in der durchsichtigen Wand, die ihn von seiner Herrin trennte.

„Du hast nach mir gerufen. Hier bin ich“, sprach er still über das unsichtbare Band, durch das er mit der Göttin kommunizieren konnte. Es war in den letzten Wochen stärker geworden.

„Die Zeit drängt. Wir müssen handeln. Ich brauche die anderen beiden Teile des Amuletts, um meine volle Kraft zu entfesseln und mich endlich aus diesem Gefängnis zu befreien. Hast du die Kleine auf deiner Seite?“

„Ja“, gab der Diener zögerlich zurück. Er konnte den ziehenden Schmerz, der sich in ihm ausbreitete kaum unterdrücken. *„Ich denke, sie vertraut mir.“*

Die makellose Stirn seiner Gebieterin zog sich zusammen. Der Löwe schreckte zurück. Ihr Zorn war für ihn spürbar und versetzte ihm einen weiteren Stich.

„Sie vertraut mir“, wiederholte er kräftiger.

„Gut. Dann beweise mir deine Loyalität und bring mir auch die anderen beiden Stücke.“

Der Diener nickte. *„Hast du sonst noch Hinweise für mich?“*

Das Lächeln der Göttin war schön, aber eiskalt und gefährlich. Sie streckte ihre Hand nach ihm aus und gebot ihm, näher an die Scheibe zu treten.

Der Diener gehorchte und presste seinen Körper an das Eis.

„Eine junge Frau ist zu ihr unterwegs. Sie kommt aus dem hohen Norden. Sei wachsam, sie ist gefährlich.“

„Ich kenne mich aus mit den Kriegern aus Skar. Sowohl mit den

Männern als auch mit den Frauen. Eine allein ist nichts, was ich fürchten müsste."

„Sie sucht nach dem Mädchen. Ich spüre es genau. Du solltest die Kleine besser in den Griff bekommen."

Die Worte der Göttin ließen den Diener zusammenzucken.

„Ich sagte doch, sie vertraut mir."

„Es ist Zeit, dass du ihr ein Geschenk machst", fuhr die Göttin fort.

Ein goldenes Band tanzte vor seinem inneren Auge. Ein Band, wie er es kannte, seit er denken konnte. Er schluckte.

„Lege es ihr um. Und sie wird nach unserer Pfeife tanzen. Das willst du doch auch, oder?"

„Woher hast du die Kraft genommen, es zu fertigen?"

Die Göttin machte eine wegwerfende Geste. „Das tut nichts zur Sache. Nimm es und beweise mir, dass dein Herz nur mir gehört."

Der Löwe senkte den Kopf. Schloss für einen Moment die Augen. Als er sie wieder öffnete, lag das filigrane Goldband vor seinen Füßen. Er erschauderte.

„Du zögerst?", fragte die Göttin.

„Nein", antwortete der Löwe in Gedanken, während er sich fühlte, als würde das gesamte Orayo-Gebirge über ihm zusammenstürzen.

„Nein."

„Dann geh jetzt und tu, was ich von dir verlange."

Der Diener verbeugte sich und zog sich zurück. Er blieb in seiner Tiergestalt, bis er den Gang des Portals durchschritten hatte und schon fast vor den Mauern der Stadt war. Dann erst verwandelte er sich zurück und lief den Rest des Wegs als Mensch. Über dem Königsschloss ging die Sonne auf und er hoffte, dass man ihm seine Zweifel nicht ansah.

KAPITEL 33
Kimberley

Kim hielt sich ein Kissen über den Kopf. Wenn sie weiterhin versuchte, das Klopfen an der Tür zu ignorieren, würde man sie vielleicht nicht länger nerven.

„Steh auf! Ich weiß, dass du mich hörst."

In den letzten zwei Wochen hatte sie nicht viel von der Außenwelt mitbekommen, aber sie ahnte, dass selbst die Geduld eines besten Freundes irgendwann zu Ende war.

Seufzend schob sie die Bettdecke auf die Seite.

„Hast du Rum?", fragte sie durch die geschlossene Tür.

Sie meinte, Daniels genervtes Schnauben zu vernehmen. Ihr linker Mundwinkel zuckte leicht, ein Lachen kitzelte in ihrer Kehle, doch sie besann sich schnell eines Besseren. Die rechte Seite ihres Gesichts erwachte nur langsam wieder zum Leben, scheinbar war sie nach dem Fußtritt noch auf irgendeinem Stein gelandet. So zumindest hatte Daniel ihr es erzählt.

Verdammt, sie musste wirklich schleunigst sein Zimmer räumen, er brauchte es für sich selbst. Doch allein der Gedanke, sich dem Leben da draußen zu stellen, ließ sie wieder auf die Matratze sinken.

„Mach jetzt die Tür auf, Kimberley Robinson, oder ich öffne sie gewaltsam!"

Sie hörte einen Schlüssel mit einem leisen Knacken aufsperren, dann schob Daniel seinen Kopf hinein.

„Ist das deine Vorstellung von gewaltsam? Jeder Mensch sollte sich an dir ein Beispiel nehmen, Daniel Maccoon."

Daniel trat näher an ihr Bett heran. „Gott, hier stinkt es. Was hast du nur gemacht?" Er hob mit spitzen Fingern ein angeranztes Taschentuch hoch.

„Ich kann da nicht mehr raus", gab Kim kraftlos zu. Wieder brannten die verhassten Tränen in ihren Augen. „All das Geld, all meine Hoffnung, ich kann nicht mehr!"

Daniel sah sie mit hochgezogenen Brauen an, setzte sich neben sie auf die Matratze und strich ihr sanft über den Rücken. „Hey, meine Tapfere. Nicht weinen, okay?"

„Ich meine das ernst. Fast wäre sogar Jack draufgegangen. Das hätte ich mir nie verziehen. Mann, Daniel, ich war so kurz davor, nie wieder einen Freier anzufassen."

Daniel wischte ihr eine klebrige Haarsträhne aus dem Gesicht.

„Jack hat sehr mutig für dich gekämpft. Er hat es verdient, dass du aufstehst."

Kim zog geräuschvoll die Nase hoch. „Ich bin so eine Versagerin. Kein Wunder, dass Peet mich damals nicht mitnehmen wollte, und nicht mal mein Leben hier bekomme ich auf die Reihe."

„Das wirst du. Du bist doch sonst immer so tapfer. Wo ist dein Kampfgeist hin?"

In die Gosse, zusammen mit meinem letzten bisschen Stolz.

„Gabbalon ist wieder in der Stadt. Wie es scheint, sucht er bereits nach dir", sagte Daniel.

„Gabbalon? Oh nein, der hat mir jetzt gerade noch gefehlt. Ich glaube kaum, dass er eine Sahneschnitte mit ruiniertem Gesicht will."

„So schlimm sieht es gar nicht mehr aus", sagte Daniel und musterte sie. Die Lüge stand ihm deutlich ins Gesicht geschrieben. „Du solltest nur endlich aufstehen und ein Bad nehmen.

Und vielleicht ist es sogar gut, wenn der alte Fettsack nichts mehr von dir wissen will."

Kim funkelte Daniel mit einem, wie sie hoffte, furchteinflößenden Blick an.

„Wenn der einfältige Geschäftsmann mir den Rücken kehrt, muss ich wieder zu Alec und das ist noch schlimmer."

„Du kannst dir auch etwas anderes suchen. Hilf mir in der Taverne, frag nach, ob sie jemanden am Hafen brauchen. Von mir aus, versuch es in einem der Kasinos. Hauptsache, du verkaufst deinen Körper nicht mehr, ich sehe doch, wie dich das kaputt macht."

„Und meine Schwester? Meine Mutter? Hast du auch an sie gedacht? Wie soll es werden, wenn ich mit einem Handkarren voller Krabben am Pier entlang tingle und gerade mal so viel übrig bleibt, dass ich etwas zum Beißen habe?"

Daniel schlug die Augen nieder, wie immer, wenn sie mit dem Geldargument ankam.

„Hast du wenigstens noch einen kleinen Schuss Schnaps in den Kaffee getan? Dann gehe ich auch in die Badewanne.", lenkte Kim von dem heiklen Thema ab.

„Abgemacht. Ich lasse dir Wasser ein."

Kim war froh, als sie Daniels schwindende Schritte vernahm. Hoffentlich machte er ihr einen extra starken Kaffee mit einem doppelten Schnaps. Daniel hatte ja recht. Sie konnte unmöglich ewig die Trauerweide spielen. Ihre Glieder fühlten sich nach dem langen Liegen schwach an, wie bei einer alten Frau, die kaum mehr aufzustehen vermochte. Prompt kochte noch mehr Verachtung für sich selbst in ihr hoch. Zwei Wochen waren eine lange Zeit. Ihre Gedanken wanderten zu Lu. Zu dem von Grau überzogenen Gesicht ihrer Schwester. Plötzlich wurde ihr kalt. Ob ihre kleine Schwester überhaupt noch lebte? Aber ja, Daniel hatte bei dem rosa Haus vorbeigeschaut und wenigstens vor der Tür ein paar Worte mit ihrer Mutter gewechselt. Sie hatte ihm versichert, dass es Lu besser ging. Kim war es auch Daniel schuldig, dass sie sich endlich zusammenriss. Sie verließ das kleine Schlafzimmer und tastete im Halbdunkeln nach dem Treppengeländer. Daniel hatte unten seine Bar. Darüber lagen sein Schlafzimmer und ein Gästezimmer, das er allerdings in Dauervermietung hatte. Sie ermahnte sich, eine Stufe nach der anderen zu nehmen. Von unten hörte sie Stimmen. Nein, Kim konnte nicht einfach in die Schankstube reinplatzen, so wie sie aussah. Erst das Bad. Wie sie Daniel kannte, hatte er ihr die zinnerne Badewanne schon mit heißem Wasser gefüllt. Tatsächlich roch es wunderbar nach Mandarinenseife. Kim schob den Vorhang beiseite, der den Gang vom Badezimmer trennte. Dort wartete ein warmes Bad und eine Tasse dampfender Kaffee. Sogar an frische Kleidung hatte ihr Freund gedacht. *Wenn es irgendwo nach dem Tod ein glückliches Dasein gibt, wird Daniel dort einen Platz finden.* Sie schälte sich aus ihren alten Klamotten, ließ sie zu einem dreckigen Klumpen zerknüllt auf den Boden fallen. Stellte sich vor, wie sie einen großen Haufen daraus machen würde, um ihn am Hafen zu verbrennen. Langsam ließ Kim sich in das mit Blütenblättern angereicherte Bad gleiten. Ihr Blick streifte ihre zerschrammten Knie, ging weiter zu ihren Füßen, deren Dreck sofort das Wasser trübte. So weit sie es beurteilen konnte, hatte ihr Körper keine schwereren Verletzungen davongetragen. *Nur mein Gesicht.* Vorsichtig betastete sie die immer noch taube Stelle an der Schläfe. Vielleicht sah es gewaschen schon etwas ansehnlicher aus.

Vorsichtig tunkte sie ihre Hände ins Wasser, formte eine Schale und berührte damit erst die rechte, unversehrte Gesichtshälfte und ging dann zur Linken über. Obwohl das Wasser nicht mehr ganz so heiß war, schmerzte es. Kim biss die Zähne zusammen. *Tapfer, Mädchen, tapfer.* Das hatte Onkel Peet ihr immer eingetrichtert, wenn sie mit einer Verletzung nach Hause gekommen war. Trotz der Erinnerung an ihren Onkel konnte sie ein Schluchzen nicht unterdrücken. *Diese Bastarde!* Sie schwor sich, nach den beiden Männern zu suchen und ihnen eigenhändig die Kehlen aufzuschlitzen. Dann dachte sie an ihr Krallenmesser, das sie bei der Verfolgung verloren hatte, und es wurde ihr noch etwas enger ums Herz. Es war ihr Glücksbringer gewesen und jetzt würde sie es gewiss nie wieder finden. Doch dort draußen warteten Gabbalon, ihre Mutter und ihre Schwester. Auf der Straße würde sie sich nicht mehr vorlügen können, dass es keine Probleme gab. Energisch wusch sie sich noch etwas gründlicher, schloss den Schmerz in ihr Herz, empfing ihn wie einen alten Freund, wie etwas, das zu ihr gehörte. So war es erträglicher. Dann ließ sie ihre verfilzten Haare ins Wasser gleiten, spürte förmlich, wie der Dreck von ihnen abgewaschen wurde. Als sie wieder auftauchte, hatte sich das klare Wasser in eine trübe Brühe verwandelt. Zufrieden erhob sich Kim und nahm einen kräftigen Schluck Kaffee. Langsam wich die Benommenheit von ihr und sie setzte einen Fuß aus der Wanne, dann den anderen. Trocknete sich ab. Daniel hatte nur eine Scherbe als Spiegel. Sie nahm sie auf und betrachtete sich. Ihr linkes Auge war noch blutunterlaufen, und ein hässlicher blauer Fleck prangte auf ihrer Wange. Obwohl er schon am Abheilen war, würde es wohl noch etwas dauern, bis ihr Gesicht keine Kampfspuren mehr aufwies. Sie dachte an Gabbalon und an Alec, die ihr beide Vorwürfe machen würden. Ein blaues Auge holt man sich nicht mal eben schnell bei einem Sturz.

Kim legte die Scherbe zur Seite. Sah, dass sie sich in den Finger geschnitten hatte, ohne es zu spüren. Hastig steckte sie sich die blutende Stelle in den Mund. Für noch mehr Verletzungen hatte sie wirklich keinen Nerv. Sie wartete, bis es nicht mehr nachblutete, trank den Rest ihres Kaffees aus und zog sich dann das lächerlich große Hemd von Daniel an. Das Weiß war ein starker Kontrast zu ihren schwarzen Haaren, die sie sich schnell nach hinten streifte, bevor sie das Oberteil vorn nass tropften. Dazu hatte er ihr eine ausgeleierte Stoffhose gelegt, wahrscheinlich sogar eine von ihr, die sie mal bei ihm in der Taverne liegengelassen hatte. Sie fragte sich, ob Tamsie Daniel immer noch Gebäck mitbrachte, etwas zum Essen würde ihr jetzt guttun.

Vor der Tür, die in den Schankraum führte, atmete sie noch einmal tief durch. Dann drückte sie die Klinke hinunter. Das helle Licht blendete sie, dabei war es doch in Daniels Taverne immer schummrig. Jack kam auf sie zugesprungen.

„Hey, mein Junge!“, rief sie und freute sich, obwohl doch alles gerade noch so trostlos gewirkt hatte. Er fuhr ihr mit der nassen Zunge über das Gesicht. Dabei hatte er sich auf die Hinterläufe aufgerichtet und fast wäre sie bei der stürmischen Begrüßung gestrauchelt. Daniel rief Jack zurück. Eine Frau stand in der Mitte des Raumes und beobachtete die Szene. Sie sah Kim direkt in die Augen. Daniel trat zu ihr heran.

„Das ist Trisha, oder Trish. Sie hat sich um Jack gekümmert, während du, na ja, verhindert warst.“

Kim hielt Trishas Blick stand. Er schien sie zu durchbohren und sich direkt in ihr Innerstes zu fressen. Erst nach ein paar Sekunden schlug sie die Augen nieder.

„Hi“, murmelte sie. Trisha kam langsam auf sie zu. Jack hatte sich wieder beruhigt und lief der fremden Frau entgegen.

„Das ist dein Hund?“, fragte sie statt einer Begrüßung.

„Ja.“ Kim nickte. Irgendwas irritierte sie an ihrem Gegenüber.

„Ist 'n toller Hund. Hat dir das Leben gerettet, habe ich gehört.“

Kim zuckte mit den Achseln. Wieso war sie auf einmal so unsicher?

„Aber deine Verletzung, das war bestimmt übel, oder?“

„Geht schon“, log Kim.

„Ach, jetzt lass das doch Trish mal ansehen“, mischte sich Daniel ein.

Kim rollte innerlich mit den Augen.

Trisha musterte ihr Gesicht, das blutunterlaufene Auge und den blauen Fleck. Vorsichtig streckte sie eine Hand aus, hielt aber kurz vor Kims Gesicht inne.

Auf einmal wurde Kim ganz warm. Warum war sie so nervös?

„Du hast es gerade nass gemacht?“, fragte Trisha.

„Sie war in der Badewanne“, sagte Daniel.

„Die Schwellung sieht immer noch schlimm aus. Ich habe daheim eine Salbe, die helfen würde. Ich könnte dir auch das Auge verarzten, dort habe ich Kräuter und Verbandszeug.“

„Ich habe kein Geld für solche Scherze“, entgegnete Kim. Sie wusste, dass sie äußerst gereizt klang, aber der Gedanke an die Kosten für Jacks Behandlung hatten sie wieder an das verlorene Geld erinnert.

Trisha warf Daniel einen Blick zu. „Ist schon in Ordnung. Du musst mir nichts bezahlen."

Kim zog ihre unversehrte rechte Augenbraue hoch.

„Das wird ja immer interessanter", sagte sie in Richtung der Frau. Doch die hatte sich schon umgewandt und war fast aus der Tür.

Als Kim wieder mit Daniel allein war, hatte der ihr bereits ein Frühstück aus zwei kross gerösteten Scheiben Brot, etwas gebratenem Speck und einem Spiegelei hingestellt.

„Hier, lass es dir schmecken. Ich habe versprochen, Tamsie heute von ihrer Schicht in der Bäckerei abzuholen." Er legte ein feuchtes Tuch über eine Lehne zum Trocknen. „Ach ja, und wenn du es nachher mal schaffst, geh doch eine Runde mit Jack raus, der muss ja schließlich auch mal."

Kim kniff die Augen zusammen. „Was ist hier los, Daniel?"

„Nichts", sagte ihr Freund ein bisschen zu leichthin. Dann ließ er sie ebenfalls sitzen.

KAPITEL 34
Crystal

„Autsch!", rief Crystal in nur halb gespieltem Entsetzen und strauchelte. Sie waren beim Schwertkampftraining und der Schlag, den sie abbekommen hatte, tat tatsächlich weh. Doch niemals hätte jemand sie damit auf den Boden geworfen. Trotzdem ließ sie sich fallen.

„Was ist?", rief Ashram in ihre Richtung.

Crystal hatte darauf geachtet, dass er gerade auf der anderen Seite des Kampfplatzes war. Schnell zückte sie das kleine Messer, das sie sie im Ärmel versteckt hatte, und fügte sich damit einen Schnitt am Unterarm zu. Sie hatte den Moment erwischt, in dem Lys zu Ashram geblickt hatte.

„Tut mir leid", sagte ihre Partnerin reuevoll. Sie hatte wahrscheinlich nicht damit gerechnet, Crystals Defensive so leicht zu brechen. „Tut es sehr weh?"

Ihre Augen weiteten sich, als sie auf Crystals blutenden Arm sah. Fast tat sie Crystal leid.

„Oh je, das wollte ich wirklich nicht. So hart war der Schlag doch gar nicht!"

Ashram kam herbei und fluchte leise, als er Crystals Wunde entdeckte. „Was ist da los? Wieso blutet das so stark? Habe ich euch nicht befohlen, vorsichtig mit den Schwertern zu sein?" Er sah Lys scharf an. Das Mädchen schien in sich zusammenzusinken.

„Lys kann nichts dafür. Sie hat nur eine schlecht verheilte Stelle getroffen. Es wird gleich wieder aufhören." Mit ihrer bloßen Hand drückte Crystal ungeschickt die Wunde ab, damit Ashram den Schnitt nicht genauer betrachten konnte.

„Du blutest wie ein abgestochenes Vieh. Geh zum Heiler und lass das verarzten."

Crystal versuchte, heldenhaft zu protestieren, wurde aber vom Kampfmeister jäh zurückgewiesen. Ganz wie sie es sich erhofft hatte! Dann verließ sie die Trainingshöhle, doch statt zum Heiler zu gehen, kehrte sie zu ihrem Zimmer zurück. Um diese Zeit war Katta damit beschäftigt, die Räume zu säubern. Die stumme Dienerin wechselte gerade die Kerzen aus und sah überrascht auf, als sie Crystal erblickte.

„Keine Angst", sagte Crystal, die Kattas besorgten Gesichtsausdruck bemerkte. „Es ist nicht so schlimm, wie es aussieht. Und ich brauche jetzt deine Hilfe."

Crystal erklärte Katta flüsternd ihren Plan. Sie glaubte kurz, Angst in Kattas traurigen Augen aufblitzen zu sehen. Aber ihr grimmiges Nicken genügte Crystal als Gewissheit, dass ihr Schatten ihr helfen würde.

Gemeinsam liefen sie in Richtung Schloss, Crystal theatralisch auf Katta gestützt.

Der Anblick der maskierten Wachmänner sandte Crystal wie so oft einen Schauer über den Rücken. Sie erinnerte sich an ihren eigenen Vorsatz, ihr Gesicht zu einer Maske zu machen, und hob matt die blutige Hand.

„Ich habe mich beim Training verletzt. Ashram hat mir befohlen, den Heiler aufzusuchen."

Die Wachmänner traten stumm zur Seite, nachdem sie einen Blick auf Crystals blutbefleckte Kleidung geworfen hatten. Katta hatte das Ganze wirklich überzeugend gemacht. Crystal war stolz auf ihre Idee, die Verletzungen noch schlimmer aussehen zu lassen. Katta führte sie ins Schloss. Die Gemächer des Heilers lagen in einem Gewölbe unterhalb der Burg, doch dort wollte

Crystal nicht hin. Sie stieg an der Seite ihrer Gefährtin zwar die Steintreppe hinab, doch dann bog Katta mit ihr in einen Gang ab, der sich ewig hinzuziehen schien. Das Gemäuer hier unten war kalt und modrig, der Gang verzweigte sich und wurde so flach, dass die beiden sich bücken musste, um nicht an die Decke zustoßen. Katta machte einen leisen Laut und nickte in einen weiteren Gang hinein.

Der Weg war hier etwas heller beleuchtet, von oben brach fahles Sonnenlicht durch einen Riss im Mauerwerk. Crystal schluckte, als sie die Treppe erkannte.

„Geht es dort zu seinen Räumen hinauf?"

Katta nickte. Ihr Gesicht war bleich, die Augen fast schwarz und auf ihrer Haut hatten sich trotz der Kälte leichte Schweißperlen gebildet.

„Du musst nicht mitkommen. Geh zurück, bevor jemand Verdacht schöpft. Ich werde nachher zum Heiler gehen."

Katta nickte, zog dann aber noch ein Stück Verband aus ihrem Umhang hervor und legte ihn Crystal notdürftig an. Einen Augenblick später verschmolz sie mit dem dunklen Gang. Crystal atmete tief durch. Egal, was kommen würde, sie musste stark sein.

Ihr Plan sah vor, sich in Hunts Zimmer zu schleichen und sich dort umzusehen. Sie nahm an, dass Hunt heute ganz mit seinen Aufgaben als Hauptmann beschäftigt sein würde, so hatte er es ihr zumindest bei ihrem morgendlichen Lauftraining gesagt. Crystal lauschte trotzdem und schloss die Augen, als sie seine Stimme vernahm.

„Wir müssen die Mädchen schneller an uns binden, Hoheit. Noch eine Raupe zu verlieren wäre in Anbetracht der Situation verheerend. Der Krieg rückt näher und deshalb sollten wir auf die Wildnisprüfung verzichten und die Raupen, die so weit sind, schon jetzt zur Libelle küren."

„Du hast Angst um deine kleine Gespielin", vernahm Crystal die raue Stimme des Königs. Er lachte tief und kehlig, wahrscheinlich, weil Hunt ihm keine Antwort gab. Für einen kurzen Moment schöpfte Crystal Hoffnung. Vielleicht verdächtigte sie ihn doch zu Unrecht?

„Mein Reich und mein König gehen mir über alles, Majestät“, hörte sie Hunt sagen und ihr Herz sank wie ein Stein auf den Grund des Ozeans.

„Lasst mich die Mädchen, die ihre zweite Prüfung bereits abgelegt haben, vorbereiten.“

Crystal vernahm ein Schweigen, das sich hinzog wie eine Ewigkeit.

„Gut“, sagte der König schließlich. „Aber bedenke eins: Deine Zeit mit dem Mädchen wird dann ein Ende haben, denn ich werde sie dort einsetzen, wo ich es für richtig halte und nicht dort, wo es sich mein Hauptmann wünscht!“

Schlurfende Schritte entfernten sich über ihr und Crystal konnte sich das erstarrte Gesicht von Hunt nur zu gut vorstellen. Wahrscheinlich war es derselbe Ausdruck, wie auf dem Winterball, als der König den Marmorboden in eine Eisfläche verwandelt hatte. Rasch schob sie den Gedanken an jene Nacht beiseite, denn sonst hätten sie all die Gefühle wieder überrollt. Sie war sich so sicher gewesen mit Hunt! Seine Liebe war alles, was sie sich jemals erträumt hatte, und doch vermutete Crystal, dass sie eine Lüge war. Sie presste die Lippen aufeinander und konzentrierte sich auf ihre Atemzüge. Sicherheitshalber verharrte sie noch etwas in ihrem Versteck und gerade, als sie sich davonschleichen wollte, vernahm sie erneut ein Geräusch. Es klang, als ob jemand Hunts Zimmer betrat. Ob der König zurückgekehrt war?

„Da bist du ja endlich“, sagte Hunt. Ungeduld schwang in seiner Stimme.

„Mein Hauptmann ruft und ich gehorche.“

Übelkeit stieg in Crystal auf. Mit einem Schlag wurde ihr eiskalt. Jemand rammte ihr eine kalte Klinge ins Herz und sie unterdrückte gerade noch ein erschrockenes, kleines Keuchen. *Kira.*

Trotz des Schrecks drückte sie sich näher an die versteckte

Luke heran. Nein, das konnte keine Täuschung sein, denn nun hörte sie das gedämpfte Gemurmel zweier Menschen, die miteinander flüsterten. Ob er Kira in den Armen hielt? Ob sie sich küssten? Crystal schlang die Arme um ihren Körper, als ob sie ihn davor schützen müsste, auseinanderzufallen. Konnte Liebe so schmerzhaft sein? Sie hätte ahnen müssen, dass ihr Hunt die ganze Zeit etwas vorgegaukelt hatte! Hätte wissen müssen, dass sie niemals so bezaubernd sein konnte, dass sie ihn für sich allein hatte. Ihr fiel Minna ein, die sie gewarnt hatte und die jetzt tot war. Wegen eines Monsters. Crystal ballte die Hand zur Faust. Sollte man sie ruhig zur Libelle küren. Ihr war mittlerweile alles egal. Mit etwas Glück kam sie dann wenigstens schnell weg vom Königshof.

„Und was ist mein Lohn, wenn ich deinen Auftrag erfülle?"

Crystal hielt inne, als sie Kiras lauter gesprochene Worte vernahm.

„Was verlangst du dafür?", hörte sie Hunt fragen.

„Ich möchte Informationen. Du sagst mir alles, was du weißt und weihst mich in die seltsamen Dinge ein, die hier vor sich gehen. Versprich es mir bei dem, was dir am wichtigsten ist, und ich werde dich nicht enttäuschen."

„Einverstanden. Aber erst, wenn du das verdammte Kloster niedergebrannt hast. Wenn du mir den Kopf von Oberschwester Christine genau hierher lieferst. Es ist Zeit, dass ich ihnen eine Lektion erteile!"

Dieses Mal schnappte Crystal nach Luft. Es kam ihr so laut vor, dass sie sich erschrocken die Hand auf den Mund presste. War es wirklich wahr, was sie da gehört hatte?

„Nimm dafür mit, was du brauchst. Sorge dafür, dass keine Zeugen übrigbleiben. Es muss wie ein Unfall aussehen und der König darf davon nichts erfahren."

„Warum ist dir das Kloster so wichtig?", fragte Kira.

„Schwester Christine spielt ein falsches Spiel. Es wäre gefährlich, wenn sie weitere Lügen verbreitet. Sieh zu, dass du es so schnell wie möglich hinter dich bringst. Ich denke, sechs Tage dürften reichen."

„In Ordnung. Aber denk an dein Versprechen“, sagte Kira noch, bevor sie ging.

Es hatte Crystal alle Mühe gekostet, nicht sofort aufzuspringen, sondern den beiden geduldig zu lauschen, bis sie das leise Schnappen der Tür hörte.

Ihr war auf einmal völlig egal, ob da mehr zwischen den beiden lief. Eine größere Angst hatte von ihr Besitz ergriffen. Schon bald würde Kira mit einem von ihr zusammengestellten Trupp in Richtung Kloster aufbrechen. Crystal blieb nicht mehr viel Zeit, um Schwester Christine zu warnen.

In der Nacht kam Hunt zu ihr. Biss ihr zärtlich ins Ohrläppchen. Crystal presste ihre Lider zu, stellte sich schlafend.

„Ich weiß, dass du wach bist“, hörte sie seine heisere Stimme. „Ich kann es an deinem Herzschlag fühlen. Sag mir, was dich bedrückt. Du vermisst Minna wahrscheinlich noch immer.“

Crystal nickte. Es kostete sie alle Überwindung, sich wie sonst auch an seine Brust zu schmiegen. Ihre Maske. Sie musste an ihre Maske denken! Diese Erinnerung half ihr, ruhig weiter zu atmen.

„Ich bin so traurig. Außerdem mache ich mir Vorwürfe, weil wir im Streit auseinandergegangen sind.“ Es half, so nah wie möglich an der Wahrheit zu bleiben.

Hunt begann sie zu streicheln. Er fuhr ihr mit den Fingernägeln an der Wirbelsäule entlang, zärtlich, so wie er es immer getan hatte. Doch seine Nägel fühlten sich nun wie Klauen an, die sich in Crystals Fleisch bohrten, um ihr die Eingeweide herauszureißen. Die Vorstellung der Maske half, ihren Part so unauffällig wie möglich zu spielen. Jede Berührung war eine Qual und sie musste an sich halten, ihn nicht vor Ekel von sich zu schieben. Zum Glück war es dunkel und er konnte nicht viel aus ihrem Gesicht herauslesen.

Crystal dachte an Minna, für die es schon zu spät war, aber deren Tod nicht umsonst gewesen sein sollte. Und an das Kloster, an die Frauen, die ihr eine Heimat gegeben hatten. Die sie gelehrt hatten, stark zu sein. Sie wickelte Hunts silberne Haarsträhnen um ihren Finger, zog ihn näher zu sich heran. Stellte sich vor, wie sie ihm die Kehle aufschlitzen würde, wenn die Zeit gekommen war. *Verräter, Lügner, Mörder!*, schrie sie ihm in Gedanken entgegen, doch äußerlich blieb sie ruhig. Sie ließ ihn nur ihre Maske sehen.

Als Hunt sich später von ihr verabschiedete, wartete sie noch einige Zeit. Sie lauschte dem Schlag ihres gebrochenen Herzens, das trotz allem tapfer weiter pochte. Ein letztes Mal atmete sie den Duft ihres Zimmers ein. Wenn sie genau nachspürte, roch sie noch eine Spur ihres täglichen Kräutertees, einen Hauch ihrer Badeseife. Das alles war überdeckt von Hunt, dem sie alles von sich offenbart und der sie schamlos belogen hatte. Sie tastete nach *Nachtbringer* und fand den Säbel aus Dämonenstahl unter ihrem Kissen. Sie hatte sich zurückgehalten, um Hunt nicht hier in ihrem Zimmer umzubringen, aber sie würde *Nachtbringer*, genau wie ihren Langbogen mitnehmen. Und wer immer ihr auf dem Weg ins Kloster begegnen würde, würde den kalten Stahl zu spüren bekommen.

KAPITEL 35

Raynold

Lieber Raynold,

ich bin gut in meiner Heimat angekommen und schicke dir wie versprochen etwas Kummerwurz. Nimm diese Wurzel und teile sie dir gut ein. Brich jeden Morgen ein Stück davon ab und braue deinem Vater einen Tee daraus. Sobald aus dem Gewächs eine neue Knospe sprießt, setze diese an einen feuchten und schattigen Ort in die Erde. Kummerwurz hilft hervorragend gegen Schmerzen und Fieber. Es wird deinen Vater nicht gesund machen, aber es wird ihm helfen, seine Qualen zu ertragen.

Für die Leiden deines Bruders habe ich noch keine Heilung gefunden. Ich fürchte, du musst ihn zu deiner eigenen Sicherheit, und der eures Volkes, vorerst eingesperrt lassen.

Ich werde mich weiter umhören,

T.

Raynold nahm die schwarze Wurzel aus dem Papier, faltete den Brief zusammen und übergab ihn den Flammen. Wie vieles in seinem Leben hatten ihn die gutgemeinten Ratschläge zu spät erreicht. Ernesto Schwarzflügel war vor zwei Tagen verstorben. In ganz Darka würden die Glocken noch einen weiteren, unerträglichen Tag lang ihr Klagelied anstimmen und bald würde die traurige Kunde Arensburg hoch im Norden und Sintha im Westen erreichen. Tausende würden an den Hof strömen, um Abschied von ihrem König zu nehmen und Raynold als neuen Erben begrüßen.

Was würde er ihnen sagen, wenn sie nach Ramires fragten? Oder wenn sie seine Verlobte sehen wollten? Philippa war nach ihrem Streit immer noch wie vom Erdboden verschluckt und Raynold fragte sich, ob ihn die Bevölkerung von Navas ohne eine Königin an seiner Seite akzeptieren würde. Eine kleine Gruppe von Beratern scharte sich täglich um ihn und verlangte Entscheidungen. Gerade hatte er sich beim Abendmahl entschuldigt und war in seine Kammer geflohen, wo er den Brief von Trisha auf seinem Schreibtisch gefunden hatte.

Raynold wünschte, er hätte die Heilerin immer noch an seiner Seite, sie hatte ihm während ihres kurzen Aufenthalts besseren Rat geleistet als der ganze Rest seines mickrigen Konzils. Sie hätte zumindest gewusst, was er mit Ramires tun sollte. Natürlich hatte er seinem Bruder vom Tod ihres Vaters berichtet. Kurz nachdem König Ernesto Schwarzflügel seinen letzten Atemzug getan hatte, war Raynold in die dunklen Kellergewölbe hinabgestiegen. Es tat ihm unendlich leid, dass er Ramires nicht aus seiner Zelle holen konnte, aber nach dem Eklat in der Winternacht fürchtete er sich vor dem, was sein Bruder mit der Freiheit anfangen würde. Ramires sah fast selbst wie ein Dämon aus, abgemagert, mit lederartiger Haut, die sich über die Rippen spannte. Er hatte seit der Abreise von Trisha immer weniger zu sich genommen und war folglich immer dünner geworden. Seine Augen hatten nun dauerhaft ein unnatürliches, purpurnes Glühen angenommen und Raynold konnte sich beim besten Willen nicht vorstellen, wie er ihm helfen sollte. Fast teilnahmslos hatte Ramires bei seinem Besuch in der Zelle vor sich hingestarrt. Raynold war sich nicht einmal sicher, ob er die Nachricht vom Tod ihres Vaters wirklich vernommen hatte.

Ein Klopfen riss ihn aus seinen Gedanken.

„Ja, bitte", sagte er.

Ein Diener trat ein und verbeugte sich.

„Mein Prinz, äh, mein König, es ist Eure Verlobte. Philippa von Arensburg bittet, Euch zu sprechen."

Raynold atmete aus. Bestimmt hatte Philippa Kunde vom Tod des Königs erhalten und war zurück an den Hof geeilt, um mit ihm zu sprechen. Nun würde er möglicherweise doch noch etwas Unterstützung bekommen und konnte dem Volk zumindest seine Verlobte präsentieren. „Lasst sie ein", ordnete er an.

Der Diener senkte den Kopf. „Sehr wohl."

Während sich die Schritte entfernten, streifte Raynold sich sein Wams glatt, anschließend klopfte er den Staub aus seiner Hose. Erst jetzt fiel ihm auf, dass er sich seit dem Tode seines Vaters nicht mehr umgezogen hatte. Hastig warf er einen Blick in die geschliffene Glasscherbe, die ihm als Spiegel diente. Die Vorhänge waren fest zugezogen. Kerzen verströmten ein angenehmes Licht und solange kein Mondschein auf sein Gesicht fiel, war er vor der Dämonenfratze, die sonst seine Haut überzog, sicher.

Schon hörte er Philippas herrische Stimme. Das zumindest hatte sich nicht verändert. Sekunden später polterte sie zur Tür herein, zwei Wachen dicht auf den Fersen.

„Mein König, wir konnten sie nicht dazu bewegen, etwas gemäßigter einzutreten", sagte der eine Wachmann.

„Schon in Ordnung. Lasst uns allein."

„Aber mein König, sie trägt noch ihr Schwert", hob der andere Wächter an, doch Raynold scheuchte die Männer mit einer Handbewegung nach draußen.

Als die Tür ins Schloss fiel, trat er auf Philippa zu. „Du bist zurück“, hob er an, wollte sie bei den Händen fassen, doch sie wich ihm aus. Zorn glomm in ihren Augen. Das sonst so liebliche Gesicht war starr und abweisend.

„Wo ist Ramires? Man hat mir gesagt, dass er noch immer im Kerker sitzt, aber das kann doch unmöglich wahr sein, oder?“

„Beruhige dich erst mal. Ich freue mich übrigens auch, dich zu sehen.“ Raynold konnte sich einen sarkastischen Unterton nicht verkneifen. „Sag mir lieber, wo du warst. Ich habe mir Sorgen gemacht.“

„Ach ja? Dass ich nicht lache. Du hast schon den König gespielt, als du noch gar keiner warst. Verrätst deinen eigenen Bruder, dein eigenes Volk!“

Raynold seufzte. Er hatte inständig gehofft, dass sie ihre Meinung inzwischen geändert hätte. Doch wie es schien, war auch dieser fromme Wunsch nicht in Erfüllung gegangen, im Gegenteil. Sie schien aufbrausender denn je.

Raynold setzte noch einmal geduldig an: „Philippa, du kommst genau zur rechten Zeit. Harte Tage und Wochen liegen hinter uns …“

„Spar dir den Firlefanz!“, blaffte Philippa ihn an. „Dein verweichlichtes Getue wird Navas wenig helfen, deshalb habe ich eine Armee aufgestellt. Sie kampiert zwei Meilen nördlich von Burg Schwarzflügel im Grünen Tal. Das ist mein Geschenk zu unserer Hochzeit.“

Für einen Moment blieb Raynold die Luft weg. „Du hast eine Armee aufgestellt? Wofür soll das gut sein, im Namen der Götter?“

„Wir, du und ich, werden Navas zu einem freien Reich machen, wie all die anderen Länder hinter der Mauer. Seit Jahrhunderten sind wir hier eingesperrt, abhängig vom Wohlwollen der freien Reiche. Und warum? Weil Madras Dämon hier gebannt wurde und man fürchtet, dass er noch immer in den Schatten lauert. Ich sage, wir werden ihnen diesen Dämon zeigen. Er wird diese vermaledeite Mauer einreißen und die Menschen lehren, uns zu fürchten. Was? Du bist weiß wie der

Mond. Wenn du König sein willst, dann pack endlich deine Eier zusammen!"

Philippas Worte trafen Raynold wie ein Schlag in die Magengrube. „Hör zu!" Er trat drohend auf sie zu. „Dafür, dass du eigenhändig eine Armee aufgestellt hast, könnte ich dich ebenfalls in den Kerker werfen. Das ist Verrat an der Krone."

Philippa schnaubte nur verächtlich. „Dann mach das doch. Wirf alle, die dich lieben und unterstützen in den Kerker und lass sie dort vermodern. Ich bin gespannt, wie lange das Volk ohne Königin und mit dir als Brudermörder noch auf deiner Seite stehen wird."

Raynold ballte die Hand zur Faust. Am liebsten hätte er Philippa eine Ohrfeige gegeben, aber er nahm sich zusammen. Seine Verlobte blitzte ihn herausfordernd an. Er ließ die Hand sinken. Zu seiner Überraschung lächelte sie.

„Manche Dinge ändern sich zum Glück nie", sagte sie leise und ihre Miene wurde weicher. „Weißt du noch, damals, als unsere Eltern mich zu dir an den Hof geschickt haben? Ich war vielleicht sieben Jahre alt und habe dich unentwegt geärgert. Doch du warst immer gutmütig."

Raynold nickte. Seine Mundwinkel zuckten nach oben. „Du warst eine grauenhafte Plage", sagte er.

„Wir waren immer zu dritt. Du, ich und Ramires. Mit dreizehn sind wir verlobt worden, kurz nach meinem ersten Mondblut."

Raynold erinnerte sich. Ihm wurde leichter ums Herz, als er an die schmuckvolle Zeremonie dachte, an die Hoffnung, die sie für das Land Navas bedeutete.

„Wir waren ein Symbol für die Einheit. Von Arensburg bis Darka, über das ganze Land. Ein Volk und viele Kinder."

Philippa lächelte, sie legte ihm behutsam eine Hand auf den Arm. „Wie lange haben wir auf den Moment gewartet? Ein Kind von königlichem Blut, das kommen wird, um Navas zu vereinen und aufblühen zu lassen."

Raynold schloss die Distanz zwischen ihnen. Er nahm Philippa in den Arm und für einen Moment konnte er die starke Verbindung zwischen ihnen fühlen.

„Ich bin froh, dass du da bist. Lass uns meinen Vater zu Grabe tragen und gemeinsam einen Weg finden. In ein paar Tagen ist ganz Navas hier versammelt, um das Begräbnis und unsere Hochzeit zu bezeugen."

Philippa schmiegte sich an ihn. Raynold war überrascht, sie so versöhnlich, ja, zärtlich zu erleben. Eine leise Sehnsucht, der er nur schwer widerstehen konnte, breitete sich in ihm aus. Sein Herz schlug ein paar Takte schneller, als er den Duft von Philippas feinen Haaren einsog. Es gab noch viele ungeklärte Fragen, aber in diesem Moment schien es ihm so, als könnten sie gemeinsam einen Ausweg finden.

„Wir werden das Land gut regieren", sagte er und streichelte ihre Wange. „Über die Armee müssen wir noch mal reden. Ich schätze, du hast sie in Arensburg zusammengezogen?"

„Arensburg und Sintha, ja. Die Menschen dort sind aufgebracht, weil sie immer weniger Geld für ihre Arbeit bekommen. Sie hungern, Raynold! Wir dürfen uns nicht länger unterdrücken lassen."

Ihre grauen Augen trafen seine. Er konnte die Entschlossenheit darin lesen.

„Das habe ich auch nicht vor", gab Raynold schließlich zu. „Wir sollten vorbereitet sein, unsere Kräfte zusammenziehen, wachsam sein. Zusehen, dass wir unser Land von innen stärken. Aber wir dürfen nicht mit dem Feuer spielen."

„Weshalb fürchtest du dich vor der Stärke? Wir sollten es als Chance sehen." Philippas Augen ruhten noch immer auf ihm.

„Dieser Dämon … Er hat Ramires verändert! Ich fürchte, er ist mächtiger, als wir uns vorstellen können. Er darf auf keinen Fall stärker werden. Bitte sag mir, dass du die Idee verwerfen wirst, ihn zu entfesseln. Die Armee können wir der königlichen Einheit überstellen und das Land werden wir gemeinsam regieren."

Philippa lächelte. „Ich verspreche es", sagte sie.

Sie hatten in dieser Nacht noch lange miteinander geredet. Worte, die vorher nie zwischen ihnen ausgesprochen worden waren! Zusicherungen und der Entschluss, allen Schwierigkeiten gemeinsam zu trotzen. Philippa wollte gern noch einmal zu Ramires gehen, doch Raynold hatte sie davon überzeugt, bis morgen zu warten. Zu gefährlich war es ihm vorgekommen, in der Nacht durch das Schloss zu huschen und womöglich mit Dämonenfratze gesehen zu werden, wenn der Mond durch eines der Fenster schien. Jetzt lag er auf seinem Bett und dachte nach. Konnte nicht einschlafen. *Wenigstens ist Philippa zurückgekommen und wenn die Götter uns gnädig sind, wird uns Trisha neue Informationen zukommen lassen.*

Immerhin war die Heilerin gesund in ihrer Heimat angekommen. Raynold erhob sich aus dem Bett, nahm seine Laute in die Hand und ließ sich am Fenster nieder. Viel zu lange hatte er sie nicht mehr gespielt, aber als er behutsam an den Saiten zupfte, überkam ihn ein warmes Gefühl. Er versank in der Musik, vergaß die Zeit, gab sich der Sehnsucht nach einem besseren Leben für sein Land hin. Die sanften Klänge verwoben sich wie bunte Fäden in einem Gebetsteppich und Raynold hoffte, dass die alten Götter ihm beistehen würden.

Er hatte die Laute noch im Arm, als ihn ein Klopfen jäh aufschrecken ließ. Die Sonne war aufgegangen, ein neuer Tag angebrochen. Hatte er tatsächlich so lange geschlafen?

„Mein König!“, drang es durch die Tür und dann trat ein Wächter ein. Es war Grayland, einer der jüngeren Männer.

Raynold sah ihn fragend an.

„Was ist los?“

Er war aufgestanden und hatte die Laute abgestellt.

„Euer Bruder. Er ist weg.“

Ich verspreche es. Raynold eilte die Stufen zum Kerker hinunter. *Ich verspreche es!* Sein Herz pochte wild, als er vor der Zelle stehenblieb und in das dunkle Loch starrte, das völlig verwaist war. Nur die eisernen Ketten lagen noch auf einem Haufen Stroh.

Verdammt! Er war sich so sicher gewesen, dass er Philippa vertrauen konnte. Hatte sie ihn nicht mit ihrem ganzen Charme umgarnt? Ihn aufgefangen, in seinen Sorgen und seiner Trauer? Aber nein, das waren nur List und Schauspielerei gewesen. Er stieß ein kaltes Lachen aus, als er an ihre gemeinsame Kindheit zurückdachte. Er hätte es wissen müssen! Philippa war schon immer gern in andere Rollen geschlüpft. Und sie hatte auch damals am liebsten die Königin gemimt, nach deren Pfeife alle tanzen sollten. Er gab der Gittertür einen Tritt, woraufhin sie scheppernd ins Schloss fiel. Jemand räusperte sich hinter ihm und Raynold fuhr herum. Seine Hand lag schon am Schaft von *Asyla*, aber es war nur Grayland, der ihm hinterhergekommen war.

„Mein König. Wie lautet Euer Befehl?"

„Trommle die Wache zusammen und finde heraus, wohin Philippa meinen Bruder gebracht hat. Weit können sie noch nicht gekommen sein. Heftet Späher an ihre Armee und unterrichtet mich darüber, welchen Weg sie einschlagen."

„Sehr wohl." Grayland verbeugte sich tief und ließ Raynold allein zurück. Der Verrat seiner Verlobten schmeckte bitterer als der verhasste Schattenkohl. Wo auch immer Philippa Ramires hingebracht hatte, er musste sie finden und ihr Vorhaben unterbinden. Den Kopf voll düsterer Gedanken eilte er die Treppe hinauf und stieß mit dem alten Kundus zusammen.

„Mein Prinz, ähm, mein König, es tut mir leid", stammelte Kundus und rieb sich den Kopf. „Ich wollte Euch nur mitteilen, dass die ersten Trauergäste eingetroffen sind."

„Verdammt!", zischte Raynold. Er hatte anderes zu tun, als sich um die Gäste zu kümmern. Er musste seinen Bruder finden, ihn vor sich selbst beschützen.

Kundus sah ihn verständnislos an.

„Mein Herr, was soll ich Euren Gästen sagen? Wie lauten Eure Pläne?“

Raynold konnte nicht aussprechen, was ihm durch den Kopf ging. Er war ein Versager, ein Mann, der die Krone nicht verdient hatte. Er war auf ein einfaches Versprechen hereingefallen und wünschte sich nun nichts mehr, als an seiner Gutmütigkeit zu verrecken.

„Wir führen die Krönung in zwei Tagen ohne die Hochzeit durch“, sagte er stattdessen. Die Worte stachen, als er sie aussprach. „Ich werde die Gäste heute Nachmittag empfangen.“

Kundus verbeugte sich steif.

„Sehr wohl, mein Herr.“

Seine schlurfenden Schritte verklangen. Raynold blieb nichts anderes übrig, als in seinen Gemächern auf die Antwort der Späher zu warten. Bald würde es im Schloss vor Gästen nur so wimmeln und das Volk von Navas musste einen starken König sehen. Er dachte an Trisha, die Heilerin aus Stravoos, die immer einen Rat zu haben schien. Ihr hatte er vertraut. Trisha war bis jetzt die Einzige gewesen, die Ramires zumindest kurz hatte helfen können. Und wenn es Raynold gelang, seinen Bruder von seiner Besessenheit zu kurieren, dann würde möglicherweise auch Philippa ihre Idee von der Revolution aufgeben.

Er trat in sein Zimmer und durchschritt den Raum auf dem Weg zum Schreibtisch. Er setzte sich und holte ein blütenweißes Papier heraus, öffnete das Tintenfass und begann zu schreiben.

An Trisha,

ich hoffe, dieser Brief erreicht dich rechtzeitig. Bitte kehre zurück. Ich schaffe es hier nicht alleine. Ramires ist entkommen. Etwas Schreckliches ist im Gang. Du kennst meinen Bruder und konntest ihn schon einmal erreichen. Bitte hilf mir!

Raynold Schwarzflügel

Er versiegelte den Brief. Wartete, bis das schwarze Wachs mit dem Abdruck des Adlerkopfes darin getrocknet war. Dann rief er nach Herez, demjenigen seiner Berater, dem er am meisten traute.

Als Herez nach einiger Zeit eintrat und sich verbeugte, übergab Raynold ihm den Brief.

„Das Schreiben ist meine letzte Hoffnung. Findet mir zwei mutige Männer, die meine Botschaft nach Stravoos bringen und die eine ehrenhafte Dame über die Berge begleiten können."

„Sehr wohl, mein König", antwortete Herez und verbeugte sich erneut.

Raynold war erleichtert, als Herez verschwand. Er zog sich ein neues Gewand an, denn er hatte Gäste zu empfangen. Vorsichtshalber zog er sein Schwert *Asyla* und drehte die Hülle herum. Eingeschlagen in ein cremefarbenes Tuch fiel Madras Amulett heraus. Es war kleiner als seine Handfläche, die Hälfte eines Kreises. Die Vorderseite glänzte silbern, alte Runen zierten die Oberfläche. Ein einzelner weißer Stein funkelte in der Mitte. Was immer das Geheimnis dieses Amulettes war, Raynold würde es herausfinden. Das, und wie es mit dem Schicksal seines Reiches zusammenhing. In den letzten Tagen und Wochen hatte er zu viel verloren. Es war an der Zeit, dass sich das Blatt wendete und er sein Schicksal endlich selbst in die Hand nahm.

KAPITEL 36

Crystal

Es war ein Leichtes gewesen, das Tor an der Nordmauer zu passieren. Als eine Raupe, die ihren zweiten Auftrag ausgeführt hatte, durfte sie das Gelände des Königsschlosses jederzeit verlassen. Und es half auch, dass heute Soturi war, der Tag, an dem die älteren Mädchen trainingsfrei hatten. Crystal rechnete damit, dass auf dem Hauptweg viele Raupen unterwegs sein würden, die über Nacht in Bel Armyy gefeiert hatten, deshalb schlug sie einen einsamen Pfad ein, der durch den Wald in die Stadt führte. Minna hatte ihn ihr einmal beschrieben, weil sie sich lieber abseits des Hauptwegs nach Bel Armyy begab, um ihren Bäckersjungen zu treffen. Der Weg war leicht zu finden, wenn man wusste, wo man suchen musste. Crystal dachte an den armen Mann, der nun vielleicht ewig auf Minna warten würde und gar nicht wissen konnte, was ihr zugestoßen war. Bestimmt stand er schon in der Stube und backte Weißbrot und Mandelmilchmännchen.

Crystal wusste, wo die Bäckerei war, und beschloss, einen Umweg zu riskieren. Das war sie ihrer Freundin schuldig. Seltsamerweise waren die Fensterläden der kleinen Bäckerei geschlossen. Crystal blieb stehen und lauschte. Ob die Geschäfte am Soturi später öffneten? Lange warten konnte sie nicht, aber zur Sicherheit wollte sie noch einmal um das Haus herumlaufen.

Aus dem Hinterhof hörte sie ein leises Schluchzen. Ihr Magen zog sich zusammen, irgendetwas stimmte hier nicht. Leise trat sie näher und sah eine ältere Frau an einen Brunnen gelehnt weinen. Der Morgen war bereits angebrochen. Im fahlen Grau konnte sie gut erkennen, dass von der Frau wohl keine Gefahr ausging.

„Entschuldigung", sagte Crystal bemüht freundlich.

Die Frau sah zu ihr hoch, ihre Augen waren vom Weinen gerötet. In einer flehenden Geste streckte sie den Arm über ihr Gesicht und duckte sich zusammen.

„Bitte, tu mir nichts!"

Crystal erinnerte sich daran, dass sie ihren Langbogen auf dem Rücken trug und auch sonst bedrohlich wirken musste in der schwarzen Trainingskleidung der Raupen.

„Ich will dir nichts Böses", sagte Crystal und streckte ihre leeren Hände nach vorn. „Ich wollte nur kurz mit Naoki reden. Er arbeitet doch hier?"

„Warum willst du das wissen?", fragte die Frau und musterte Crystal.

„Ich wollte ihm Nachricht von seiner Freundin am Königshof bringen …" Weiter kam sie nicht, denn die Frau schluchzte laut auf.

„Hättet ihr ihn bloß von Anfang an in Ruhe gelassen! Er war ein guter Junge. Hat nur gebacken und wollte in Frieden leben, aber nein …" Ihr Gesichtsausdruck verhärtete sich. „Mir hat er es gesagt, hat mir gestanden, dass er sich in eine von euch verliebt hat." Von ihrer demütigen Haltung war nichts mehr zu spüren. Die Frau war wieder auf die Beine gekommen und fuchtelte Crystal mit ihren langen Fingern vor dem Gesicht herum.

„Ich habe ihm gesagt, dass er sich die Rothaarige aus dem Kopf schlagen und lieber in seinem Stand nach einem passenden Mädchen suchen soll. Er wollte nicht auf mich hören. Und jetzt arbeitet er hier nicht mehr, weil er …" Sie sprach nicht weiter, denn ein neuer Weinkrampf schüttelte ihren Körper.

„Weil er tot ist?", vollendete Crystal den Satz.

Die Frau sackte in sich zusammen. Crystal fing sie gerade

noch rechtzeitig auf, bevor sie mit dem Kopf gegen den Brunnen schlug. Nun liefen ihr selbst Tränen über die Wangen, während sie die Frau stützte und ihr etwas unbeholfen über den Rücken strich.

„Minna ist es auch. Tot. Sie hat ihn wirklich geliebt, falls das von Bedeutung ist."

Die Frau schniefte und nickte, schob dann aber Crystals Hände von sich.

„Euer König ist grausam", flüsterte sie und blickte schnell zur Seite. Es war Crystal klar, dass sie der Frau keinen Trost spenden konnte.

Bevor sie ging, griff sie in ihren Beutel und ließ ihr ein paar Münzen da. Sie hatte längst verstanden, dass die Frau die Mutter von Naoki sein musste, und sie hoffte, dass das Geld ihr etwas Unterstützung bringen würde. Minna hatte ihr erzählt, dass Naoki noch jüngere Geschwister hatte, die ebenfalls versorgt werden mussten.

„Wieso?", fragte die Trauernde, nachdem sie das Geld eingesteckt hatte. „Sie sind einfach gekommen und haben ihn aus dem Haus gezerrt. Sie haben ihn in einen Sack gesteckt und wie eine räudige Katze ertränkt. Warum?"

Crystal zuckte mit den Achseln. „Es tut mir leid", murmelte sie. „Er hat wohl zu viel gewusst."

Schweren Herzens ließ sie Naokis Mutter zurück. Wenn sie das Kloster rechtzeitig erreichen wollte, musste sie schnell sein.

Ihr nächster Halt war der Pferdehändler am Rande der Stadt. Er züchtete die edelsten Reittiere. Hunt hatte ihr erklärt, dass er die ausdauernden Hengste und Stuten direkt von den Nebrusk bezog und eine eigene Zuchtlinie gegründet hatte. Die Pferde hatte er früher gewinnbringend nach Stravoos verkauft, doch seit sich der Konflikt mit dem westlichen Reich verschärft hatte, konnte er sie nicht mehr über das Meer bringen. Der Händler stellte ihr keine Fragen. Es kam öfter vor, dass sich Raupen an ihrem freien Tag ein Pferd liehen, um in den Weiten des Hinterlands auszureiten. Er nahm das Geld entgegen, wünschte Crystal viel Spaß und sagte, sie solle bis zur Abenddämmerung zurück sein.

Es tat ihr jetzt schon leid, den freundlichen Mann enttäuschen zu müssen. Bei Abenddämmerung hoffte sie, schon über dem ersten Bergkamm zu sein. Natürlich konnte sie nicht auf den breiten Straßen reiten, die direkt in Richtung des Klosters führten, sondern hatte sich für die einsame und gefährlichere Route über den Pass des Orayo-Gebirges entschieden. Hier hoffte sie, unbeobachtet zu bleiben, denn spätestens nach Einbruch der Dunkelheit würde ihr Fehlen auffallen und man würde nach ihr suchen lassen. Ihr wurde auf einmal klar, dass sie nie wieder an den Hof zurückkehren konnte.

Sie verbrachte eine kalte, einsame Nacht oben in den Bergen. In der Ferne hörte sie einen Wolf heulen. Sie dachte an die Klosterschwestern, aber seltsamerweise auch an Katta. Ob man die stumme Dienerin bestrafen würde, wenn Crystal einfach verschwand? Und ob man bereits ihre Spur aufgenommen hatte? Crystal zog sich ihren Umhang enger über die Schultern und dachte an den weißen Pelzumhang, der in ihrem Zimmer im Schrank hing. Unmöglich hätte sie den mitnehmen können, ohne Verdacht zu erregen. Sie traute sich nicht, ein Feuer anzuzünden, geschweige denn einzuschlafen. Sobald es das Licht zulassen würde, wollte sie weiterreiten. Sie hatte ein gutes Tempo vorgelegt und wenn alles gut ging, würde sie morgen Abend Schwester Christine warnen können.

KAPITEL 37
Esra

Es war kalt hier oben am Orayo-Pass, aber nicht so kalt wie in den Tagen um die Winternacht. Esra versuchte, die Augen zu schließen und etwas zu schlafen. In der Ferne heulte ein Wolf. Jarl hatte sich ein dürres Baumgerippe gesucht und putzte sein Federkleid. Anscheinend wollte er ebenso wenig wegdämmern, wie sie. Für einen kurzen Moment hatte sie überlegt, mit den dünnen Ästen des abgestorbenen Baumes ein Feuer zu entzünden, doch am Ende hatte sie sich dagegen entschieden. Das Holz war wahrscheinlich so trocken, dass es wie Zunder wegbrennen und kaum Wärme abgeben würde. Außerdem würden dadurch womöglich ungewollte Gäste angelockt werden.

Auf der anderen Seite: Sollten sie nur kommen. Ein bisschen Unterhaltung würde ihr melancholisches Gemüt aufheitern. Sie strich fast zärtlich über die scharfe Klinge ihres Beils. Im Mondlicht schimmerte sie silberkalt.

„Ach, verdammt!“, murmelte sie und lehnte sich an den Stamm zurück. Täuschte sie sich, oder war das Wolfsgeheul nähergekommen?

„Wenn ich könnte, würde ich weiterlaufen“, sagte sie an ihren Falken gewandt. „Stell dir vor, ich könnte mich in einen Uhu verwandeln und wir flögen gemeinsam. Das wäre was.“

Jarl tippelte unruhig auf einem Ast hin und her.

„Du merkst es auch, treuer Freund, was?" Esra verstummte und lauschte wieder in die Nacht. Sie hatte unzählige Male unter freiem Himmel geschlafen, ohne sich zu fürchten, aber jetzt verspürte sie eine Beklemmung, die ihr fast die Luft zum Atmen nahm. Nein, ein Feuer würde sie nicht machen, in dieser kalten Nacht, aber schlafen würde sie wahrscheinlich ebenso wenig.

Sie war erleichtert, als die ersten roten Sonnenstrahlen über die Berggipfel krochen und das Gestein in eine Feuerwand verwandelten. Esra streckte ihre schmerzenden Glieder und sah an dem toten Baum empor. Beim Anblick des Falken, der seinen Kopf tief in das Gefieder gesteckt hatte und fest schlief, musste sie schmunzeln. Sofort war sie für die äußerst unangenehme Nacht entschädigt. Sie suchte sich eine Stelle, um Wasser zu lassen, und zog ein getrocknetes Stück Kaninchenfleisch aus ihrem Lederbeutel. Aus einem kleineren Sack nahm sie einige Kräuter und zerrieb sie über dem Fleischstreifen. Dazu holte sie eines der kleinen, flachen Fladenbrote heraus, die sie vom Abendbrottisch im Kloster eingesteckt hatte. Von ihrem genüsslichen Schmatzen wachte Jarl auf.

„Na, ist dir peinlich, dass du verschlafen hast, was Kumpel?"

Der Falke schüttelte sich, spannte seine Flügel und stieß sich ab, ohne Zweifel, um einen ersten Rundflug zu machen.

„Beeil dich, ich hebe dir was auf!", rief Esra ihm nach. Als er weg war, fühlte sie sich sofort einsamer. Sie fragte sich, was Fenrir gerade machte, ob er mit seinen Männern auf Beutezug gefahren war, um die Frühlingswinde auszunutzen. Der Gedanke an die offene See erfreute sie. Hier hatte sie nur ein Meer aus Stein um sich, das ihr so erbarmungslos und kalt vorkam, dass es ihr unvorstellbar war, wie der Königshof gefährlicher sein konnte.

„Aber du brichst mich auch nicht, Berg!", sagte sie und stellte sich vor, wie es wäre, wenn der Boden unter dem Steingiganten aufbrechen würde und das Meer ihn mit einem Happs verschlingen würde. Jarl kehrte zurück, eine tote Maus in der Kralle. Er ließ sie stolz vor Esra fallen.

„Gut gemacht, mein Junge", lobte sie und streichelte dem Falken über den schlanken Kopf. Jarl sah sie aus leuchtend gelben Augen erwartungsvoll an. Esra wusste, dass der Vogel ihr ein Geschenk machen wollte, also hob sie die Maus am Schwanz hoch und tat, als ob sie hineinbeißen wollte, bevor sie sie an Jarl zurückgab.

„Ich lieb dich auch, kleiner Vogel", sagte sie und öffnete ihren Trinkschlauch, um Jarl ein paar Schluck aus ihrer Handfläche anzubieten.

„Wir sollten aufbrechen", sagte sie dann.

Abgesehen davon, dass die Steine ihren Lederstiefeln zusetzten, machten sie Esra seltsam nervös.

„Dann haben wir diesen Felsenpfad bald hinter uns." Jarl flog dicht über ihr. Es beruhigte Esra, dass er sie rechtzeitig warnen würde, falls sie auf etwas Bedrohliches stießen.

KAPITEL 38

Crystal

Die Nacht war grauenhaft gewesen. Crystal hatte kaum ein Auge zugemacht. Ständig hatte sie in die Dunkelheit gelauscht und versucht, das beklemmende Gefühl loszuwerden, dass jemand sie verfolgte. Sie war dankbar, als der neue Tag anbrach und sie sich auf ihr gestohlenes Pferd schwingen konnte. Es war noch immer ein weiter Weg bis über den Pass. Nicht das erste Mal fragte sie sich, ob die Königsstraße vielleicht doch die bessere Wahl gewesen wäre. Schneller wäre es auf jeden Fall gegangen, aber dort lauerten überall die maskierten Soldaten des Königs. Im Stillen sprach sie sich Mut zu. Das Pferd lief einen stetigen Schritt und die Sonne wärmte ihre steifen Glieder.

Gegen Mittag erreichte sie die ersten Schneefelder. Das Weiß war so grell, dass es ihr in den Augen schmerzte. Sie blinzelte gegen das Sonnenlicht an.

„Es ist nicht mehr so weit, dann haben wir über das steilste Stück hinter uns und es wird wieder leichter", erklärte sie ihrem Pferd. Sie führte es zu einem Grasstück, das zwischen den schneebedeckten Flächen hervorstach.

„Hier machen wir noch mal Pause, mein Guter. Stärke dich für den letzten Anstieg."

Crystal wusste, dass sie das Pferd notfalls zurücklassen musste, wenn es zu anstrengend für das Tier wurde. Ihr Reittier war für die weite Ebene gezüchtet, nicht für einen steilen Bergpass. Trotzdem war sie auf diese Weise sehr viel schneller vorangekommen, als es zu Fuß der Fall gewesen wäre. Sie sah sich nach brauchbaren Kräutern um, fand aber nichts, das ihr nützlich erschien. Sie erinnerte sich an einen kleinen Bergsee, der ein Stück unterhalb des Gipfels auf der anderen Seite lag. Wenn sie Glück hatte, würden sie ihn am Nachmittag erreichen und eine letzte Rast vor dem Abstieg ins Kloster einlegen.

„Komm, an dem See wachsen bessere Kräuter. Lass uns zusehen, dass wir dorthin kommen." Das Pferd hob den Kopf, ein Maul voller welker Gräser zwischen den Zähnen und trottete auf sie zu. Crystal schwang sich in den Sattel, erneut heulte ein Wolf in der Ferne. Ihr Pferd spitzte die Ohren und wieherte unruhig und auch Crystal sah sich um. Wieder klang das durchdringende Rufen des Wolfes an ihr Ohr. Letzte Nacht hatte sie das Geräusch noch als normal empfunden, aber jetzt klang es fast bedrohlich. *Verdammt!*

Sie trieb ihr Pferd mit einem sanften Schenkeldruck an und es gehorchte zögerlich. Immer wieder sah sich Crystal um und ein Schauer kroch ihr über den Rücken. Was, wenn es hier ein ganzes Wolfsrudel gab? Einen Köcher voller Pfeile hatte sie dabei, fünfzehn Stück. Sie hatte sie extra gezählt. Sie kamen nur quälend langsam voran. Der Orayo-Pass war vor dem Bau der Königsstraße die einzige Route über die Berge gewesen, deshalb gab es hier noch einen ausgetretenen Pfad. Einmal sah Crystal einen Vogel, der über ihnen Kreise zog. Er war zu weit weg, als dass sie genau erkennen konnte, um was für eine Art es sich handelte. Sie streichelte ihrem Pferd den warmen Hals, als es sich weiter wagte. Der Wolf heulte erneut. Crystal meinte hinter sich eine Bewegung zu erahnen, doch als sie sich umdrehte, war da nichts außer dem schneebedeckten Hang.

„Halte noch etwas durch, wir haben es gleich geschafft", flüsterte sie dem Pferd ins Ohr. Ob es die Geschichten von den Berggeistern waren, die ihr solch eine Angst einjagten? Crystal wusste es nicht. Sie war froh, als sie den Kamm erreicht hatte. Sie stieg von ihrem Ross ab und lud den Beutel mit den Vorräten auf ihre Schulter.

„So, jetzt suchst du dir am besten selbst einen Weg mit möglichst wenig Gepäck."

Natürlich konnte das Tier sie nicht verstehen, es folgte ihr aber vorsichtigen Schrittes. Sie liefen, bis die Sonne ihren Zenit überschritt, und endlich ließen sie die verschneiten Hänge hinter sich. Crystal erkannte von oben den See und die ersten Bäume. Ihr Herz wurde etwas leichter. Sie hatten es fast geschafft und an dem See würden sie sich noch einmal stärken können.

Sie führte ihr Reittier mittlerweile am lockeren Zügel, doch plötzlich wieherte es markerschütternd und riss an den Zügeln. Ein Pfeil hatte sich in die Flanke des Tieres gebohrt, wie Crystal innerhalb eines Lidschlags feststellte. Als ein weiterer sich in das Bein des Tieres bohrte, gab es für das Pferd kein Halten mehr. Bevor Crystal es loslassen konnte, preschte es vorwärts und riss sie mit sich den Abhang hinunter. Schmerz durchfuhr sie wie ein zuckender Blitz. Das panische Tier stürmte davon, sie selbst kugelte immer weiter. Hart schlug sie auf einem Stein auf, schmeckte Blut auf der Zunge und versank in der Dunkelheit.

Als sie zu sich kam, blickte sie in lodernde, grüne Augen. Hunt beugte sich über sie, seine Brauen im Zorn zusammengezogen. Crystal fühlte einen stechenden Schmerz in ihrem linken Bein.

„Crystal", flüsterte er so leise, dass sie zusammenzuckte, egal wie tapfer sie sein wollte. „Warum flüchtest du vor mir?" Für einen Augenblick schien er fast traurig zu sein. „Weißt du, ich habe an uns geglaubt. Daran, dass deine Liebe echt ist, doch nun enttäuscht du mich."

„Du Lügner! Nichts an dir ist echt. Du bist genauso falsch wie diese Masken. Ich weiß, dass du Minna getötet hast!", presste sie unter Schmerzen hervor.

„Sie stand zwischen uns. Für unsere Liebe hätte ich noch viel mehr getan."

Sein Mund war ganz nah an ihrem Gesicht. Dieser Lügenmund, dieser Monstermund, dieser Mördermund. Wie konnte er den Tod von Minna so einfach abschütteln, die Schuld daran wegwischen, als ob ihn das alles nichts mehr anginge? War er wirklich so leichtfertig mit allem?

„Und der Auftrag, das Kloster abzubrennen? Leugne es nicht. Ich habe dich mit Kira sprechen hören!"

Hunt legte den Kopf schief.

„Deshalb also dein übereilter Aufbruch. So kurz vor deinem Ziel, eine Libelle zu werden, ein ehrenhaftes Leben zu führen. Ich wollte immer nur dich und dabei ist das Kloster hinderlich." Er beugte sich noch tiefer über sie, als ob er sie küssen wollte, drückte ihr sanft seine Lippen auf die Stirn. Mit einer blitzschnellen Bewegung holte er ein goldenes Armband mit einer Schließe hervor und legte es um ihr Handgelenk.

Crystal wollte schreien, doch kein Wort kam ihr über die Lippen. Ihr Arm stand in Flammen. Sie konnte nichts anderes tun, als auf das Klicken des Schlosses zu warten. Hunt blickte auf sie herunter. Sein Ausdruck schmerzverzerrt, aber entschlossen.

„Hör auf, dich dagegen zu wehren, dann lassen die Schmerzen nach, versprochen. Es ist gleich vorbei …"

Ein schwarzer Schatten flog über sie hinweg, riss Hunt von Crystal herunter. Das Armband landete im Gras. Als sie den Kopf hob, sah sie einen riesigen Wolf. Es musste dasselbe Ungetüm sein, das vor einer gefühlten Ewigkeit mit dem Hirsch gekämpft hatte. *Er will mir helfen,* dachte sie verwirrt. Drohend ragte er über Hunt auf. Seine messerscharfen Zähne blitzen auf und gruben sich in Hunts Schulter. Fluchend versuchte er, den Wolf abzuschütteln. Crystal ignorierte den stechenden Schmerz in ihrem Oberschenkel und griff nach ihrem Bogen. Sie stemmte sich keuchend in die Höhe und vermied es dabei, ihr verletztes Bein anzusehen. Stattdessen konzentrierte sie sich darauf, die Bogensehne einzuspannen. Der Köcher lag in Griffweite, halb unter einem Strauch vergraben. Ein Pfeil ragte wie ein rettender Ast hervor.

Hunt schrie auf, als der Wolf erneut zupackte. Crystal griff nach einem Pfeil und legte ihn ein. Anstrengung und Schmerz trieben ihr Tränen in die Augen, die sie ärgerlich wegblinzelte. Konnte sie auf Hunt schießen? Der Bastard hatte Minna getötet und ihren Bäckersjungen. Er hatte es verdient zu sterben. Sie atmete tief durch, zielte. Der Wolf stand immer noch zwischen ihnen. Erst jetzt sah sie, dass er eine klaffende Wunde an der Schulter trug.

„Geh zur Seite", flehte Crystal und dann war es ausgerechnet Hunt, der den Wolf mit seinem Schwert zurücktrieb und auf diese Weise den Weg freimachte. Crystal ließ den Pfeil los. Atemlos verfolgte sie, wie er genau auf Hunts Kehle zuflog. Der Mensch, den sie einmal geliebt hatte, sah auf und für einen Moment trafen sich ihre Augen. Crystal hielt dem Blick stand.

Auf Nimmerwiedersehen, du Lügenmaul!

Doch anstatt Hunt in die Knie sinken zu sehen, blendete Crystal ein grelles Licht. Gleißend wie die Bergsonne auf blütenweißem Schnee traf es ihre Augen. Sie riss einen Arm hoch, um sich zu schützen. *Verdammt! Was ist das?* Ein entsetzliches Brüllen erklang. Sie blinzelte, starrte auf die Stelle, an der Hunt gerade noch gestanden hatte und versuchte zu verstehen. Er war verschwunden und nun stand dort ein silberner Löwe. Ehe sie entscheiden konnte, was zu tun war, schoss der Wolf todesmutig auf den neuen Gegner zu. Die beiden mächtigen Tiere prallten vor ihr aufeinander. Der pulsierende Schmerz in ihrem Bein holte sie endgültig aus ihrer Starre zurück. Sie musste etwas tun, wollte aufstehen. Tausende kleiner Messerstiche durchzuckten ihr verletztes Bein. Eine Welle von Übelkeit durchfuhr sie und sie ließ sich zurück auf den Boden sinken. Verschwommen sah sie, dass der Löwe den Wolf am Hals gepackt hatte und seine Zähne gefährlich nah an der Kehle einschlug. Wenn sie nichts unternahm, würde Hunt den Wolf töten und dann wäre sie ganz allein mit ihm. Panik baute sich in ihrem Kopf auf wie eine tiefschwarze Wand. Verdammt, sie musste sich zusammenreißen!

Eilig sah sie sich um. Der Bogen war auf diese kurze Entfernung nutzlos, deshalb warf sie ihn weg und zog *Nachtbringer* hervor. Mit zitternden Fingern umklammerte sie seinen Griff. Ihre Hände waren trotz der Kälte feucht. Wenn der Löwe nur noch ein Stückchen näher kommen würde! Mit klopfendem Herzen beobachtete sie den Berg aus klaffenden Wunden, Blut und Fell. Tatsächlich näherten sich die ineinander verbissenen Tiere ihr. Silbernes Fell blitzte vor ihr auf. Crystal zögerte keine Sekunde, sondern stieß mit aller Kraft zu. Spürte den Widerstand von Muskeln, hörte den Löwen heiser brüllen. Warmes Blut lief ihr über die Finger. Sie rutschte am Griff ab, packte noch einmal zu und zog die Waffe aus der Wunde. Der Löwe ließ von seinem Gegner ab und fuhr zu ihr herum. Aus den Augenwinkeln sah Crystal, dass der Wolf reglos liegen blieb. Die Zeit schien stillzustehen, als der Löwe seinen Blick auf sie heftete. War das tatsächlich Hunt? Tiefblau leuchteten ihr seine Augen entgegen. Kalt, wie Eiskristalle in einer Winternacht. Der Löwe schnappte mit seinem blutverklebten Maul nach Luft. Er sah sie an, als wollte er etwas sagen. Crystal packte *Nachtbringer* noch fester. Es sah aus, als hätte der Löwe Angst vor ihrer Waffe.

„Komm nur her, du Bestie“, drohte sie. Keinen Moment ließ sie ihn aus den Augen. Dieses Ungetüm hatte nichts mehr mit dem Mann zu tun, den sie geliebt hatte. Crystal riss die Waffe hoch und spürte im nächsten Moment, wie eine Pranke ihren Arm zur Seite schlug. *Nachtbringer* glitt ihr aus den Fingern. Ein Aufschrei der Verzweiflung entfuhr ihr. Einem Atemzug später sah sie nur noch silbernes Fell, roch den beißenden Raubtieratem. Sie schloss die Augen und in diesem Moment biss das Monster zu.

KAPITEL 39
Esra

Der Platz war ein einziges Durcheinander der Kampfspuren wilder Tiere. Sie hatten die Erde aufgerissen, das dürre Gras zertrampelt und Blut vergossen. Jarl hatte Esra zu einem Bergsee geführt, wo sie jetzt neben dem vor Schmerzen hechelnden Wolf kniete. Es war der Wolf aus ihrer Vision, dessen war sie sich sicher, aber von dem Mädchen fehlte jede Spur.

Hastig streifte Esra ihren Medizinbeutel ab, untersuchte die klaffende Wunde am Hals des Tiers. Auch an Hinterlauf und Schulter hatte es tiefe Verletzungen.

„Halt die Augen offen, damit wir keine ungebetenen Gäste bekommen", rief sie Jarl zu und machte sich daran, die Weideblätter weich zu kauen. Dieses Heilkraut aus Skar hatte sie immer dabei. Es schmeckte bitter, wenn man es zerkaute, aber es wirkte blutstillend, wenn man es aufgeweicht auf einer Wunde anbrachte. Der Wolf hob erschöpft den Kopf und blickte sie voller Dankbarkeit an.

„Nur ein paar Kratzer, das ist alles", log Esra. Sie fragte sich insgeheim, ob der Wolf wohl überleben würde. Anschließend holte sie noch ein Gefäß mit drei vertrockneten Raupen hervor und schob dem Wolf eine davon unter die Zunge.

„Ich weiß, das ist eklig, aber es hilft."

Sie hatte die Raupen für Jarl mitgenommen. Sie waren ein echtes Wundermittel, wenn es darum ging, die Wundheilung zu beschleunigen.

„Jetzt muss ich aber nach deiner Freundin suchen, wegen ihr bin ich nämlich hier."

Der Wolf sah sie an, machte aber keine Anstalten, aufzustehen. Im zerdrückten Gras entdeckte sie eine Blutspur, die in Richtung Tal führte. Zur Sicherheit hob sie den Krummsäbel mit der schwarzen Klinge auf, der unbeachtet unter einem dürren Strauch lag. Weit konnte das Mädchen bei dem Blutverlust nicht gekommen sein. Jarl umkreiste eine kleine Baumgruppe etwas unterhalb des Sees. Er stieß einen kurzen Schrei aus, den Esra als Warnruf verstand. Sie zog ihr Beil aus dem Gürtel und schob ihren anderen Arm durch die Lederriemen des Rundschilds. Sie musste mit allem rechnen, denn was immer einem so großen Wolf derart zugesetzt hatte, musste gefährlich sein. In ihren weichen Lederstiefeln konnte sie sich geräuschlos anschleichen. Langsam pirschte sie auf das kleine Waldstück zu. Sie meinte, ein Ächzen zu hören und eine gedämpfte Stimme. Lautlos glitt sie von einem Baum zum nächsten, bis sie zwei Gestalten entdeckte. Ein Mann beugte sich über eine Frau, die schweratmend um ihr Bewusstsein rang. Die beiden schienen sehr aufeinander konzentriert zu sein, sodass sie es wagte, sich noch näher anzuschleichen. Esra erkannte das Wolfsmädchen aus ihrem Traum an den braunen Haaren und den etwas zu weit auseinanderstehenden Augen.

Der Mann war groß und kräftig und hatte silbern schimmerndes Haar. Er hielt das blutige Bein des Mädchens umklammert, das vor Schmerz laut aufstöhnte. An ihrem Hals klaffte eine große Bisswunde. Ob der Wolf sie angegriffen hatte? Esra verwarf den Gedanken blitzschnell. Sie war davon überzeugt, dass der Wolf ein Freund des Mädchens war. Trotzdem ergab all das keinen Sinn. Esra duckte sich hinter einen Baumstamm und lauerte, unsicher, ob sie sich den beiden zeigen sollte. Nun ließ der Mann von dem Bein des Mädchens ab und drehte sich in ihre Richtung. Er hatte hohe Wangenknochen und einen starken

Kiefer. Seine grünen Augen suchten die Bäume ab, Esra konnte fühlen, wie Jarl sie hoch oben aus den Kronen beobachtete. Langsam erhob sich der Mann. Er war unsicher auf den Beinen, wankte. Anscheinend hatte er ebenfalls eine Wunde davongetragen, denn auch er war blutverschmiert und seine Kleidung war an einigen Stellen aufgerissen. Er rief etwas, das sie nicht verstand. Sie rührte sich nicht.

„Komm raus, ich weiß, dass du da bist. Niemand tut dir etwas." Dieses Mal sprach er in Stravoosi, was Esra weitgehend verstand. Sie umklammerte ihr Beil. Sollte sie diesem Mann trauen? Er war in ihrer Vision nicht vorgekommen.

„Du suchst nach diesem Mädchen, nicht wahr? Nach Crystal. Sie ist meine Freundin und schwer verletzt. Ein Wolf hat sie angegriffen."

Lügner!, dachte Esra.

Sie schnellte aus ihrem Versteck hervor, schoss auf den Mann zu und holte mit dem Beil aus. Trotz seiner Verletzung parierte er den Schlag mit einer Kraft, die Esra überraschte und aus dem Gleichgewicht brachte. Er verpasste ihr einen Hieb mit der behandschuhten Faust. Esra strauchelte. Sie fing sich jedoch und holte mit ihrem Schild aus. Versetzte dem Mann einen Schlag gegen die Schläfe, der einen Troll zu Boden gestreckt hätte. Der Mund des Mannes verzog sich zu einem gehässigen Grinsen.

„Eine Schlampe aus Skar. Wie niedlich. Ich glaube, du hast etwas dabei, das du uns geben willst."

Der Mann zog sein Schwert. Esra hob erneut das Beil, doch er machte eine schnelle Bewegung und schlug es ihr aus der Hand.

„Ich an deiner Stelle würde mich ergeben. Selbst verletzt komme ich immer noch gegen fünf von deiner Sorte an."

Esra sah kurz zu dem Mädchen hinüber. Crystal hatte der Mann sie genannt. Sie atmete schwer. Was immer der Typ mit ihrem Bein gemacht hatte, schien ihr das Bewusstsein geraubt zu haben. Esra zog ihr Schwert. *Bärentöter*. Sie lauschte dem feinen Sirren, als es sich aus der Scheide löste und ging in Angriffsstellung. Ihr Gegner fackelte nicht lange, sondern sprang auf sie zu. Krachend traf sein Schwert ihren Schild, den sie im letzten

Moment hochgerissen hatte. Sie duckte sich unter seinem Angriff weg, stach von links, doch ihr Schwert zerschnitt nur Luft.

Der Mann war schnell, drehte sich wie ein schäumender Geysir, wirbelte in einer silberblauen Fontäne herum. Sein Schwert traf ihren Schildarm und für einen Moment war Esra so perplex, dass sie den Schmerz erst einen Herzschlag später fühlte.

„Stirb, Skar-Schlampe!", rief ihr Gegner.

Aus dem Augenwinkel sah Esra, wie Jarl aus den Baumkronen auf ihn zustürzte.

„Nein!", schrie sie noch, doch der Vogel gehorchte ihr nicht. Schon krallte er sich ins Gesicht ihres Kontrahenten, pickte mit dem Schnabel nach seinen Augen. Ein Schlag genügte und der Mann hatte Jarl zur Seite gefegt. *Ein Schlag zu viel,* dachte Esra und aus einem Gefühl heraus, ließ sie auch ihr Schwert fallen und zückte den Krummsäbel mit der schwarzen Klinge. Sie rannte in den Mann hinein, der sich noch das Blut aus den Augen wischte und stieß ihm die Klinge in die Schulter. Eigentlich hatte sie auf das Herz gezielt, doch ihrem Gegner war es noch gelungen, sich zur Seite zu drehen. Er schrie auf, unternahm einen letzten Versuch, Esra seine Klinge in den Bauch zu rammen, doch dieses Mal war sie schneller. Der Säbel traf erneut, nun seinen Oberschenkel und der Mann ging mit schmerzverzerrtem Gesicht in die Knie.

„Und jetzt stirbst du!" Esra holte aus, wollte all ihre Kraft in den Hieb legen, der das Monster ins Jenseits befördern sollte, doch auf einmal wurde sie geblendet und von einer gewaltigen Wucht zurückgeschleudert. Der Mann war verschwunden und ein Löwe stand vor ihr. Er blickte sie an, Blut troff ihm aus Nase und Mund. Noch auf dem Rücken liegend, richtete sie den Säbel auf ihn. Der Löwe stand still wie eine Statue.

„Bären oder Löwen, das ist mir egal. Dein Pelz wird mich im Winter wärmen! Komm nur her!", zischte sie.

Ihr war, als glitte der Blick des mächtigen Tiers noch einmal zu der schwarzen Klinge. Mit Mühe kam sie auf die Beine und machte einen Schritt auf ihn zu. Doch bevor sie ihn erreichen konnte, drehte er sich weg und verschwand zwischen den Bäumen. Die Tiergestalt musste ihm neue Kräfte verliehen haben. Esra wollte ihm folgen, doch dann sah sie Jarl am Boden liegen. Ihren Jarl! Sie ballte die Hände zu Fäusten und kniete sich neben den Vogel, der seinen Flügel in unnatürlicher Haltung von sich wegstreckte.

„Mein tapferer Freund", flüsterte Esra, als sie den stummen Schmerz in seinen Augen sah. „Lass mal sehen. Oh je, das wird gebrochen sein."

Schnell holte sie eine der weißen Raupen aus ihrem Beutel und schnitt ein kleines Stück Steinmorchel ab, das sie dem Falken zum Fressen gab.

„Damit es nicht so weh tut", flüsterte sie. Behutsam nahm sie den Vogel hoch und trug ihn zu einem weichen Stück Moos in der Nähe des bewusstlosen Mädchens. Sie nahm die letzte der wertvollen Raupen aus dem Beutel und schob sie der Verletzten unter die Zunge. Esra berührte die Haut des Mädchens, die eiskalt war. Es blieb ihr nichts anderes übrig, als abzuwarten, ob Crystal wieder zu sich kommen würde.

KAPITEL 40

Crystal/Esra

Sie driftete auf einem langen, roten Fluss dahin. Langsam und gemächlich nahm ihr Körper jede Biegung mit. Sie fühlte den Schmerz nicht, wenn ihr Kopf gegen einen der schwarzen Steine stieß, die in regelmäßigen Abständen aus dem zähen Gewässer aufragten. Crystal trieb mit offenen Augen an ausdruckslosen Gesichtern vorbei, die ihr von beiden Uferseiten entgegen starrten. Links standen Minna und Romina, Arm in Arm mit leichenblasser Haut. Ein Stück weiter flussabwärts war die Gruppe von Rebellen, die sie geholfen hatte auszulöschen. Sie deuteten mit anklagenden Fingern auf sie und formten still das Wort *„Mörderin"* mit ihren Lippen. Sie sah das Mädchen, das in einem anderen Leben ein Attentat auf einen silbernen Löwen verüben wollte, von Pfeilen durchbohrt an einem Baum hängen und ihr zuwinken. Immer weiter trieb Crystal die Windungen des Flusses entlang.

Von Weitem hörte sie ein Rauschen wie von einem tosenden Wasserfall. Der Fluss wurde schneller und breiter. Crystal hob ihren Kopf, doch sonst konnte sie keine ihrer Gliedmaßen bewegen. Sie rauschte auf einen offenen Schlund zu, der sie in eine unbekannte Tiefe hinabziehen würde. Sie fragte sich, ob es schmerzen würde, zu fallen. Ihr Blick ging noch einmal zum Ufer zurück. Dort war ein Haus mit einer roten Tür. Ein Mann und eine Frau standen davor und sahen sie betrübt an. Niemand rührte sich. *Das Haus, mein Haus, mein Zuhause!* Ob sie nun gleich wieder den Dämon sehen würde? Es war das erste Mal, dass Crystal Angst verspürte. Leben fuhr in ihre Glieder.

„Mama, Papa, helft mir!", wollte sie rufen, doch ihre Zunge war schwer wie Blei. *Verlasst mich nicht!* Sie machte einen Schlag mit den Armen, was höllisch wehtat, aber sie musste weiterkämpfen, denn dort unten, beim Wasserfall, dort lauerte der Dämon. Dessen war sie sich so sicher, dass sie sich einen weiteren Schwimmzug abrang. Verdammt, sie war doch eine gute Schwimmerin! Sie war eine geborene Kämpferin, eine Libelle des Königs. Na ja, fast. Ein Löwe brüllte. Die Kraft wich aus ihrem Körper. *So lange. Wie konnte ich so lange überleben? Der Löwe,* dachte sie und drehte sich nach dem Brüllen um. Ein einsamer Wolf stand am Ufer, sein Körper riesig, seine Schnauze blutverschmiert. *Der Wolf, der mich gerettet hat!* Dann verschwamm das Bild vom Wolf wieder und er löste sich auf.

„Crystal? Crystal?"

Jemand rief dumpf ihren Namen. Ob ihre Eltern sie gerettet hatten? Sie sah das Haus nicht mehr, auch nicht den Fluss. Um sie herum war nur Schwärze, so vollkommen wie das Nichts, das das große Ganze umgab.

„Crystal? Crystal!"

Die Stimme wurde lauter, schwoll zu einem dumpfen Tosen an. Eine warme Hand hielt die ihre umklammert. Minna? Wie gern würde sie ihre Freundin noch einmal sehen. Jemand strich über ihre Stirn, ein eisiger Schmerz durchfuhr sie. Ob es eine Kralle war? Langsam sickerten die Empfindungen in ihren Körper zurück. *Der Rote Fluss,* dachte sie matt. Sie wollte diese Qualen nicht, konnte sie nicht mehr ertragen, würde daran sterben.

„Aber sterben würdest du auch so", flüsterte eine Stimme.

Nur im Fluss lauerte der Dämon und der war noch schlimmer als alles andere.

Crystal blinzelte, ein Sonnenstrahl traf ihr Gesicht. Jemand war über sie gebeugt. Eine blonde Frau mit Schlangen auf den

Armen. Ob sie immer noch träumte? Die Frau murmelte etwas, das sie nicht verstand. Ihr Haar hing ihr in einer wilden Mähne über die Schultern, in ihrer Hand hielt sie eine Waffe mit schwarzer Klinge.

„Nachtbringer", wollte Crystal sagen, brachte jedoch kein Wort heraus. Die Frau sah sie grimmig an. Ob sie überhaupt lächeln konnte? Crystal bezweifelte es und wollte die Augen wieder schließen. *Zu viel, es ist alles zu viel,* dachte sie erschöpft, doch die Frau tätschelte ihr unsanft die Wange.

„Iste fa."

Bleib da.

In ihrem Kopf kramte Crystal nach den richtigen Worten auf Stravoosi. Sie hatte diese Sprache zwar im Kloster gelernt, aber das war lange her. Ein Gedanke durchfuhr sie. Das Kloster! Etwas war mit dem Kloster.

„Das Kloster!", brachte sie schließlich auf Stravoosi heraus. „Ich muss dahin!"

Die Frau fühlte noch einmal ihre Stirn und sagte etwas in einer anderen Sprache.

„Es ist wichtig!", rief Crystal. „Man will es abbrennen, verstehst du? Ich muss sie warnen."

„Du bist zu schwach. Die Nacht bricht bald an. Wir müssen auf den Morgen warten. Schau, ich habe dir eine Suppe gekocht. Das wird dich stärken. Du warst sehr weit weg."

Mit Schaudern dachte Crystal an den Fluss zurück. Die Frau half ihr, sich aufzusetzen. Behutsam hielt sie ihr einen Trinkschlauch an die Lippen.

„Gegen die Schmerzen", erklärte sie knapp.

Crystal trank und hustete. Die bittere Flüssigkeit lief ihr auf ihr zerrissenes Gewand. Ihr ganzer Nacken stand in Flammen. Sie fragte sich, wie die Wunde, die Hunt ihr zugefügt hatte, jemals wieder verheilen sollte.

„Wo ist er?", fragte sie mit rauer Stimme.

„Der Valanquar?", fragte die Frau.

„Hunt. Der Mann, der Löwe, ach, was weiß ich?" Möglicherweise hatte sie sich das alles nur eingebildet, war von einer Illusion getäuscht worden, so wie man es ihnen im Kloster beigebracht hatte.

„Der Valanquar“, bestätigte die blonde Kriegerin und hielt ihr den Krummsäbel entgegen.

„Ah“, sagte Crystal und seufzte. „Ist er tot?“

„Fess“, sagte die Nordfrau und das hatte Crystal schon einmal gehört.

Vor langer Zeit im Kloster hatte sie zwei Worte in der nordischen Sprache gelernt. *Tak*, was „Ja“ bedeutete und *fess*, was „Nein“ hieß.

„Er ist geflohen. Ich konnte ihm nicht folgen, aber ich schätze, er schafft es nicht weit.“

Jetzt bemerkte Crystal, dass die Frau etwas in ihrem Arm hielt, ein kleines, braunes Federknäuel. Schwach nickte sie in Richtung des Vogels und die Nordfrau lächelte das erste Mal.

„Jarl“, sagte sie. „Mein Falke. Er hat mich vor dem Monster gerettet. Aber er hat sich dabei einen Flügel gebrochen.“

„Und der Wolf?“, fragte Crystal.

Die Kriegerin zuckte mitleidvoll mit den Achseln.

„Liegt am See. Ich habe ihn versorgt, aber ich weiß nicht, ob er es schafft. Musste bei dir bleiben.“

Crystal sackte zurück auf die Erde und bemerkte ein weiches Fell, das unter ihr lag.

„Ich glaube, der Wolf ist tot“, sagte sie betrübt. „Ich habe ihn in einem Traum gesehen, dort waren alle tot.“

Die Nordfrau nickte.

„Dann ist er für dich gestorben. Du solltest dankbar sein. Die Tiere, die uns begegnen, sind ein Geschenk.“

Eine tiefe Trauer erfüllte Crystal.

„Nicht alle Tiere“, sagte sie leise.

„Du meinst den Löwen? Das ist etwas anderes. Kein reines Tier. Ist ein Wandler, dieser Mann. Alte Kreaturen, die nichts Gutes bedeuten. Nimm noch etwas Suppe.“

Crystal stützte sich mühsam ab, führte schwach den Löffel zum Mund und schluckte. Die heiße Brühe wärmte sie und gleichzeitig merkte sie, wie rau ihr Hals war. Nach ein paar schmerzhaften Löffeln winkte sie ab und ließ sich zurück auf ihr Fell gleiten. Sie wollte noch nach dem Namen der Nordfrau fragen, doch ein dunkler Strudel riss sie in die Tiefe und sie konnte nichts anderes tun, als sich fallen zu lassen.

Als sie das nächste Mal aufwachte, war sie von tiefer Schwärze umgeben. Die Luft, die sie atmete, war kalt, doch sonderbarerweise fror sie nicht mehr. Sie fühlte einen warmen Körper neben sich und wich entsetzt zur Seite.

„Psst. Serel ja. Alles gut. Das bin nur ich, Esra."

Crystal fiel die Nordfrau wieder ein und sie entspannte sich etwas. Esra hieß sie also.

„Im Norden machen wir das so, um uns zu wärmen. Verstehst du?"

Crystal nickte, doch dann wurde ihr klar, dass die andere Frau das wahrscheinlich nicht sehen konnte.

„Tak", sagte sie daraufhin.

„Oh, du sprichst meine Sprache?"

„Nein. Nur *ja* und *nein*." Sie merkte, dass sie immer noch schwach war, auch wenn ihr Körper sich überraschend gut erholt hatte.

„Wir müssen zu dem Kloster, in dem ich aufgewachsen bin. Es liegt etwa einen halben Tagesritt von hier entfernt."

„Ich war bei einem Kloster, das war weiter weg. Aber ich war auch zu Fuß."

Crystals Hoffnung sank.

„Ich muss sie warnen. Man will es niederbrennen. Die armen Mädchen und die Schwestern!"

„Wenn mein Vogel gesund wäre, könnte er eine Botschaft überbringen. Aber er kann nicht mehr fliegen."

„Ich muss sie warnen", beharrte Crystal.

„Du musst schlafen", sagte die Nordfrau fast zärtlich. „Morgen ist ein neuer Tag."

Morgen ist ein neuer Tag, das hatte Fenrir immer zu ihr gesagt. Esra vermisste ihn so sehr, dass es ihr beim Atmen wehtat. Statt ihrem liebevollen, mutigen Mann lag diese Crystal neben ihr und kämpfte gegen ihre eigenen Dämonen an. Aus irgendeinem Grund wollte sie zum Kloster zurück, ein törichtes Unterfangen, Esras Meinung nach. Das Kloster sollte niedergebrannt werden, wenn sie es richtig verstanden hatte, aber sie bezweifelte, dass sie jemals rechtzeitig dorthin zurückkehren konnten. Der Kräutertrank, den sie Crystal verabreicht hatte, wirkte langsam, ebenso die warme Suppe. Aber das Mädchen war zu schwach für den langen Fußmarsch bergab. Esra konnte Crystals Wunsch gut verstehen, dachte sie doch mit Schaudern an ihr eigenes Dorf zurück, aus dem sie vor so vielen Jahren geflohen war. *Ein anderes Leben, ein anderes Mädchen,* beschwor sie sich.

Esra wusste, dass sie in dieser kalten, schwarzen Nacht ihren eigenen Ängsten nur schwer entkommen konnte. *Feuer und Blut.* Noch Jahre später hatte sie der Gestank von Rauch in Panik versetzt und ihre Knie weich werden lassen. Ihre Finger gruben sich in ihr Bärenfell. So stark war sie gewesen. Eine Bärentöterin. Jarl lag zusammengesunken auf ihrer Brust. Dass sie den Herzschlag ihres Falken spürte, beruhigte sie.

„So eine schwarze Nacht", flüsterte sie ihm leise zu. Die Nächte ohne Sterne waren auf Skar ein Zeichen für eine Wendung des Schicksals, für eine Neuordnung. Esra lauschte den unruhigen Atemzügen des Mädchens neben ihr. Noch hatte sie Crystal nichts von dem Amulett gesagt, sie war ja auch kaum wach gewesen. In der Dunkelheit fummelte Esra nach dem Bruchstück um ihren Hals, die andere Hand schützend über Jarl gelegt. Ob man ihr Dorf deshalb angegriffen hatte? Esra befühlte das warme Metall, fuhr mit der Fingerkuppe seine Kanten nach. Ihr Vater hatte es vor ihr getragen und es in jener Nacht an seine Tochter weitergegeben. „Pass gut darauf auf, mein tapferes Mädchen und versteck dich im Wald. Morgen rennst du, so weit du kannst, und rufst nach Hilfe." Die Nacht damals war fast so schwarz wie diese gewesen und Esra war nicht weit gekommen.

Sie hatte sich in einer Baumkrone versteckt und bitter geweint, als lodernde Flammen zum Himmel züngelten.

Esra schluckte hart. Sie wusste, dass sie keine Träne mehr über das vergießen konnte, was gewesen war, dafür war sie zu leer.

„Weza gloma ti su." *Nur du füllst mich auf,* flüsterte sie leise und dachte an Fenrir. Dann wanderten ihre Gedanken weiter. Wer wohl der silberblonde Mann bei dem Mädchen gewesen war? Anscheinend hatte er ihr das Bein wieder gerichtet, also war er eine Art Magier. Esra erschauderte. Jeder wusste, dass Magie mit der Errichtung der Mauer ausgelöscht worden war, verbannt, versunken. Ob sich das seit dem Sternenregen geändert hatte?

„Wir sollten ihr das Amulett dalassen und uns davonmachen", flüsterte sie Jarl zu. Gemma war ihr feindlich gesinnt, zwar nicht gerade die Klosterschwestern, aber der Rest des Landes. Hier gingen seltsame Dinge vor sich, die Esra, genau wie so vieles andere, lieber vergessen wollte. Das Mädchen zuckte im Schlaf. Was sie wohl alles erlebt hatte? Es konnte nichts Schönes gewesen sein, wenn man sie tatsächlich zu einer Libelle ausbilden wollte. Für Esras Geschmack waren ihre Züge zu fein, ihr Blick zu weich. Sie hatte Augen wie ein Rehkitz und ihr Körper war leicht und zart wie eine Feder. Esra selbst war ebenfalls schlank, aber ihre Muskeln waren hart wie der Stahl ihrer Streitaxt und ihre Beine doppelt so breit wie die des Mädchens.

„Eine schöne Bescherung haben wir hier", murmelte sie. „Wenn wir sie zurücklassen, stirbt sie. Und die Ahnen haben uns hierhergeführt. Ich schätze, wir müssen ihnen noch ein bisschen länger vertrauen."

Jarls Brust hob und senkte sich sanft. Nachdem der Vogel ihr keinen Widerspruch leistete, war für Esra klar, dass sie bleiben würde.

Am nächsten Morgen fühlte sich Crystal schon viel besser. Die Nordfrau saß mit finsterer Miene an einen Stamm gelehnt und fütterte ihren Falken mit ein paar Happen Fleisch.

„Du bist wach", sagte sie, ohne Crystal auch nur eines Blickes zu würdigen.

„Ja. Danke für das Fell, es hat mich in der Nacht gewärmt."

„Tz", war alles, was die Nordfrau sagte.

„Es war nett, deine Bekanntschaft zu machen, aber ich muss jetzt wirklich los. Danke für alles. Ich schenke dir meinen Säbel, weil du mich gerettet hast." Crystal stand versuchsweise auf. Ihr linkes Bein schmerzte, aber sie konnte es belasten. Das freute sie, hatte sie doch geglaubt, dass es gebrochen gewesen war. Ihr Bogen stand sorgsam aufgerichtet an einen Baumstamm gelehnt. Ihn würde sie nicht zurücklassen. Sie griff danach und wandte sich ab.

„Närrin", zischte die Nordfrau und ehe sich Crystal versah, hatte sie eine Schwertklinge am Hals. Seltsamerweise hatte sie keine Angst. Hätte ihr die Kriegerin etwas anhaben wollen, hätte sie das längst tun können.

„Was meinst du, was du da machst?"

„Unten im Tal ist ein Kloster. Das soll niedergebrannt werden. Ich muss die Frauen und Mädchen dort warnen."

Die Nordfrau sah sie an und schüttelte den Kopf.

„Was auch immer passiert, du wirst das Kloster nicht rechtzeitig erreichen. Und dann verbrennen sie dich mit."

„Was weißt du davon?", fragte Crystal. Die Überzeugung, mit der die Nordfrau sprach, jagte ihr einen Schauer über den Rücken.

„Ich war da, bevor ich dich hier getroffen habe. Man hat mir eine Karte gezeigt. Eure breite Straße, wie heißt die noch?"

„Königsstraße."

„Ja, genau, die Königsstraße. Sie führt direkt dorthin. Während der Bergpass, nun ja, das weißt du selbst."

Crystals Herz sank. In ihrem Kopf kramte sie nach den Erinnerungen an das Gespräch zwischen Hunt und Kira, das sie mitangehört hatte. Nicht die Worte, die dort gesprochen worden waren, trafen sie mit voller Wucht, sondern die Vertrautheit, mit der die beiden geredet hatten.

„Verdammt!", stieß sie aus und wischte sich wütend eine Träne weg. Die waren einfach so in ihre Augen getreten und kullerten nun ihre Wangen hinab.

Die strengen Gesichtszüge der Nordfrau wurden etwas weicher.

„Es tut mir leid", sagte sie und wandte ihren Blick dem Boden zu.

„Nein, nein, du verstehst das nicht. Ich bin so wütend auf mich, weil ich so …" Sie suchte das Wort auf Stravoosi für *naiv*, fand es aber nicht. „Weil ich so dumm war", sagte sie stattdessen.

„Der Kerl?"

Crystal nickte.

„Und wenn er es nun auch noch schafft, dass das Kloster niedergebrannt wird, dann habe ich endgültig versagt, weil noch mehr Menschen sterben werden."

„In Ordnung. Dann lass uns versuchen, dorthin zu kommen. Aber wenn es gefährlich wird, ziehen wir uns in die Wälder zurück. Es gibt immer einen Ort, an den man fliehen kann, notfalls nehme ich dich mit nach Skar."

KAPITEL 41
Kimberley

Kims Gesicht war wieder verheilt. Dank der guten Pflege von Trisha war die Haut fast so makellos wie früher. Kim zuckte zurück, als Gabbalon ihr mit seinen wurstigen Fingern über die Wange strich. Das schien dem Händlermogul nicht zu gefallen, denn er kniff leicht die Augen zusammen.

„Bin ich in deinem Ansehen gesunken, seit ich von den singenden Inseln zurück bin, mein Butterschneckchen?"

„Nein. Ich war in Gedanken woanders", entgegnete Kim. Gestern Abend hatte Trisha ihr über dieselbe Stelle gestreichelt. Ihre warme, weiche Hand hatte kurz an ihrer Schläfe verweilt.

„Es wird alles gut", hatte die Heilerin gesagt, und für einen Moment hatte Kim ihr geglaubt. Sie starrte auf den halb leer gegessenen Teller mit Muscheln.

Gabbalon musterte sie eindringlich. Er schob ihr den Daumen unter das Kinn, sodass sie ihn ansehen musste.

„So kenne ich dich nicht. Was ist los mit dir?"

Kim rang nach Luft „Es ist nichts", setzte sie an, doch Gabbalon unterbrach sie. Er winkte die Bedienung zu sich und bezahlte.

Gemeinsam verließen sie das gehobene Hafenlokal und

mischten sich unter den Menschenstrom, der sich durch die engen Gassen der Altstadt schob. Abends glich das Hafenviertel auf der goldenen Seite der Stadt buntem Jahrmarkttreiben. Überall wurden Waren und Speisen feilgeboten, Musik drang durch die Gassen, Zauberer und Jonglierkünstler gaben ihre Tricks zum Besten. Wehmütig sah Kim zu der anderen Seite der Brücke, dort wo es nur spärliche Beleuchtung gab, dort, wo ihr Onkel Peet sein Schiff gehabt hatte. Sie ließ sich an Gabbalons Arm wie eine Stoffpuppe durch die Menge ziehen, ging davon aus, dass er sie für einen letzten Drink in eines der Kasinos oder der teureren Schenken bringen wollte, bevor er sie in irgendeine Pension mitnahm. Der Gedanke, dass sie ihrer Mutter seit drei Wochen kein Geld mehr vorbeigebracht hatte, ließ sie Haltung annehmen. Sie konnte es sich nicht leisten, den Händlermogul zu verlieren.

„Wo gehen wir hin?", fragte sie deshalb mit aufgesetzter Fröhlichkeit.

„Oh, es wird dir gefallen. Dort warst du noch nie."

„Eine neue Schenke? Oder ein besonders romantischer Ausblick?"

„So gefällt mir mein Zimtsternchen schon viel besser. Warte es nur ab."

Gabbalon führte sie in Richtung Innenstadt, wo der Lärm langsam abebbte. Scheinbar wusste er genau, wohin er wollte, denn er beschleunigte seine Schritte und lief auf eine Kutsche mit vier Rappen zu.

„Du wolltest einen Ausblick, hm? Ich zeige dir den schönsten der ganzen Stadt."

Der Kutscher sprang beim Klang von Gabbalons dröhnender Stimme von seinem Bock herunter und verbeugte sich tief. Dann öffnete er die Kabinentür und klappte eine Treppe aus.

„Bitte schön, mein Herr", sagte er mit einer erneuten Verbeugung. „Und die Dame."

Kim spürte den Blick des Kutschers auf sich ruhen. Noch nie war sie in Gabbalons private Kutsche gestiegen oder auch nur einem seiner Hausangestellten begegnet. Sie wusste, dass er Leibwächter hatte, die ihm überallhin folgten, aber deren schwere Schritte hatte sie nur aus der Ferne vernommen, während Gabbalon sich mit ihr in der Stadt amüsiert hatte.

Als sie ihm in der Kutsche gegenübersaß, fragte sie, wohin er sie bringen würde. Gabbalon nahm ihre beiden Hände in seine.

„Einen Ort, an dem wir reden können. Es wird dir gefallen."

Kim schob die Vorhänge der Kutsche zur Seite. Die Nacht war finster und die Straßenlaternen, die bis eben noch das Viertel erleuchtet hatten, verschwunden. Sie spürte so etwas wie Unbehagen in sich aufsteigen. Gabbalon war immer anständig zu ihr gewesen, hatte nichts ohne ihr Einverständnis getan, aber dennoch. Es war ihr am liebsten, wenn sie die Zügel in der Hand hielt und wusste, wo sie war und wie sie zur Not entkommen konnte.

„Das wäre doch nicht nötig gewesen. Wir hätten in der Stadt bleiben können", sagte sie, während die Kutsche leicht bergauf gezogen wurde.

„Hab keine Angst, mein Täubchen. Mein Haus wird dir gefallen, du wirst sehen."

Kims Herz sank. Gabbalon hatte bis jetzt vermieden, sie in seine Villa zu bringen. Etwas hatte sich verändert und nicht unbedingt zu ihrem Vorteil.

„Himbeertörtchen, wie gefällt es dir?"

Kim konnte nur staunen. Das war kein Haus, in dem sie sich befand, das war ein Palast. Kunstvoll gefertigte Ornamente schmückten die Wände, die Flure waren mit weichen Teppichen ausgelegt, in die sie mit ihren Stiefeln einsank. Sie wollte sie ausziehen, doch Gabbalon winkte ab.

„Ich habe dir doch einen schönen Ausblick versprochen. Dafür musst du mir auf die Terrasse folgen."

Kim zögerte.

„Ist deine Frau denn nicht hier?", fragte sie.

Gabbalon schüttelte betrübt den Kopf.

„Nein, nein. Sie ist mit einem Großteil meiner Bediensteten auf den Sommerinseln geblieben."

Kims Magen zog sich vor Unbehagen zusammen. Was wollte Gabbalon von ihr, abgesehen von dem, wofür er sie bezahlte? Er reichte ihr eine Hand und führte sie in die laue Nachtluft hinaus. Unzählige kleine Lampions erhellten eine Rosenhecke, die ein Sofa mit einem Tisch und zwei Stühlen einrahmte. Unter ihnen funkelten Tausende kleiner Lichter, ganz Stravoos schien sich vor ihren Augen zu ergießen und ins Meer zu fließen.

„Schön, nicht wahr?", flüsterte Gabbalon.

Kim riss sich von dem bezaubernden Bild los und wandte ihm ihren Kopf zu.

„Wunderschön. Hoffentlich kannst du den Ausblick bald wieder mit deiner Frau teilen."

„Ach", sagte Gabbalon und ließ ihre Hand los. Gedankenversunken starrte er auf das weite Meer hinaus, bis er schließlich weitersprach.

„Das wird nicht möglich sein. Ihr Gesundheitszustand ist schlecht. Ihr bleiben wahrscheinlich nur noch ein paar Monate. Ich habe versprochen, mich hier um meine Geschäfte zu kümmern und dann wieder zu ihr zurückzukommen." In seiner Stimme lag echte Trauer.

Kim streichelte ihm über den Arm.

„Das tut mir leid für dich."

„Alles hat seine Zeit, meine kleine Keksdose." Er war nahe an sie herangerückt. „Und wenn die Götter sie in ihr Reich aufnehmen, dann könntest du das alles haben."

Was? War der alte Gabbalon jetzt völlig durchgedreht? Kim musste sich sammeln, um keine Miene zu verziehen.

„Was? Ich bin nur ein einfaches Straßenmädchen. Ich könnte niemals …"

„Schschsch. Denk doch an deine Familie. Deine Mutter so allein. Und deine arme Schwester. Sie braucht Medizin. Und ich wünsche mir eine Frau, die mir endlich einen Sohn gebärt, damit ich all das hier weitervererben kann. Das Leben ist schnell vorbei und wir müssen zusehen, dass wir etwas Bedeutendes erschaffen, etwas, das bleibt. Das hat mir die Krankheit meiner Frau bewusst gemacht. Ich verspreche dir, dass ich die besten Ärzte suchen werde, um deiner Schwester zu helfen."

Kim war wie erstarrt.

„Woher weißt du überhaupt von ihrer Krankheit?", fragte sie schließlich und hatte Mühe, ihren Ärger zu unterdrücken. War sie nicht immer vorsichtig gewesen, was ihre Verbindungen zu ihren Freunden und ihrer Familie anging?

Gabbalon lächelte nur.

„Ich wäre nicht so erfolgreich, wenn ich nicht so eine sprudelnde Quelle an Informationen hätte. Also, Sahneschnitte, was ist? Fangen wir gleich an, ein Kind zu machen? Unter den Sternen auf diesem Sofa hier? Lass deine Tränke weg, die verhindern, dass du schwanger wirst, denn bald bin ich frei, dich zu heiraten."

„Und was ist, wenn ich dich nicht heiraten will? Hast du schon mal daran gedacht?"

„Jeden Tag. Und dieser Gedanke bricht mir jedes Mal aufs Neue das Herz." Er sah ihr fest in die Augen. „Wenn du mich nicht heiraten willst, muss ich mir eine andere für mein Unterfangen suchen, was zu bedauern wäre, denn keine mag ich so gern wie dich. Dann wäre unsere kleine Liaison beendet und du kannst wieder zurück zu Alec in die Gosse kriechen, aus der ich dich gezogen habe. Es läuft gerade nicht so gut für seine Mädchen in der Stadt. Wie man hört, stellen sich die Menschen auf einen Krieg ein und auf die härteren Zeiten, die er mit sich bringt." Er ließ einen theatralischen Seufzer verlauten.

„Ich auf der anderen Seite bin vorbereitet, was das Geschäftliche angeht." Gabbalons Lächeln hatte etwas Wölfisches.

Kim fühlte sich, als hätte man ihr einen Schlag in die Magengrube versetzt. Sie wollte Lu helfen. Seit Jahren lebte sie für nichts anderes. Aber den Händlermogul zu heiraten? Am Ende ein Kind mit ihm zu haben? Sie dachte an Trish, an ihr warmes

Lächeln, an die stille Kraft, die sie versprühte. Was würde die Heilerin an ihrer Stelle sagen? Kim wusste es nicht. Sie wusste nur, dass sie Kim war. Kim, die geschworen hatte, ihrer Schwester zu helfen. Alles, was sie im Moment brauchte, um sich zu sortieren, war ein bisschen Zeit.

„Na, was sagt mein Blaubeerveilchen?"

„Ich werde es mir überlegen."

„Dann überlege nicht zu lange."

„Und er hat dich tatsächlich gehen lassen?"

„Ja, das hat er. Aber ich hatte Angst, dass er durchdreht, dass er mich dort festhält. Er mag fett sein und alt, aber dafür ist er noch ziemlich stark. Oh selige Ahnen, ich habe wirklich keine Ahnung, was ich machen soll."

Trisha hatte den Arm um sie gelegt, streichelte ihr sanft den Rücken. Jack lag zu ihren Füßen und schlief.

„Bei dir erscheint es mir einfach, sein Angebot abzulehnen. Hier fühle ich mich, als ob es immer einen Ausweg gibt", gestand Kim. Sie rieb sich ihre brennenden Augen. Kim dachte daran, wie sie aus Gabbalons Palast hinaus in die Nacht geflüchtet war, auf die Lichter von Stravoos zu. Dabei hatte sie sein Angebot, sie mit der Kutsche nach Hause zu fahren, ausgeschlagen. Hatte nur noch Luft gebraucht, kalte, klare Nachtluft. Eigentlich hatte sie zum Hafen gewollt, dorthin, wo Onkel Peets Schiff vor so langer Zeit in See gestochen war, doch ihre Beine hatten sie zu Trish getragen, die in einem kleinen Häuschen etwas abseits der Innenstadt lebte. Kim war überrascht, aber auch froh gewesen, als sie Jack dort fand. Offensichtlich hatte Daniel seine Taverne für zwei Tage zugesperrt, um mit Tamsie eine Nacht in Broech zu verbringen, wo ihre Eltern wohnten.

Was würde Kim nur mit Jack machen, wenn sie auf Gabbalons Vorschlag einginge? Ihn mitnehmen? Das fühlte sich alles so falsch an.

„Meinst du, du könntest lernen, ihn zu lieben?", riss sie die Stimme der Heilerin aus ihren Gedanken.

„Was?" Für einen Moment wusste Kim nicht, von wem Trish sprach. Sie sah Kim mit ihren fast veilchenblauen Augen an.

Kim schluckte.

„Du meinst Gabbalon?"

„Nein, ich rede von Heinrich von Deeg, dem berüchtigtsten Piraten der Geschichte Favorias. Natürlich spreche ich von Gabbalon."

Kim ließ die Schultern hängen.

„Er ist nett, immer höflich und zuvorkommend. Sicher würde er mir mit Lu helfen."

„Aber du liebst ihn nicht, habe ich recht?"

Kim ließ ihren Kopf in die Hände sinken.

„Nein. Und das werde ich auch nie."

Die Antwort war nur ein Flüstern, aber in ihren Ohren hallte sie laut und klar.

„Das Problem ist nur, dass ich gar nicht weiß, ob ich überhaupt jemanden lieben kann. Also so wie Daniel Tamsie liebt. Für mich ist das alles dasselbe. Warum sollte es mir also etwas ausmachen, wenn ich mich an Gabbalon binde?"

Trish sah sie an, legte ihr eine Hand auf die Stelle, unter der ihr Herz schlug. Bei der Berührung pochte es augenblicklich stärker.

„Jeder kann lieben. Du hast deinen Menschen einfach noch nicht gefunden. Gaube mir, wenn das passiert, ergibt auf einmal alles Sinn. Du solltest das nicht für Geld machen und auch nicht für Lu."

„Aber dann wird sie sterben!"

Kim war so verzweifelt, dass sie laut aufschluchzte und über sich selbst erschrak.

„Es tut mir leid, dass ich dir die Ohren damit volljammere. Du hast bestimmt genug zu tun."

Trisha nahm Kim in die Arme. Sagte für eine lange Zeit nichts, sondern hielt sie einfach nur fest. Kim wusste nicht wieso, aber sie ließ es zu, lehnte sich in die Umarmung. Sollte Trisha doch sehen, dass sie nicht immer die starke Kim war, dass sie auch Probleme hatte. All das war ihr auf einmal egal, denn sie war des Kämpfens so müde, dass sie am liebsten für immer hier verweilt hätte. Kim schloss die Augen und bevor sie weg döste, hörte sie die sanfte Stimme der Heilerin.

„Wenn du willst, schaue ich mal nach Lu und falls du es satthast, dich zu verkaufen, könnte ich jemanden wie dich brauchen, der mir bei einer wichtigen Aufgabe hilft."

Kim wollte noch antworten, dass sie alles für Trisha tun würde, aber irgendwie reichte ihre Kraft nicht mehr und sie ließ sich von der Müdigkeit überrollen.

Später im Laufe des Tages machte Kim sich mit Trisha auf den Weg zum Haus ihrer Mutter. Entgegen all ihren sonstigen Vorsichtsmaßnahmen nahm sie die Heilerin einfach mit, weil sie ihr vertraute. Kim überlegte, wie Gabbalon die Verbindung von Lu zu ihr geschlagen hatte, doch diese Frage klärte sich schnell auf. Ihre Mutter empfing sie in einem sauberen Kleid und mit einem Lächeln auf den Lippen.

„Kimberley, mein Mädchen. Lass dich von deiner Mama drücken und dir gratulieren."

Kim stellten sich bei der Umarmung die feinen Armhärchen auf. Ihre Mutter hatte sich sogar die Lippen rot nachgezogen und roch unangenehm süß nach einem Blumenparfüm.

„Wen hat meine Tochter denn da mitgebracht?", fragte sie mit einem skeptischen Blick in Richtung Trish.

„Das ist Trisha. Sie ist eine Heilerin und würde gern nach Lu sehen."

„Das ist nicht nötig. Dein Verlobter hat uns die besten Ärzte geschickt. Es geht deiner Schwester endlich besser."

Kim fuhr zusammen.

„Mein Verlobter?"

„Der nette Gewürzhändler, ein feiner Herr. Ich bin so stolz auf dich, Kimberley."

„Gabbalon? Er nimmt den Mund zu voll, denn ich bin nicht mit ihm verlobt."

Kim schnaubte wütend.

„Ich habe ihm meine Zustimmung schon gegeben. Überleg mal, das war es doch, was wir immer gewollt haben. Komm rein, er hat mir sogar neue Möbel gekauft und eine Frau war da, die alles gereinigt hat."

Kim hätte gern etwas gehabt, an dem sie sich festhalten konnte, denn der Boden unter ihr schien plötzlich zu schwanken. Nur Trishas warme, starke Hand auf ihrem Arm half etwas.

Es war tatsächlich aufgeräumter als bei Kims letztem Besuch, die Fensterscheiben geputzt, der Boden sauber.

„Können wir trotzdem kurz zu Lu?"

„Natürlich kannst du zu deiner Schwester, aber diese Person da", ihre Mutter zeigte abfällig auf Trisha, „du verstehst, dass das zu viel für Lu wäre."

Wut kochte in Kim auf.

„Ich kann meinem Verlobten auch sagen, dass ich nichts mehr mit dir zu schaffen habe", sagte sie langsam aber bestimmt. Ein Anflug von Angst flackerte in den Augen ihrer Mutter auf und Kim drängte sich an ihr vorbei, eine Hand fest um die von Trisha geschlossen. Die Berührung gab ihr Kraft. Zum ersten Mal hatte sie keine Angst vor dem, was sie an Lus Krankenbett erwartete.

Auch das Krankenzimmer wirkte freundlicher, die Luft war angenehmer. Lu lag friedlich in ihrem Bett. Ihre blonden Haare flossen über ihr Kissen wie fein gesponnene Goldfäden. Trish ließ Kims Hand los und trat näher an das Bett. Betastete vorsichtig die noch immer leicht gewellte, fahle Haut. Zog die Decke ein Stück zurück und musterte den schmalen Oberkörper, der sich langsam hob und senkte. Auf dem Nachttisch stand ein Tablett mit Medizinfläschen, die Trisha aufmerksam studierte. Kim griff nach der schlaffen Hand ihrer Schwester, die auf jeden Fall besser aussah als das letzte Mal. Ein Schatten fiel durch die Tür.

„Ihr solltet jetzt gehen. Der Medicus kommt gleich und so

lange sollte Lu noch ruhen. Sie hat extra ein Schlafmittel dafür bekommen."

Ihre Mutter schien entschlossen, sie loszuwerden, dabei wollte Kim dem Medicus gern ein paar Fragen stellen. Zum Beispiel, wie die Heilungsaussichten standen und ob es trotz der Handelsblockade genug Medizin gab oder ob man auch eine alternative Therapie erwägen sollte.

„Hast du etwas zum Essen da? Trish und ich, wir könnten wirklich etwas vertragen", sagte Kim deshalb, obwohl sie bei der Heilerin erst ausführlich gefrühstückt hatten.

Ihre Mutter sah sie zögernd an.

„Nun ja, ich fürchte, das ist grad schlecht. Also, dein Verlobter, er ist wirklich großzügig und lässt mir zweimal am Tag ein Essen bringen."

Kims ungutes Gefühl verstärkte sich. Sie musste unbedingt herausfinden, was hier gespielt wurde.

„Kein Problem. Wir essen auch ein Stück Brot. Weißt du Trish, Mama hat immer so eine gute Marmelade eingekocht. Ich werde uns was davon holen."

Jetzt kam Leben in ihre Mutter.

„Warte. Ich mach das. Ich muss sehen, ob ich noch was da habe." Ihre Mutter drückte sich an ihnen vorbei und hastete die schmale Stiege hinunter, stolperte, fiel und blieb stöhnend liegen. „Verdammt, mein Fuß, aua."

Trisha war bei ihr, ehe Kim reagieren konnte.

„Ist nur umgeknickt, Frau Robinson. Kim, habt ihr was zum Kühlen da? Einen Waschlappen mit kaltem Wasser?"

„Es geht schon. Ich brauche nur einen kleinen Moment", protestierte ihre Mutter, wollte sich wieder erheben, schaffte es jedoch nicht.

Kim war schon unterwegs in die kleine Speisekammer, in der ihre Mutter früher immer ein Fass mit Wasser aufbewahrt hatte. Sie zog die Tür auf und blieb fassungslos auf der Schwelle stehen. Die Regale standen so voll mit Fläschchen voller Schnaps, dass sie sogar den Regalen in Daniels Taverne Konkurrenz machten. Plötzlich ergab alles einen Sinn und es war, als würde Kim das erste Mal klar sehen.

„Kommst du?", rief Trish und Kim trat ein paar Schritte zurück.

„Wie konntest du nur, Mama?!", flüsterte sie.

Bebend vor Wut griff sie nach den nächstbesten Flaschen und lief damit zurück in den Flur.

„Kannst du mir das erklären?", fuhr sie ihre Mutter an, die immerhin den Anstand hatte, sich zusammenzukrümmen und schuldbewusst dreinzublicken.

Trisha musterte die Flaschen und zog die Augenbrauen hoch.

„Na, das ist zu schade zum Kühlen", sagte sie.

„Sie hat es nicht verdient, dass wir überhaupt noch etwas für sie tun. Wie lange geht das schon, dass du mein Geld versäufst, anstatt Medizin für Lu zu kaufen?"

„Kim, bitte, ich bin einfach nicht damit fertig geworden. Es ist schlimm, wenn das eigene Kind so schlechte Überlebenschancen hat und ich alles allein machen muss."

„Du? Alles allein? Dass ich nicht lache! Wer hat jahrelang für das Geld gesorgt? Hast du dich mal gefragt, was ich dafür gegeben habe?"

Ihre Mutter schien noch ein Stück zu schrumpfen, eine Träne glitzerte in ihrem Auge.

„Es tut mir leid", sagte sie schließlich leise.

„Mit einer Entschuldigung ist es nicht getan! Ich möchte, dass du mir die volle Wahrheit sagst, alles. Aber nicht hier, wo Gabbalons Spione umherhuschen, nein. Ich werde Lu und dich zu einem Freund mitnehmen und dort werden wir reden."

Kims Mutter nickte. Trish half ihr auf die Beine und stützte sie.

„Du wirst allein laufen müssen, denn Trish und ich werden Lu tragen."

Ihre Mutter leistete keinen Widerstand. Sie holten noch Onkel Peets alte Krücke hervor und Trisha organisierte aus der Nachbarschaft ein Pferd, das sie einmal behandelt hatte. Kim stieg in den Sattel und half dann ihrer Schwester hinauf, die aufgewacht war und vor Anstrengung heftig schnaufte.

„Keine Angst, es wird dir nichts mehr passieren. Ich kenne jemanden, der sich um dich kümmert."

Sie betete inständig, dass Daniels gutes Herz nicht ausgerechnet in diesem Moment versagte.

„Was? Du kannst doch nicht einfach mit deiner Familie hier einziehen!"

Jack war bereits allein zu Daniels Taverne gelaufen, nachdem er keine Lust gehabt hatte, Kim über den Kanal in ihr Elternhaus zu folgen. Jetzt saß er auf dem Boden und schaute erwartungsvoll in die große Runde. Tamsie und Daniel waren von ihrem Ausflug zurück. Noch hing das *Geschlossen*-Schild an der Vordertür, obwohl Daniel schon alles vorbereitet hatte, um die Taverne zu öffnen. In kurzen Sätzen hatte Kim ihrem Freund erklärt, dass Gabbalon sie indirekt mit ihrer Familie erpresst hatte und sie nun dringend einen Schutzraum brauchte, bis sie in Ruhe mit ihrer Mutter und mit Lu geredet hatte.

„Aber warum hier?", fragte Daniel.

Kim seufzte.

„Ich habe doch sonst niemanden. Bis zu Trisha ist es zu weit und sie wollte mir noch etwas zeigen."

Daniel sah unsicher zur Heilerin hinüber, die energisch nickte. „Na gut. Aber bitte sorgt dafür, dass ihr das Zimmer oben sauber haltet."

Daniel schielte auf Kims Mutter, die zu zittern begonnen hatte, das erste Anzeichen dafür, dass die Nacht ohne den Schnaps grauenhaft für sie werden würde.

„Wir werden sie wahrscheinlich festbinden müssen", flüsterte Trisha.

„Und Lu?", sprach Kim die Frage aus, die sie am meisten beunruhigte.

„Lu ist oben und schläft. Ich habe die Medizin mitgenommen, allerdings wird sie nur ein paar Wochen halten."

„Und dann wird es ihr wieder schlechter gehen?", fragte Kim besorgt.

Trish nickte.

„Was wird passieren, wenn überhaupt keine Waren mehr aus Gemma geliefert werden können?"

Trishs niedergeschlagene Miene sprach Bände.

Kim fluchte leise.

„Bei Skades eiskaltem Arsch! Es ist eine verdammte Ungerechtigkeit, dass es das Klaiberkraut nur in diesem vermaledeiten Königreich gibt."

„Klaiberkraut sagtest du?" Trishas Kopf schoss nach oben.

„Ja", gab Kim zurück. „Was ist damit. Mein Onkel hat gesagt, es wächst nur am Fuße des Orayo-Gebirges an einem bestimmten Fluss."

„Nein, das ist nicht wahr. Wenn es Klaiberkraut ist, das Lu hilft, kenne ich noch einen anderen Ort, an dem es gedeiht."

„Und der wäre?" Kim war aufgestanden und an Trish herangetreten.

Die Heilerin legte ihr die Hände auf die Schultern.

„Im verbotenen Land. In Navas hinter der schwarzen Mauer. Dorthin wollte ich dich auch bitten, mich zu begleiten. Der Prinz braucht unsere Hilfe."

„Was? Nach Navas? Wie soll das gehen? Welcher Prinz und wieso sollte der meine Hilfe brauchen?"

Kim verstand überhaupt nichts mehr.

„Ich kläre das mit Daniel. Er wird uns hier helfen müssen mit deiner Schwester und mit deiner Mutter. Aber ich bin mir ziemlich sicher, er macht das, denn er kann gar nicht anders. Nur muss ich erst von dir wissen, ob du bereit bist, die Straße hinter dir zu lassen und einer höheren Bestimmung zu folgen."

Kim fühlte sich völlig überrollt. Konnte sie ihrem bisherigen Leben so einfach den Rücken kehren? Darauf vertrauen, dass Daniel ihr mit Lu half? Gabbalons Angebot ausschlagen und das alles zurücklassen? Sie sah in Trishas Augen, in ihr hoffnungsvolles Gesicht, spürte die Wärme und die Zuversicht, die sich darin spiegelten. Erkannte die Stärke darin. Kim atmete tief durch. *Ich komme mit,* dachte sie und dann sprach sie es laut aus.

„Ich komme mit!"

Trish schloss sie in die Arme und gab ihr einen Kuss auf die Stirn. Ihre Lippen waren das Schönste, was Kim jemals gefühlt hatte.

KAPITEL 42

Crystal/Esra

Seite an Seite mit Esra stieg Crystal auf wackligen Beinen den Wildpfad in Richtung des Klosters hinab. Die Nordfrau war stark und flink wie eine Bergziege, während Crystal selbst jeden Schritt spürte. Immer wieder sah ihre Begleiterin zu ihr zurück und Crystal verbarg die Schmerzen in ihrem Körper. *Mein Gesicht ist eine Maske, eine Maske, die weder Schmerz noch Freude, weder Hass noch Liebe zeigt!* Sie dachte an Hunt, an den Löwen und an den Wolf. Die drei Striemen, die ihr über den Rücken liefen, brannten bei jeder Bewegung und die Wunden an ihrem Nacken waren Beweis genug dafür, dass Hunt sich tatsächlich in ein Tier verwandelt hatte. *Valanquar* hatte Esra das Monster genannt und Crystals Verletzungen vor ihrem Aufbruch mit einer klaren, brennenden Flüssigkeit beträufelt.

Auf die Frage, was das war, hatte sie nur mit den Schultern gezuckt und „Marizine de Skara" gemurmelt, *Medizin aus Skar*. Seitdem war kaum eine Stunde vergangen. Die Sonne schien mit ungebrochener Kraft auf sie herunter. Fast wünschte sich Crystal die schneebedeckten Höhen zurück. Sie wischte sich über ihre feuchte Stirn. *Esra hat recht. In diesem Tempo werden wir es nie rechtzeitig zum Kloster schaffen.* Hoffnungslosigkeit übermannte sie, so tief und voller Verzweiflung, dass sie strauchelte und auf der harten Erde aufschlug. Esra stieß einen Fluch aus, als ein paar Steinchen an ihr vorbei bergab rollten.

„Tut mir leid", sagte Crystal, vergaß dabei aber, auf Stravoosi zu reden. Esra trug den verletzten Jarl mit einer Hand und reichte ihr die andere. Wie die Nordfrau den schweren Schild und das Langschwert so mühelos tragen konnte, war für Crystal ein Rätsel.

Esra deutete mit dem Kopf den Berg hinunter.

„Da unten kommt das nächste Waldstück. Nur noch ein bisschen weiter. Im Schutz der Bäume machen wir eine Pause. Trink kurz." Die Nordfrau reichte ihr den Schlauch. Crystal nahm einen tiefen Schluck.

Als sie den Wald endlich erreichten, war die letzte Kraft aus Crystals Gliedern gewichen. Erschöpft ließ sie sich neben Esra hinabsinken und lehnte sich an den Stamm eines dicken Ahornbaums. „Du hattest recht, wir werden es nicht schaffen." Die Worte auszusprechen machte alles nur noch schlimmer. Sie war eine vollkommene Versagerin. Wahrscheinlich würde auch Minna noch leben, wenn Crystal Hunt nichts von ihren Vermutungen erzählt hätte. Und jetzt konnte sie nicht einmal verhindern, dass ihr altes Zuhause zerstört wurde! Sie merkte erst, dass sie weinte, als Esra einen Arm um sie schlang und ihr wortlos übers Haar strich.

„Es ist alles meine Schuld. Hätte ich mich damals nicht so weit vom Kloster entfernt, dann hätte ich dieses verdammte Amulett nie gefunden. Hunt hätte mich nicht ausgewählt, Minna wäre noch am Leben und das Kloster würde noch stehen."

Sie schniefte.

„Oh je, jetzt rede ich schon so, als wäre es bereits zu spät."

Natürlich konnte Esra ihr verheultes Genuschel nicht verstehen, aber es war befreiend, das alles loszuwerden.

„Hunt? Valanquar?", fragte Esra nach einer Weile.

Crystal nickte.

„Ich habe ihm vertraut, ihn geliebt. Aber er hat mich nur benutzt.“

Wieder sprach sie nur in ihrer Muttersprache, aber Esra nickte.

„Selave, aye. Die Liebe, ja.“

Die graublauen Augen der Nordfrau sahen sie für einen Moment betrübt an.

„Hast du auch eine Liebe? Eine bessere Liebe als diesen Valanquar?“

Crystal hatte aufgehört zu weinen, es tat gut, eine Auszeit von ihren eigenen Problemen zu nehmen.

„Aye“, sagte Esra wieder. „Eine gute Liebe. Die beste. Er ist daheim in Skar, aber ich wünschte, er wäre hier. Nur wollte er nicht schnell genug mitkommen und es war wichtig, zu gehen, dich zu treffen …“

Esra musterte sie eindringlich.

„Mich?“, fragte Crystal und es war ihr, als ob ein unsichtbares Schwert über ihr hing.

„Wegen dem da“, sagte Esra und zog eine Halskette unter ihrem Pelzkragen hervor.

Nicht schon wieder. Crystal stemmte sich hoch und wich zurück. „Nein, nein. Pack es weg, ich will das nicht!“

Sie stolperte über eine Wurzel und landete rücklings auf dem Boden. Esra beugte sich über sie. Sie hatte wieder diesen zornigen Ausdruck im Gesicht, vor dem Crystal sich am liebsten unter den Sträuchern versteckt hätte.

„Du lehnst ab?“

Esra machte sich nicht die Mühe, die Worte auf Stravoosi zu suchen, sondern spuckte sie im tiefsten nordischen Dialekt aus. „Ich habe meinen Mann zurückgelassen, meine Heimat, bei den Ahnen, mein Seelentier ist bei deiner Verteidigung verletzt worden und du lehnst ab?“

Sie kam so nahe an Crystal heran, dass sich ihre Nasenspitzen fast berührten, und bohrte den Finger wie eine Messerspitze in ihre Brust.

„Du hast gar keine andere Wahl, als das verdammte Ding anzunehmen."

Wütend drückte sie es Crystal in die Hand.

„Was du damit machst, ist nicht mein Problem. Ich begleite dich noch bis zum Kloster, aber dann nehme ich den schnellsten Weg nach Hause. Hast du das verstanden?"

Den letzten Satz hatte sie wieder in Stravoosi gesagt.

„Ich kann das nicht!", wimmerte Crystal. Tränen traten ihr in die dunklen Augen. „So etwas habe ich schon einmal besessen. Damit hat alles angefangen. Es bringt nur Unglück und Tod."

„Aye. Ich weiß. Meine Familie ist dafür gestorben. Ich habe meinen Teil hiermit erfüllt und nun bist du dran."

„Du verstehst das nicht", entgegnete Crystal.

Sie schien völlig verzweifelt zu sein.

„Das alles ist ein großer Irrtum. Ich habe nichts mit all dem zu tun." Sie schniefte, riss sich dann aber zusammen. Wut zeichnete sich auf ihrem Gesicht ab.

„Von mir aus grabe ich das verfluchte Stück in der Erde ein und wir vergessen, dass es jemals existiert hat", zischte sie.

Esra musste lachen. Wie naiv waren diese Menschen aus Gemma eigentlich?

„Man kann den Aufgaben der Götter nicht ausweichen."

„Bei uns gibt es keine Götter. Nur eine Eisgöttin und selbst von der will ich nichts mehr wissen."

Ein Rumpeln ging durch den Berg. Hatten die Worte des Mädchens das ausgelöst? Esras Blick glitt zu Jarl, der unruhig auf dem Boden hin und her hüpfte.

„Nimm das Amulett endlich. Da kommt jemand!"

Was war das? Das kleine Erdbeben hatte ihr kurzzeitig die Sprache verschlagen, nun war alles wieder still. Bis auf einen fernen Hufschlag. Die Nordfrau hatte recht! Jemand näherte sich ihnen! Ob es Hunt war? Oder seine maskierten Todbringer? Esra war schneller als sie und hatte ihr Schwert schon gezogen.

„Kannst du werfen?“

„Ja“, sagte Crystal und Esra reichte ihr ein Beil.

„Ziel zur Not auf das Pferd, den Rest übernehme ich.“

Mein Bogen, wollte Crystal noch sagen, doch der lehnte außerhalb ihrer Reichweite am Ahornbaum. So hielt sie neben dem verfluchten Amulett jetzt ein Beil in der Hand. Rasch stopfte sie das Schmuckstück in die Tasche ihrer Reithose und zog zur Sicherheit noch den Krummsäbel. Die Reiter kamen näher. Esra hob zwei Finger und Crystal nickte. Der Weg durch den Wald verlief in Schlangenlinien. Schon trabten zwei Bergponys zwischen den Stämmen hindurch. Ihre beiden Reiter hatten sich die Kapuzen ihrer Umhänge tief ins Gesicht gezogen. Crystal schätzte die Entfernung ab. Würde die Zeit reichen, um ihren Bogen zu holen? Aber schon bei ihrem Blick in Richtung Ahornbaum schüttelte Esra den Kopf und deutete an, dass sie still sein sollte.

„Hier muss es irgendwo sein. Ich frage mich, wer …“ Die Stimme brach ab.

„Schwester Christine!“, rief Crystal und sprang den Ponys in den Weg. Sie ignorierte das Fluchen der Nordfrau, schluchzte laut auf vor Freude.

„Wie kommt Ihr hier her?“ Jetzt erst bemerkte Crystal, dass die andere Gestalt Sora war, die ihr das Gesicht zuwandte und lächelte.

„Oh Crystal! Ich habe es mir gedacht, tapferes Mädchen.“

In einer seltenen Geste der Freude sprang Christine von ihrem Pony und drückte Crystal an sich. Crystals Körper bebte vor Glück und Erleichterung. Jetzt würde alles gut werden. Christine würde wissen, was zu tun war. Auch Esra war zu ihnen getreten, sie hatte das Schwert sinken lassen, starrte die zwei Klosterschwestern aber noch immer finster an.

So schön der Moment der kurzen Umarmung auch war, rückte Crystal nun ein Stück zurück.

„Das Kloster ist in Gefahr. Jemand will es niederbrennen und ich war auf dem Weg zu Euch, aber alles ist schief gegangen …“

Christine strich ihr beruhigend über den Arm. Doch Crystal redete weiter.

„Ihr müsst Euch beeilen! Bitte, bringt die Mädchen in Sicherheit, wir dürfen keine Zeit verlieren!“

„Mach dir keine Sorgen, mein Kind. Die Gefahr ist gebannt.“

Crystal stockte. Wie konnte das sein?

„Aber Hunt, ich meine, der Hauptmann, er hat einen Angriff geplant …“

„Den wir vereiteln konnten. Ich werde es dir erklären, wenn wir beim Kloster in Sicherheit sind. Komm mit, dort kannst du dich ausruhen, gemeinsam mit der Nordfrau.“

Esra sah Schwester Christine finster an.

„Du möchtest doch nach Hause, oder?“, fragte die Klosterschwester und musterte Jarl, der mit seinem gebrochenen Flügel am Boden saß.

Esra nickte.

„Dann werden wir deinen Falken wieder gesund pflegen und dir zu einer Reisemöglichkeit verhelfen.“

Esra zögerte, blickte dann aber zu ihrem Vogel.

„Fein, aber ihr werdet mich nicht lange dahaben!“, zischte sie auf Stravoosi. „Nur bis Jarl wieder gesund ist.“

„Natürlich“, entgegnete Christine. „Hier, deine Sachen, du kannst auf meinem Pony reiten. Ich werde laufen“, sagte die Oberschwester in Crystals Richtung.

Sie half ihr dabei, aufzusteigen.

Crystal bemerkte, dass der Blick der Ordensschwester an ihrem zerrissenen Gewand hängenblieb und sie die Verletzungen an ihrem Nacken betrachtete. Daraufhin rief sie Sora zu sich. Die Blinde berührte die Wunden mit ihren Fingern. Unmerklich nickte sie Schwester Christine zu.

„Lass uns gehen, ich glaube, wir haben viel zu besprechen“, sagte die Oberschwester schließlich.

KAPITEL 43

Olley

Olleys Schädel brummte, als er sich in der Morgendämmerung von seiner Strohmatte erhob. Sein Körper schmerzte und er verfluchte Lorella für die nächtlichen Übungen. Einen Mondzyklus war es jetzt her, seit die Alte beschlossen hatte, dass Olley sich der Staatsarmee anschließen sollte und sie beide in Tyska, der letzten großen Stadt vor den Feuerbergen, angekommen waren. Olley hatte Tag für Tag geschwitzt, gekämpft und mit den anderen Rekruten geschuftet. Und in den Nächten hatte ihn Lorella mit den Verwandlungen malträtiert. So oft, dass er fast wahnsinnig geworden war. Ameise, Löwe, Adler und Schlange. Diese Tiere konnte er nun problemlos meistern, doch das Gestaltwandeln kostete ihn viel Kraft. Lorella gab ihm Wasser aus dem Mondsee, der auf einer Anhöhe in den Bergen lag. Sie sprach der Flüssigkeit einen hohen Energiegehalt zu. Olley vermutete, dass sie sich auf den steilen Weg dorthin begab, sobald er mit den anderen Rekruten das tägliche Training begann.

Er streckte sich und legte seine zerkratzte Lederrüstung an, die er jeden Abend am Fußende seines Schlafplatzes ablegte. Dann faltete er seine Wolldecke zusammen und fuhr sich mit der Hand über das kurz geschorene Haar.

„Das geht ein bisschen schneller, Ziegenjunge!", rief der

Ausbilder und funkelte ihn böse an. „Zur Waschstelle, und dann aufstellen und marschbereit machen!“

Olley lief zum Waschhaus hinüber, zog einen Eimer aus dem Brunnen herauf und ließ sich das kalte Wasser über Gesicht und Unterarme rinnen. Dann ordnete er sich in die Gruppe der anderen Rekruten ein, die sich in Reih und Glied vor den Holzbaracken aufstellten. Sein Magen grummelte. Er hatte gestern mit Lorella bis spät in die Nacht geübt und er brauchte Essen. Daran war jedoch im Moment nicht zu denken, denn der Ausbilder trieb ihre Gruppe an, die morgendliche Marschroute zu absolvieren. Olley wünschte sich die Gestalt eines Löwen, der so viel schneller laufen konnte, als seine menschlichen Beine es erlaubten. Sein Nacken prickelte. Sofort griff er nach dem versteinerten Stück Holz, das er an einem Lederband um den Hals trug. Diesen Trick hatte Lorella ihm gezeigt, um eine Verwandlung zu unterbrechen.

„Erden. Konzentrieren. Atmen. Wenn dich das Gefühl überkommt und du es nicht brauchen kannst, halte dich an etwas fest. Lass deine Finger erspüren, dass du Olley bist; der Menschenjunge.“

Ihre Worte hallten in seinem Kopf wider, während das Prickeln im Nacken erstarb. Olley ließ das Stück Holz los. Lorella hatte ihn gewarnt, dass das häufiger vorkommen konnte, vor allem in Momenten, in denen er sich in seiner Menschengestalt unwohl fühlte.

„Man gewöhnt sich daran, dass es leichter ist, bestimmte Dinge in Tierform zu machen. Die Gefahr ist, sich darin zu verlieren. Deshalb musst du dich immer wieder daran erinnern, dass deine Menschenform der eigentliche Segen ist.“

Olley fröstelte trotz der Hitze, die langsam über dem Sand aufstieg. Er hatte damit zu kämpfen, das Tempo zu halten, während Lorella in seinem Kopf ihre Belehrungen fortsetzte.

„Niemand darf erkennen, was du wirklich bist, Wandler. Deine Gabe würde dich schneller ins Jenseits befördern, als du einen Atemzug beenden kannst, wenn es darauf ankommt.“

Olley biss die Zähne zusammen und lief weiter. Seine

nackten Füße schoben sich über den staubigen Trampelpfad, den Kopf hielt er hocherhoben, wie es seine Ausbilder von ihm verlangten. Er dachte an die Ziegen daheim, an seine Mutter und an seine Schwestern. Und auch an seinen Vater, der ihn zum Stammesältesten geschleift hatte, an jenem unheilvollen Tag.

Er konnte verstehen, dass die normalen Menschen, sich vor einem Wandler fürchteten. Die Magie machte ihm ja selbst Angst. Lorella hatte es einen Unfall genannt und ihm erklärt, dass an dem Tag, an dem die Götter in Favoria eingedrungen waren, ein winziger Teil ihrer Macht das Himmelszelt durchschlagen hatte. Tausende kleiner Tropfen Magie, die wie Regen aus dem weiten Nichts auf Favoria gefallen waren. Manche Menschen hatten etwas davon aufgefangen, weshalb sich jetzt diese verdammte Magie in seinem Blut befand. Er hatte Lorella an dem Abend, nachdem er sich in eine Schlange verwandelt hatte, gefragt, ob jeder, der Magie in sich trug, ein Wandler war, doch Lorella hatte abgewunken.

„Nein, mein Jungchen, nein. Das Gestaltwandeln ist etwas Besonderes und deshalb besonders verflucht. Es gibt viele Menschen, die noch einen Funken Magie in sich tragen. Es sind oft Heiler oder Seher. Oder besonders kräftige Menschen oder begnadete Künstler, Dichter, Sänger. Handwerker. Aber Wandler? Nein, davon gibt es nicht viele und ihre Magie wird als dunkel und verboten geächtet. Also halte deine Gabe geheim, wenn du überleben willst."

Olley schluckte. Lorellas Warnungen hallten ihm auf dem letzten Drittel ihres Marsches in den Ohren und sie kamen ihm nicht minder bedrohlich vor, als damals, als er sie das erste Mal gehört hatte. Er betrachtete seine Kameraden, die links und rechts neben ihm liefen. Den Kopf hocherhoben und bereit für Kayol zu kämpfen, falls der König von Gemma tatsächlich in ihrem Reich einfallen sollte. Und wenn diese jungen Männer versagten, was würde dann mit seiner Heimat passieren? Mit den Menschen, die er liebte? Wut überkam ihn und er schloss die Augen. Fasste nach dem Stück Holz. Strauchelte. Der Arm eines Kameraden fing seinen Sturz ab und für einen Moment glaubte

Olley, dass ihm Pranken gewachsen waren. Erschrocken riss er die Hand zurück, betrachtete die kleinen Kratzer auf dem Arm des anderen.

„Tut mir leid“, stammelte er. „Ich habe mich erschreckt und wollte mich nur festhalten.“

„Kein Ding“, entgegnete der Soldat. „Aber du solltest dir wirklich mal die Nägel schneiden.“

Olley schluckte. Er hatte sich gerade noch rechtzeitig gefangen. Er schauderte bei dem Gedanken daran, was passieren würde, wenn man seine Gabe entdeckte.

„Ich muss hier weg, bevor ein Unglück passiert“, sprach er Lorella am Abend darauf an. „Es kommen immer mehr Rekruten nach Tyska. Gestern hätte ich mich vor lauter Wut fast in einen Löwen verwandelt und du hast mir ja deutlich gesagt, was passiert, wenn sie mir auf die Schliche kommen.“

Lorella seufzte. Sah sich um.

„Du bist sicher, dass wir hier allein sind? Dass uns keiner hören kann?“

Olley nickte. Die Alte senkte ihre Stimme.

„Es ist an der Zeit, dir die ganze Wahrheit zu sagen. Wenn du gehst, dann musst du verstehen, wofür du kämpfst.“

Lorellas Lippen bebten und sie rückte mit ihrem fauligen Atem näher an ihn heran. Doch Olley zuckte nicht zurück.

„Auf dem letzten großen Schlachtfeld, an einem Ort, wo ein verwunschener Wald liegt, dort hat die Gottesmutter einen Teil ihrer unendlichen Magie in ein Amulett gebunden. Madras Amulett. Drei glänzend weiße Himmelssteine hat sie hineingegeben, als Symbol für alles, was die Menschen heilen müssen, bevor der Dämon die Welt verlassen kann.“

Ein Schauer rann zwischen Olleys Schultern hinab.

„Ein Stein steht für die Magie, auf deren Säulen Favoria gebaut ist. Ein Stein steht für die Liebe, die den Menschen zu eigen ist und ein Stein steht für das Vertrauen.“

Sie sog pfeifend die Luft ein, als ob allein die Worte sie anstrengten.

Olley beugte sich noch näher zu ihr hin. Vielleicht würde Lorella nun endlich mit der ganzen Wahrheit herausrücken?

„Madra, die Mutter, hat den Stamm durch die Liebe zu ihren Kindern und ihrem Volk vor dem Dämon bewahrt. Phi, die jüngere der beiden Töchter hat ihr ganzes Leben in Vertrauen gelebt, aber Jade …" Lorella schüttelte den Kopf. „So läuft es manchmal mit dem freien Willen. Statt das Amulett mit ihrer Magie wieder zusammenzufügen und den Dämon zu vertreiben, wollte sie Rache üben."

„Und ihr Teil des Amuletts ging dabei verloren."

„Ja", bestätigte Lorella. „Aber Gaya gab den Menschen eine letzte Chance. Mit ihrer Kraft hat sie den weißen Himmelsstein gezeichnet. Wer auch immer diesen Teil findet, setzt damit die Magie frei, die notwendig ist, um den Dämon und Skade nach Hause zu schicken."

Obwohl er sich noch immer manchmal einredete, dass die alte Lorella ihre Geschichten spann, wie andere Frauen ihre Wolle, stellten sich ihm nun die Nackenhaare auf.

„Und du glaubst, das hat den Sternenregen und die Magie ausgelöst? Dass der dritte Teil des Amuletts gefunden wurde und sich irgendjemand jetzt damit auf die Suche nach den anderen beiden Teilen macht, um sie zusammenzusetzen?"

Lorella zog die Augenbrauchen hoch.

„Ich glaube es nicht, ich weiß es. Ich fühle es bis ins tiefste Mark meiner alten Knochen. Und derjenige, der es gefunden hat, muss nicht suchen. Es steht geschrieben, dass auch die anderen beiden Teile früher oder später in seine oder ihre Hände fallen werden."

Olley atmete erleichtert aus.

„Prima! Dann bin ich ja raus aus dem Spiel."

Lorellas Augen verengten sich zu gefährlichen Schlitzen.

„Oh nein, mein Jungchen. Ganz und gar nicht. Es geht erst richtig los. Du bist derjenige, der nach Navas hinter die Mauer gehen wird, um dem Thronfolger von der Bedeutung des

Amuletts zu erzählen und ihn bei seinen Aufgaben zu unterstützen. Das Amulett darf auf keinen Fall in die falschen Hände geraten oder wir sind alle verloren. Der König von Gemma hat damals den größten Anteil der göttlichen Macht gestohlen und er wird alles dafür tun, ihn zu behalten und auszubauen. Der Krieg wird kommen, und zwar schon bald. Unsere einzige Chance besteht darin, den jungen König aus Navas zu stärken und mit seiner Hilfe die Übermacht aus Gemma zu stoppen."

Etwas in Lorellas Worten ließ Olley aufhorchen.

„Der junge König von Navas? Ich dachte, der König von Navas wäre alt und gebrechlich?"

„Aye, das war er. Erinnerst du dich an deinen Traum?"

Olley zuckte zusammen. Ganz genau sah er das Dämonengesicht vor sich, das frische Grab. Hörte die Schreie der Krähe.

„Du meinst …?"

„Ich weiß es. Eine alte Frau hat ihre Mittel. König Ernesto ist tot und Prinz Raynold ist der neue König von Navas."

„In meinem Traum wollte er mich umbringen!"

„Und das wird er auch, wenn du es wagen würdest, direkt zu ihm zu kommen. Abgesehen davon, dass der Weg in Tiergestalt über die Berge zu weit für dich ist. Du würdest dich in der fremden Haut verlieren, denn noch ist dein Geist zu wankelmütig. Deshalb haben wir den Umweg über Tyska gemacht."

Olley sah sie verständnislos an.

Die Alte pikte ihn mit ihrem Stock keck in die Seite.

„Du weißt doch, was mit Soldaten passiert, die zu sehr aus der Reihe tanzen?"

„Sie werden als Wachen an die Mauer geschickt. Aber dazu muss man sich etwas Schlimmeres zuschulden lassen kommen. Ich kann doch nicht …"

Lorella unterbrach ihn mit einer unwirschen Geste.

„Du kannst und du wirst. Deine Tage hier sind gezählt und wenn das der Weg ist, um an die Mauer zu kommen, dann wirst du ihn nutzen. Verstanden?"

KAPITEL 44

Crystal/Esra

Auf dem Weg zum Kloster erzählte Crystal Oberschwester Christine alles. Von dem Mord an Minna bis hin zu Hunts Verwandlung in einen silbernen Löwen. Sie verschwieg lediglich das Amulettstück, das Esra ihr gegeben hatte. Keinesfalls wollte sie noch mehr Aufmerksamkeit damit erregen! Crystal schwor sich, das unglückselige Ding irgendwo loszuwerden, wo es niemand mehr finden konnte. *Es ist genug deswegen passiert,* dachte sie, selbst als Schwester Christine sie nach dem Grund für Hunts Angriff fragte.

„Ich habe mit angehört, dass er das Kloster abbrennen will und da bin ich geflohen. Deshalb war er so zornig."

Christine, die das Pony führte, auf dem Crystal saß, blieb stehen. Crystal erkannte an ihren zusammengezogenen Brauen, dass sie ihr nicht wirklich glaubte.

„Mehr nicht?", fragte die Oberschwester auch prompt, lief dann aber weiter, als das Schweigen sich zu lange zog.

„Am Hof …", begann Crystal nach einer Weile mit Christines Rücken zu sprechen, „… am Hof, nun ja, wir hatten ein Verhältnis."

Schwester Christine zuckte bei Crystals Worten zusammen.

„Es tut mir leid", schob Crystal eilig hinterher. „Ich weiß, dass ich einen Fehler begangen habe!"

Sie kamen an eine Biegung, an der Christine sich erneut umdrehte und Crystal ihrem Blick folgte. Sora ritt in einiger Entfernung gemächlich hinter ihnen her und Esra bildete mit abweisender Miene den Schluss.

„Mehr war es nicht, was dahintersteckte?", fragte Christine.

Crystal schüttelte den Kopf. Vielleicht hätte sie der Oberschwester gleich von dem ersten Amulettstück erzählen sollen? Doch wahrscheinlich würde es jetzt nur noch mehr Ärger geben, wenn sie ihr von dem Verlust erzählen würde und von Esras Anhänger. Stattdessen wollte sie eine andere Frage loswerden.

„Wie kann sich jemand einfach so in einen Löwen verwandeln?"

„Alte Magie", sagte Christine mit einem Seufzen. „Eigentlich ist es unmöglich, aber etwas ist in jener Nacht passiert, als Hunt dich gefunden hat. Ich habe meine Theorien, aber leider nichts Konkretes in der Hand."

Wieder warf sie Crystal einen Seitenblick zu. Crystal unterdrückte das Bedürfnis, nach dem Amulett zu greifen. Niemand sollte je wieder davon erfahren!

Schweigend führte Christine sie weiter. Die Sonne brannte auf Crystals verletzten Schultern, jede Bewegung schmerzte. Endlich erkannte sie in der Ferne das geschwungene Spitzdach des Klosters und atmete erleichtert aus. Es stand noch, zum Glück.

„Wie habt ihr es vor dem Angriff retten können?", fragte Crystal, als sie das verschnörkelte Haupttor fast erreicht hatten.

„Es war niemals in Gefahr."

Eine große Gestalt trat vor das Tor, eine weiße Maske mit sieben blauen Edelsteinen vor dem Gesicht.

Crystal zuckte zusammen. Das war der König höchstpersönlich, der sich vor ihrem Pony aufbaute und sie reglos anstarrte.

„Crystal, nicht wahr? Eine meiner Raupen. Welch ausgesprochenes Glück, dass dir nichts passiert ist. Darf ich dir aus dem Sattel helfen?"

Crystal zögerte, als der König ihr eine behandschuhte Hand entgegenstreckte. Etwas an ihm kam ihr bedrohlich vor. Hinter sich hörte sie ein Geräusch. Jäh drehte sie sich um und sah, dass Esra versuchte, wegzulaufen. Sora, blind wie sie war, schob ihr behände den Stock zwischen die Beine, sodass Esra strauchelte und zu Boden ging. Sofort umringten sie drei Männer des Königs.

Harte nordische Worte durchschnitten die Luft, Jarl flatterte hilflos mit einem Flügel und schrie herzzerreißend. Crystal versuchte, ihr Pony zu wenden, doch da packte sie der König an der Schulter, dort, wo Hunt zugebissen hatte. Unter seinem festen Griff stiegen ihr die Tränen in die Augen. Wieso half ihr Schwester Christine nicht? Die Ordensschwester sah sie nur mitleidig an, als der König sie aus dem Sattel zog.

„Wo wolltest du denn hin? Ich glaube, wir haben viel zu besprechen!", sagte der König.

Verdammte Scheiße, wir sind in eine Falle getappt! Sie hätte es wissen müssen, denn mit jedem Schritt hatten sich ihr die Haare ein bisschen mehr gesträubt. Wieso hatte sie sich darauf eingelassen, Crystal ins Kloster zu begleiten? Jetzt lag Esra umringt von einer Gruppe maskierter Soldaten auf dem Boden und selbst ihr war klar, dass sie gegen die bewaffneten Leibwächter allein keine Chance hatte. Sie hätte diesen verdammten Klosterschwestern niemals trauen dürfen. Was für eine einfältige Kuh sie doch war!

Die Blinde schob zwei der Maskierten auf die Seite.

„Wir wollen dir nichts tun", sagte sie auf Stravoosi, Esra spuckte neben Soras ausgetretenen Sandalen auf den Boden.

„Lügenkrähe!", zischte sie in ihrer eigenen Sprache, ansonsten sagte sie kein Wort.

Die Klosterschwester sagte etwas zu den Soldaten und sie rückten ein Stück von Esra ab.

„Komm, steh auf. Unser Wort gilt immer noch. Wir versorgen deinen Vogel und dann lassen wir dich nach Hause gehen. Aber erst musst du mit hineinkommen."

Musst du mit hineinkommen? Wie eine Gefangene? Esra presste wütend die Lippen zusammen. Eine schöne Bescherung hatte sie hier! Und am wenigsten traute sie dem Mann in der weißen Maske, der sich Crystal geschnappt hatte. Sein Anblick löste eine kalte Furcht in Esra aus, die ihr bis in die Knochen stieg. Crystal war ihm zwangsweise hineingefolgt und auch ihr schien nichts anderes übrig zu bleiben. Also stemmte sie sich hoch und griff nach ihrem Falken, bevor Sora ihn sich schnappen konnte.

Widerwillig folgte sie der Blinden, umringt vom Soldatentrupp, durch das Tor.

Gezwungenermaßen folgte Crystal dem König und Schwester Christine durch das Tor in das Kloster, das so lange ihr Zuhause gewesen war. Doch nun erinnerte sie nichts mehr an die zärtlichen Heimatgefühle, die sie während ihrer langen Flucht gehegt hatte. Nirgends sah sie Novizinnen ihren Aufgaben nachgehen. Die Flure lagen verlassen vor ihr. Im ganzen Kloster herrschte Totenstille. Auch sie selbst traute sich nicht, etwas zu sagen. Stattdessen hielt sie die Lippen aufeinandergepresst und die Augen offen.

Der König führte sie in den kleineren Speisesaal, in dem die Schwestern gewöhnlich ihr Abendessen zu sich nahmen. *Eine Maske.* Ihr Gesicht war eine Maske. Leise sprach sie sich Mut zu, entspannte ihre Züge, ihren ganzen Körper.

„Setz dich doch, Crystal." Seine Aufforderung kam einem Befehl gleich.

An der langen Tafel standen nur drei Stühle bereit und Schwester Christine wirkte auf dem Platz neben dem König seltsam eingesunken. Seine Hoheit gab seinen Leibwächtern einen Wink. Sie schlossen die Tür und positionierten sich links und rechts davon. Eigentlich waren, mit Ausnahme des Mittsommerfestes, weder Waffen noch Männer im Kloster erlaubt, es hatte aber nicht den Anschein, dass Schwester Christine protestieren wollte. Im Gegenteil. Sie schien noch tiefer in sich zusammenzufallen, als der König sanft zu sprechen begann.

„Sieh her, junge Crystal. Du bist da in etwas ganz Unerfreuliches hineingeraten. Du hast gedacht, dass du meinem ehemaligen Hauptmann vertrauen kannst. Das verstehe ich, denn auch ich habe mich von ihm täuschen lassen. Habe geglaubt, er wäre auf meiner Seite. Nun mussten wir beide feststellen, dass die Dinge komplizierter sind."

Crystal hatte keine Ahnung, worauf der König hinauswollte, deshalb schwieg sie. Erst, als er seine behandschuhten Finger nach ihrer ausstreckte, zuckte sie zusammen.

„Nicht doch. Ich will dir nichts Böses. Du bist doch eine meiner Hoffnungen und möchtest bald eine Libelle werden, habe ich recht?"

Nein.

„Ja", sagte Crystal, ohne zu zögern, den Blick fest auf die weiße Maske geheftet, die sich leicht nach rechts neigte.

„Gutes Mädchen. Dann sage mir doch, was unser Hauptmann so interessant an dir fand. Waren es diese zarten Finger? Der sanfte Blick? Dein seidiges Haar oder die makellose Haut? Oder hast du noch andere Vorzüge, von denen ich nichts weiß?"

Eine Maske. Ich bin eine Maske.

„Ich kann es mir nicht erklären, mein König. Er sagte, er würde mich lieben."

Der König lachte leise in sich hinein.

„Oh, die Liebe. Ja, dagegen ist man machtlos."

Crystal hielt den Kopf hoch, auch wenn sie sich am liebsten unter ihrem Stuhl verkrochen hätte. Durch die Löcher in der Maske sah sie zwei Augen wie blaue Flammen auflodern.

„Unsinn!", donnerte der König nun.

Er hatte sich erhoben und ragte über ihr auf. Zog einen seiner Handschuhe aus und noch bevor Crystal blinzeln konnte, schossen leuchtend blaue Fäden aus seinen Fingerspitzen. Sie jagten über den Tisch, verwandelten sich in zappelnde Schlangen, die sich um Crystals Körper wanden.

„Halt!", schrie Schwester Christine, doch die eisigen Fesseln schnürten sich immer enger um Crystal, schnitten in ihr Fleisch, ließen ihr das Blut in den Adern gefrieren. Sie konnte nicht mehr sprechen, schnappte nach Luft. Die Welt schrumpfte zusammen, auf den Eisklotz, in den man sie verwandelte.

„Stopp", wollte sie rufen, doch sie brachte nur ein gurgelndes Geräusch zustande.

Eine Tür fiel hinter Esra ins Schloss. Waffen, Schild, sogar ihr Bärenfall hatten ihr die Wachen mit den Masken abgenommen und sie dann hier in diese Kammer gesperrt. Wenigstens Jarl hatten sie ihr gelassen. Er hatte so laut geschrien, dass man ihn ihr hinterhergeworfen hatte. Esra hatte ihn gerade noch auffangen können.

„Verfluchte Sauhunde!", zischte sie und sah sich in ihrem engen Gefängnis um.

Die Wände waren aus Stein gehauen, der Raum kreisrund mit einer Art Altar in der Mitte, auf der die Statue der Eisgöttin Skade stand. Kerzen und Blumen waren sorgsam darum drapiert, doch Esras Aufmerksamkeit galt dem Lichtstrahl, der durch ein Loch hoch oben in der Decke bis auf den Boden fiel.

„Wenn du fliegen könntest, würde ich dich jetzt wegschicken. Heim zu Fenrir, das würdest du schaffen, auch wenn du das Meer überqueren müsstest."

Jarl gab nur ein gequältes Krächzen von sich.

„Das Loch ist viel zu klein für mich und die Steine sind zu glatt, ich schätze, wir haben keine andere Wahl, als abzuwarten." Giftig starrte sie die blöde Statue an, die ihr so hochmütig entgegenglotzte. Esra zerknüllte eine der Blumen mit der Hand und untersuchte die Statue dann genauer. Schwer war sie, aus weißem Gestein, exquisit gearbeitet.

„Diese Idioten", sagte Esra.

Der Falke starrte sie an.

„Wenn sie das nächste Mal kommen, dann werde ich ihnen dieses Ding entgegenschleudern und rennen."

„Krah", machte der Vogel. Es klang ziemlich hoffnungslos.

„Du meinst, ich schaffe das nicht?"

Esra ballte die Hand zur Faust. Mit der anderen umfasste sie die Göttin aus Stein an der Gurgel und schmetterte sie mit voller Wucht auf den Boden. Sollten sie sehen, was sie davon hatten, die Bärentöterin einzusperren. Das starre Gesicht zersprang in tausend Teile, Jarl kreischte auf, doch Esra zuckte nicht mal mit der Wimper. Sie hatte das Ding extra weit weg von ihrem Falken geworfen. Rasch nahm sie sich einen der größeren Splitter und steckte ihn in die Gürtelschnalle. *Hoffentlich haben sie alle den Krach gehört und trauern um ihre Göttin,* dachte Esra.

Das Licht wurde fahler, der Himmel draußen dunkler, niemand kam. Entweder hatten sie das Scheppern nicht gehört oder es bewusst ignoriert. Esra saß an der anderen Seite des Raums an die Wand gelehnt und streichelte Jarl. Der Falke hatte bestimmt Hunger, immer wieder sah er sehnsüchtig zu dem Loch in der Decke hoch. Ihr eigenes Bedürfnis nach Nahrung schob Esra beiseite, ebenso den Drang, sich zu erleichtern. Es wurde immer finsterer und endlich hörte sie doch Schritte. Die Tür ging auf, zwei Maskenmänner hielten ein Mädchen zwischen sich, ein dritter leuchtete ihnen den Weg mit einer Fackel.

Der erste fluchte leise, als er die Scherben entdeckte, und sah Esra anklagend an. Sie starrte der hässlichen Maske, ohne zu blinzeln, entgegen.

„Komm nur her, dann bring ich dich um, du Bastard!", zischte sie und erinnerte sich zu spät daran, dass die Wächter bestimmt kein Wort auf Skaran verstanden.

Die beiden anderen Wärter stießen das Mädchen nach vorn, für einen Moment fiel der Fackelschein auf ihr Gesicht. *Sie hat es also auch erwischt,* dachte Esra, als Crystal ihr praktisch in den Schoß geworfen wurde. Sie sah, dass man ihr die Hände und Füße gebunden hatte. Die Tür fiel wieder ins Schloss.

„Eine freundliche Familie hast du. Man muss schon sagen, ein warmes Willkommen haben wir hier erhalten."

Crystal schwieg.

„Hat man dir die Zunge herausgeschnitten, oder warum redest du nicht mehr mit mir?"

„Er hat es mir weggenommen."

„Hmm."

Crystal brauchte ihr nicht zu erklären, von was sie redete. „Dann waren meine Mühen also umsonst."

Es war keine Frage, also erwartete Esra auch keine Antwort. „Was wird jetzt mit uns passieren?", fragte sie stattdessen.

Dieses Mal hielt sich Crystal nicht zurück.

„Sobald das erste Morgenlicht anbricht, wird man uns hängen. Dich, weil der König dich für eine nordische Spionin hält und mich, weil ich ihn angelogen habe."

Und so endet es also für uns, dachte Esra, das Gesicht ihres geliebten Fenrirs vor ihrem geistigen Auge. Sie war froh, dass sie nicht auf ihn gewartet hatte, so würde wenigstens er überleben.

„Fürchtest du den Tod nicht?", fragte Crystal ihre Leidensgenossin. Sie konnte Esras Gesicht in der Dunkelheit nur undeutlich erkennen, sah lediglich das Weiße zweier Augen auf sich gerichtet.

„Nein", sagte Esra. „Der Tod ist unvermeidlich. Wenn ich gehen muss, dann werde ich mich in die Kette meiner Ahnen einreihen. Aber um meinen Vogel tut es mir leid. Und um Fenrir. Ich hoffe, er findet eine nette Frau, mit der er endlich Kinder haben kann."

Crystal dachte an die Menschen, die am Ufer des roten Flusses gestanden hatte. Würde sie ihre Liebsten wiedersehen? Ihre Mutter und ihren Vater? Minna? Romina und Ferva? Ihre Großeltern, die sie gar nicht kannte? Hunt wollte sie nie wieder begegnen, weder in diesem Leben, noch in einem anderen. Das Brennen an ihrer Schulter war wieder schlimmer geworden, doch bald würde es vorbei sein. Dann würde aller Schmerz von ihr weichen, all ihre Enttäuschung. Ihr Lebenslicht würde erlöschen und niemanden würde es wirklich kümmern.

„Es tut mir leid", sagte sie zu Esra. „Es tut mir leid, dass ich dich hierhergebracht habe. Dass ich den Klosterschwestern vertraut habe. Ich dachte, man hilft uns hier und nun musst du auch noch wegen mir sterben."

Dieser Gedanke machte sie am traurigsten. Ein weiteres Leben würde wegen ihr zugrunde gehen.

„Ich habe gebeten, dass sie dich gehen lassen. Aber der König war unnachgiebig. Sogar Christine hat sich für dich eingesetzt. Der König hat all ihre Versuche abgeschmettert."

Die nordische Frau schwieg und Crystal fragte sich, ob sie eingeschlafen war.

Sie redete einfach weiter.

„Es gibt so vieles, das ich bereue. Meine Leichtgläubigkeit, mein Unvermögen. Dass ich dieses verdammte Amulettstück aus dem Fluss gezogen habe. Ich hätte es einfach dort liegen lassen sollen. Ich frage mich, wo es nun ist, ob es jemand gefunden hat. Den Teil, den du mir gegeben hast, hat der König an sich gerissen. Seine Augen haben gefunkelt und waren voller Gier. Genau wie bei Hunt. Ich hoffe, die beiden schlagen sich gegenseitig die Köpfe ein, also falls Hunt überhaupt noch lebt."

„Wenn er überlebt hat, dann nur mit Zauberei, aber seltsame Dinge sind in den letzten Mondphasen geschehen."

Crystal nickte in der Dunkelheit. Auf einmal wurden ihre Augen schwer. Der Gedanke, nicht mehr kämpfen zu müssen, hatte auch etwas Erleichterndes an sich.

„Es tut mir leid", sagte sie noch einmal erschöpft. „Vor allem wegen deines Fenrirs. Aus deinen Worten höre ich, dass ihr glücklich wart."

„Ja. Er war der Beste und er wird es immer sein. Mit ihm war ich ganz, verstehst du. Nicht gebrochen, sondern ganz. Dieses Gefühl werde ich mit zum Galgen nehmen. Ich möchte nicht verbittert von dieser Welt gehen."

Crystal fröstelte.

„Ich weiß nicht, an was ich denken werde. Wahrscheinlich werde ich einfach um Vergebung bitten."

Esra stieß sie sanft mit dem Ellbogen an und schnaubte. „Vergebung? Nein. Denk an das, was du am liebsten hattest. Was war das?"

Hunt. Für eine Zeitlang.

Crystal überlegte.

„Die Bäume, die Natur. Die Freiheit, die ich gefühlt habe, wenn ich durch die reichen Wälder gestreunt bin, wenn ich gespürt habe, wie mich das alles getragen hat. Ich habe immer gedacht, so fühlt sich eine perfekte Welt an."

Esra strich ihr über den Arm.

„So hört es sich an, wenn bei uns die Männer von der See reden. Man könnte meinen, sie lieben das Meer inbrünstiger als ihre Frauen. Dann denk an deinen Wald, wenn es so weit ist. Ich verspreche dir, er wird dich tragen."

Crystal nickte. Sie hätte sich gern an die harsche Nordfrau angelehnt, einfach, um einen Trost zu haben, traute sich aber nicht. So verharrten sie schweigend nebeneinander.

Crystal musste eingenickt sein, denn sie schrak hoch, als sie das Schloss knirschend aufspringen hörte. Sofort war sie hellwach, sah zu dem Fensterloch hoch oben im Turm auf. Der Morgen war noch nicht angebrochen.

„Sie sind früh dran", flüsterte Esra neben ihr.

Ihr Falke setzte zu einem Schrei an, doch Esra hielt ihm schnell den Schnabel zu.

Eine Gestalt schob sich durch die Tür, eingehüllt in eine graue Robe, die Kapuze tief ins Gesicht gezogen und auf einen Stock gestützt. Sora drehte sich zu Crystal herum, als ob sie sie erkennen würde.

„Mein Mädchen. Mein gutes, tapferes Mädchen."

Esra schnaubte verächtlich und flüsterte irgendetwas auf Skaran. Auch Crystal presste die Lippen aufeinander. Jarl flatterte mit einem Flügel, entkam Esras Schoss und hüpfte zu Sora hinüber, die in einen Beutel griff und dem Vogel etwas zum Fressen gab.

Esra wurde lauter, sagte etwas, von dem Crystal froh war, dass sie es nicht verstand und auf einmal war die Nordfrau auf den Beinen, schnellte auf Sora zu, eine Mondsteinscherbe blitzte kurz auf.

„Nein", schrie Crystal, doch Sora war schneller. Sie riss ihren Stab hoch, schlug Esra die Scherbe aus der Hand und landete einen Treffer in ihren Magen, sodass die Nordfrau zurückwich. Jarl kreischte laut auf.

„Närrin. Ich will dir nichts Böses und deinem Vogel auch nicht. Glaubt mir, wenn ich euch sage, dass wir nicht auf der Seite des Königs stehen."

„Lügnerin", zischte Esra. „Verdammte, dreckige Lügnerin. Ihr habt mir versprochen, dass ihr uns ziehen lasst, stattdessen landen wir mit dem ersten Licht am Galgen."

„Ihr werdet nicht hingerichtet. Schwester Christine hat den König überzeugen können."

Crystal saß mucksmäuschenstill. Hatte sie richtig gehört? Oder das Stravoosi vor Aufregung falsch verstanden?

Sora beugte sich zu ihr vor, streichelte ihre Wange.

„Crystal. Der König will, dass du nach Navas reist. Hinter die Schwarze Mauer. Dort ist der letzte Teil des Amuletts. Wenn es einer holen kann, dann du."

Crystals Magen krampfte sich zusammen. Die Schwarze Mauer, der Dämon, der sie immer wieder in ihren Träumen verfolgt hatte. War es denn nie vorbei?

„Ich kann das nicht", stammelte sie. „Bitte, ich würde lieber sterben."

Sora sah sie traurig an.

„Und das Mädchen neben dir? Würdest du sie auch lieber sterben lassen, als den Auftrag des Königs zu erfüllen? Er lässt sie am Leben und frei, wenn du ihm das Amulettstück bringst."

Crystal fühlte, wie Tränen in ihre Augen traten. Es durfte nicht noch jemand wegen ihr sterben.

„Du musst leider noch ein bisschen hierbleiben, Esra Bärentöter", sagte Sora. „Hab Vertrauen in Crystal. So wie ihr Schicksal an deines gebunden ist, so ist das deine an ihres gebunden. Sie wird uns nicht enttäuschen."

„Und warum sollte ich bei euch bleiben? Glaubst du wirklich, ich würde nicht versuchen, dich bei der nächsten Gelegenheit umzubringen?", zischte Esra.

„Oh, ich zweifle nicht an deinem Hass, Bärentöterin. Doch noch größer ist deine Liebe, nicht wahr? Du hörst auf dein Herz und weil du ihm folgst, wirst du das Richtige tun. Komm, Crystal, ich habe die Ehre, dich zu begleiten."

Crystal erhob sich zögernd. Sie wusste nicht, was hier vor sich ging, wusste nicht mehr, ob sie Sora vertrauen sollte. Andererseits, was hatte sie zu verlieren?

„Halt", sagte Esra. „Was ist mit Jarl?"

Sora, die schon auf dem Weg nach draußen war, blieb noch einmal stehen.

„Ich kann ihn mitnehmen und versuchen, ihn unterwegs gesundzupflegen. Die Reise ist weit."

Crystal hörte, wie Esra ihrem Falken leise Worte zusprach. Sie strich ihm voller Liebe über den gefiederten Kopf. Crystal hörte den Namen Fenrir heraus. Als Esra ihre Hände öffnete, hinkte der Falke auf Sora zu. Diese kniete sich hin und hob den Falken auf ihre Schulter.

„Fareguut, Crystal. Mögen die Ahnen dich schützen", sagte Esra zum Abschied. Wie sie so gelassen sein konnte, verstand Crystal nicht.

„Mach's gut", sagte sie rasch und hätte gern irgendetwas Beruhigendes, Zuversichtliches ergänzt. Zum Beispiel, dass sie auf jeden Fall zurückkehren und Esra befreien würde. Doch das glaubte Crystal ja selbst nicht. *Die Mauer,* dachte sie stattdessen und der Dämon, der dort auf sie wartete. Schweren Herzens drehte sie sich um und folgte Sora hinaus.

Epilog

Das Eis um ihn war kalt und gefühllos. Er lag auf dem Boden und sah, wie sich ein dünner roter Faden darauf seinen Weg bahnte. Manche Wunden verheilen langsam. Mit Schaudern dachte er an die schwarze Klinge und wie er sich mit letzter Kraft hierher geflüchtet hatte.

„Steh auf, mein Sohn."

Er stützte sich mit den Pfoten ab, hob langsam seinen Kopf.

„Komm zu mir."

Schleppend schob er sich nach vorn, bis seine Schnauze das Eis erreichte. Dahinter stand eine Frau und lächelte.

Sie war stärker geworden seit der letzten Begegnung. Ihre Haut schimmerte und in den Augen tanzten strahlend weiße Flecken wie eisige Juwelen an einem Wintertag. Er senkte seine Stirn gegen die Scheibe, die ihn noch von seiner Gebieterin trennte. Spürte einen warmen Strom, als sie ihre Hand gegen die durchsichtige Begrenzung legte. Lebensenergie floss in seinen Körper zurück.

„Das waren schlimme Verletzungen", sprach die Frau und erhob sich. „Es scheint, als hätten wir die Kleine unterschätzt."

„Wäre es nur sie, wäre ich fast unversehrt. Eine Nordkriegerin ist mir dazwischengekommen. Ich bin mir fast sicher, dass sie den anderen Teil des Amuletts bei sich trug."

Er sprach durch die Verbindung ihrer Gedanken, denn seine Kraft reichte noch nicht aus, um sich wieder in seine menschliche Gestalt zu verwandeln.

„Wo ist das Armband, das ich dir so sorgsam geflochten habe? Trägt es das Mädchen bereits?"

Der Diener ließ den Kopf hängen.

„Nein. Ich wollte es ihr überstreifen, aber ein Wolf kam ihr zur Hilfe. Ich fürchte, es ist verloren."

Ärger huschte über das sonst so makellose Gesicht der Königin. „Verloren? Weißt du, was man damit anstellen könnte?"

Der Diener zuckte zusammen.

„Wenn es in die falschen Hände gerät … Das müssen wir verhindern. Aber zuerst brauche ich deine Gedankenkraft. Bist du bereit?"

Der Diener nickte. Er stellte sich auf die Schmerzen ein, die unweigerlich kommen würden, wollte sie empfangen, wie einen liebgewonnen Freund.

„Wir fangen mit etwas Leichtem an", sprach die Königin. „Denk an die Frau, die dich verletzt hat. Kannst du ihr Gesicht sehen?"

Kleine Nadelspitzen schoben sich unter seine Kopfhaut, als er an die blonde Kriegerin dachte. Er sah ihren Falken, das Biest, das ihn einen Moment aus der Fassung gebracht hatte. Zuckte zusammen, als er die schwarze Klinge erneut in seinem Fleisch fühlte. Dämonenstahl. Er konzentrierte sich wieder auf die Nordfrau. Langes blondes Haar, der lodernde Blick. Schlangen, die auf ihren Armen tanzten. Eine Kette um ihren Hals.

„Verdammt!", rief die Königin aus. Ihre Gestalt begann zu glühen. Mit einer Hand schlug sie gegen die Scheibe, die ihn von ihr trenne. Der Impuls warf den Diener zurück. Das Gesicht der Königin war zu einer zornigen Grimasse verformt. Mühsam kämpfte er sich hoch.

„Was ist geschehen?" Seine Gedanken drangen zu seiner Gebieterin.

„Sie hatte es! Sie hatte ein weiteres Bruchstück von Madras Amulett und jetzt ist es im Besitz des Königs. Dieser Bastard muss die Nordfrau in seine Finger bekommen haben. Ich fühle es genau! Sie ist in seiner Gewalt. Komm wieder her zu mir, na los, wir sind noch nicht fertig."

Der Diener sah in das Gesicht seiner Gebieterin, das keinen Widerspruch duldete. Langsam kämpfte er sich auf die Beine und schlich zur Eisscheibe zurück. Er ahnte, was jetzt kam.

„Das Mädchen", zischte ihre Stimme in seinem Ohr. „Siehst du sie vor dir?"

Das tat er. Ihre leicht zu weit auseinanderstehenden Augen, ihr sanftes Lächeln, ihre Lippen, die seine berührten. Schnell verbot er sich, weiterzudenken, und fühlte gleichzeitig, wie die eisigen Finger seiner Gebieterin in seinem Kopf wühlten. Ein Grollen entfuhr ihm, als der Druck zu stark wurde.

„Ihr Gesicht", hörte er die hohe Stimme. „Streng dich an und begib dich wieder zu ihr."

Der Diener hörte ihr helles, unschuldiges Lachen, sah, wie sie sich zur Musik drehte, spürte, wie sie sich ihm hingab. Nein, nicht weiter. Es tat zu weh.

„Weiter, nur noch ein kleines Stück!"

Er konnte nichts mehr sehen, so sehr blendete ihn der Schmerz. Seine Beine gaben unter ihm nach, doch er kam nicht umhin, zu gehorchen.

„Bei ihr brauchen wir etwas mehr, um sie zu finden. Versuchen wir es mit dem Namen."

Er hielt sie in seinen Armen, hörte ihren Herzschlag, der sich beschleunigte, wenn er ihr näher kam, näher, näher, wenn er mit ihr verschmolz. Crystal. Crystal! Er konnte nicht anders, als ihren Namen zu rufen. Zu hoffen, dass sie weit weglief und nie wieder zurückkam. Ihr warmer weicher Körper an seinen harten Oberkörper gepresst, ihr Atem. Tränen traten ihm in die Augen. Der eiserne Griff löste sich und eine Woge der Furcht wusch über ihn hinweg.

„Gut gemacht", sagte die Königin. „Jetzt wissen wir auch, wo sie ist, und du wirst sie hierher bringen, sobald sie das letzte Teil des Amuletts in ihren Händen hält."

Danksagung

Nun, da der erste Band geschrieben ist und es an der Zeit ist, mich für all die Unterstützung zu bedanken, fällt es mir tatsächlich schwer zu entscheiden, wo ich anfangen soll. Vielleicht fange ich also einfach bei demjenigen an, der dieses Buch in den Händen hält und dem es hoffentlich ein paar unvergessliche Lesestunden geschenkt hat.

Lieber Leser, liebe Leserin, ich danke dir. Ohne dich bräuchte ich keine Geschichte zu schreiben, denn nichts ist überflüssiger als Bücher, die nicht geliebt werden. Die Geschichte von Crystal, Raynold, Esra, Kim, Olley, Hunt und all den anderen fiktiven Figuren entstand aus dem tiefen Wunsch heraus, einen Fantasy-Epos zu schreiben, der die Herzen der Liebhaber dieses Genres höherschlagen lässt. Unterstützt hat mich dabei vor allem ein privates Schreibstudium von Annika Bühnemann, ohne das ich dieses Buch wahrscheinlich nicht so schnell verwirklicht hätte. Also, liebe Annika, vielen Dank, dass es dich gibt und dass du geholfen hast, diese Geschichte auf den Weg zu bringen. Und da Annika das Studium nicht allein begleitet, sondern noch andere Coaches daran teilhaben, sage ich denen ebenfalls noch danke:

Danke, liebe Michaela Diesch, du hast nicht nur einem Pferd das Leben gerettet, sondern auch mich immer wieder über Stolpersteine begleitet und geholfen, meine Gelassenheit auch an Tagen zu bewahren, an denen ich gezweifelt habe. Danke liebe Helen Schmidt, dir ist es gelungen, die Marketingaspekte interessant zu gestalten, danke auch an die Lektorinnen Marieke Kühne, Jil Aimée Bayer und Sabrina Cramer. Ihr habt euch so oft mit meinem Text beschäftigt, dass ich während des gesamten Studiums so viel von euch lernen durfte.

Danke, liebe Noah Stoffers, dafür, dass du so unglaublich tief in den Text und die Welt von Favoria eingetaucht bist und alles noch besser gemacht hast. Danke, lieber Alexander Kopainski für das unglaublich schöne Cover und wie schon so oft, liebe Claudia Pietschmann, danke für den letzten Feinschliff.

Ein Buch wie dieses ist in Wahrheit ein Gesamtwerk und deshalb danke ich auch allen Freunden und meiner Familie für das Verständnis, das ihr mir entgegenbringt, wenn ich gerade gedanklich wo anders bin.

Über die Autorin

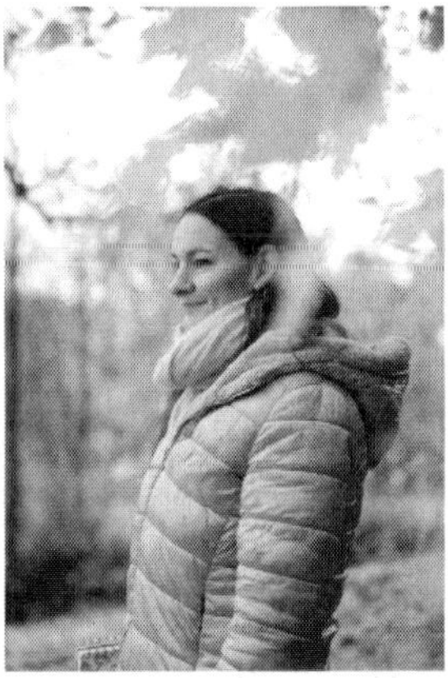

Anja Lehmann schreibt leidenschaftlich gerne Geschichten. Für ihre literarischen Werke wurde sie unter anderem mit dem Elisabeth-Engelhardt-Literaturpreis des Landkreises Roth ausgezeichnet.

Wenn sie sich nicht gerade neue Abenteuer ausdenkt, geht sie am liebsten raus in die Natur. Sie lebt mit ihrer Familie im fränkischen Seenland und freut sich über jeden, der ihre Reise begleitet.

Mehr zu ihrer Arbeit findet man unter www.autorin-anja-lehmann.de

P.S. Auf ihrer Homepage gibt es auch einen Newsletter. Bei der Anmeldung erhält man das Prequel „Queen of Snow - Wie alles begann" als Geschenk.

Coming soon

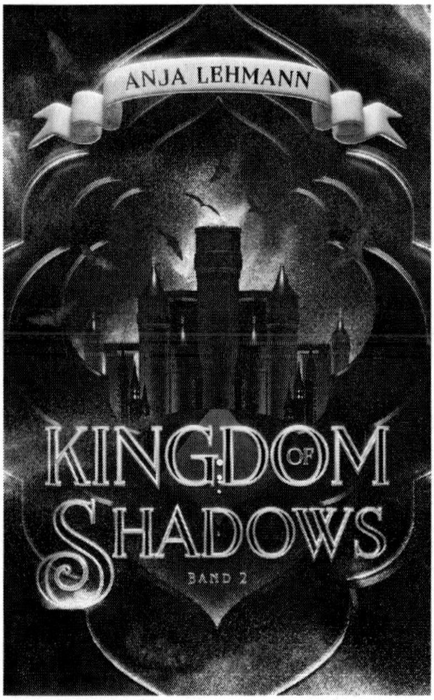

Crystal und Esra sind knapp dem Tod entronnen. Nun muss Crystal das letzte Amulettstück finden, um ihre nordische Freundin aus den Klauen des Weißen Königs zu befreien. Um das Unmögliche zu schaffen, macht sie sich auf den Weg nach Navas, dem Land der Schatten und Dämonen. Das gesuchte Schmuckstück trägt ausgerechnet der junge König um den Hals, der genauso finster scheint wie das Reich, das er regiert. Wird Crystal einen Weg hinter die Schwarze Mauer finden und was wird sie in dem fremden Königreich erwarten?